供水系统病原微生物对策

[日] 金子光美 编著

刘云俊 译

中国建筑工业出版社

著作权合同登记图字：01-2010-6946 号

图书在版编目（CIP）数据

供水系统病原微生物对策/（日）金子光美编著；刘云俊译. —北京：中国建筑工业出版社，2011.2
ISBN 978-7-112-12805-1

Ⅰ.①供… Ⅱ.①金…②刘… Ⅲ.①给水卫生-病原微生物-研究 Ⅳ.①R123

中国版本图书馆 CIP 数据核字（2010）第 260015 号

Suido no Byogenbiseibutsu Taisaku
Copyright © 2006 by Mitsumi Kaneko
Chinese translation rights in simplified characters arranged with Maruzen Co., Ltd.
through Japan UNI Agency, Inc., Tokyo
本书由株式会社丸善授权翻译出版

责任编辑：石枫华　刘文昕
责任设计：陈　旭
责任校对：陈晶晶　王雪竹

供水系统病原微生物对策
[日] 金子光美　编著
刘云俊　译

*

中国建筑工业出版社出版、发行（北京西郊百万庄）
各地新华书店、建筑书店经销
霸州市顺浩图文科技发展有限公司制版
世界知识印刷厂印刷

*

开本：787×1092 毫米　1/16　印张：14¼　字数：355 千字
2011 年 3 月第一版　2011 年 3 月第一次印刷
定价：45.00 元
ISBN 978-7-112-12805-1
(20071)

版权所有　翻印必究
如有印装质量问题，可本社退换
（邮政编码　100037）

序

在长达30多年的时间里，人们一直相信采用加氯消毒技术可以彻底控制饮用水浊度，对日本的供水系统与介水传染病无缘这一点完全放心。然而，1996年发生在埼玉县越生町的隐孢子虫病事件，却使这一坚定的信念遭到破坏。它让我们认识到，即使对现代的供水系统，也不可忽视其中的病原体致病的危险。这一事件不仅证明了供水系统内存在着对消毒具有很强抵抗性的病原体，也凸显了净水管理的重要性。以此为契机，人们重新认识到，必须彻底改变供水系统的现状，使之成为可分解病原体的系统。2001年，美国在发生"9.11"恐怖袭击事件之后，对可能遭到炭疽菌攻击产生阵阵恐慌。与此同时，日本的供水业也被笼罩在浓厚的紧张气氛中，这再一次引起我们的警觉：供水系统不能处在对病原体毫无抵抗的状态下。发生越生町的隐孢子虫病事件之后，当时的厚生省立刻制定了《关于饮用水中隐孢子虫暂行对策方针》，并出版了对此加以解说的小册子。在此后的2003年，公布了经过修改的自来水水质标准。然而，此时的暂定对策仍保留着其原有形式，并没有采用与隐孢子虫含量有关的标准值。这在一定程度上表现出，要将与微生物有关的项目标准化是何等困难。正因未被列入标准项目，才使得人们对供水系统中的病原体熟视无睹，而且也说明有必要找出其中的症结所在。因此，在需要使之标准化的场合，则应该为其积累充分的资料。

如果病原体状况不发生变化，只要采用目前的处理方法便可以达到一直以来已经达到的安全性水平。之所以有必要提高饮用水处理的水平和设置新标准，则是出于以下理由：与过去相比，对饮用水的安全水平有了更高的要求；因客观环境的变化，如果采用与过去相同的手段已无法达到与从前一样的安全性水平等。尽管安全性水平已经得到提高，但由于我们面对的是微生物，因此它与人的关系亦在不断地发生变化。回想一下不久前发生的SARS病毒和禽流感等造成的恐慌就能够明白，仅靠以前曾经采用过的防御手段，如今根本无法达到以前的安全性水平。在供水业界也是一样，完全有必要对病原体问题时时刻刻保持高度警觉。如同阪神淡路大地震那样，即使到昨天为止几十年间都没有经历什么灾难，但说不定明天就会发生。

从预防灾难、确保供水系统安全的立场出发，便很有必要对与卫生有关的微生物知识加以整理和归纳。本书的策划和编写，正是为了满足这方面的需求。并且，在《关于饮用水中隐孢子虫暂行对策方针》内，同样亦将弥补自来水水质标准中微生物项目的不足置于优先地位。基于这一点，本书内容不仅涉及到当前有关隐孢子虫之类病原体的话题，而且还将其他原虫、细菌和病毒等作为对象，包括饮用水的安全指标及危险评价等，凡与水质卫生相关的各种问题均做了详细的阐述，并为供水系统病原微生物对策提供了有价值的信息。假如本书对保证供水安全能够起到些微作用，则吾等幸甚矣。

北海道大学的真柄泰基教授一直鼓励我们出版本书，但愿本书没有辜负真柄泰基教授的期望，并且能够真实地反映真柄教授对于未来微生物问题的一些观点。本书的出版，同时也承蒙厚生劳动省健康局山村尊房水道课长及柳桥泰生水道水质管理室长的支持。此外丸善株式会社的田岛牧子君，对本书的编写和出版由始至终地给予了很大关照。作为编著者，在此谨对以上诸君表示深深的谢意。

金子光美

2005 年 12 月

编著者及执笔者

编著者　　金子光美　　立命馆大学理工学部

执笔者　　泉山信司　　国立传染病研究所寄生动物部
　　　　　　远藤卓郎　　国立传染病研究所寄生动物部
　　　　　　小田琢也　　神户市水道局技术部水质试验所
　　　　　　片山浩之　　东京大学研究生院工学系研究科
　　　　　　国包章一　　国立保健医疗科学院水道工学部
　　　　　　黑木俊郎　　神奈川县卫生研究所微生物部
　　　　　　篠　武夫　　横滨市水道局
　　　　　　桥本　温　　阿南工业高等专门学校建设系统工学科
　　　　　　平田　强　　麻布大学环境保健学部
　　　　　　福井　学　　北海道大学低温科学研究所
　　　　　　保坂三继　　东京都健康安全研究中心环境保健部
　　　　　　真砂佳史　　东北大学研究生院工学研究科
　　　　　　森田重光　　麻布大学环境保健学部
　　　　　　米山彻夫　　国立传染病研究所病毒第二部

（资料截至 2005 年 12 月，人名按五十音序排列）

目　　录

第1章　概论 ……………………………………………………………［金子光美］1
1.1　前言 …………………………………………………………………………… 1
1.2　Mills-Reincke 现象 ………………………………………………………… 2
1.3　日本最近流行的介水传染病 ………………………………………………… 3
1.4　介水传染病成为当今的课题 ………………………………………………… 5
1.5　微生物的危险性特征 ………………………………………………………… 6

第2章　原虫 ………………………………………………………………………… 8
2.1　构成威胁的原虫种类及其生物学特征 ……………………［远藤卓郎、泉山信司］8
2.1.1　介水传播的原虫类　8
2.1.2　其他原虫类：来自粪便的原虫类　11
2.1.3　在配水管网中增殖的原虫类　14
2.2　供水管道污染事件及其发生的背景 ………………［黑木俊郎、桥本温、远藤卓郎］17
2.2.1　美国实例　18
2.2.2　其他国家实例　21
2.2.3　日本群发隐孢子虫病事件　21
2.2.4　肠贾第虫（主要是贾第鞭毛虫）大面积传染事件　22
2.2.5　与自来水有关传染病的散发实例　23
2.2.6　日本河流等水资源实际污染状况　24
2.2.7　与亲水设施相关的疾病传染　25
2.3　关于饮用水的原虫污染及其危险性判断 …………………［远藤卓郎、泉山信司］27
2.3.1　粪便污染的指示菌　27
2.3.2　人的活动与原虫污染　28
2.3.3　原水的水质监测和保护　29
2.3.4　净水处理中的程序管理　30
2.3.5　大规模暴发传染病的前兆现象　31
2.4　检测·分类方法 ……………………………………………………………… 33
2.4.1　概述　33
2.4.2　采样　35
2.4.3　悬浮粒子的收集及浓缩　35

  2.4.4 卵囊的分离和提纯 42
  2.4.5 荧光抗体染色 44
  2.4.6 显微镜观察 48
  附录1 以精度管理为目的的卵囊添加试验 51
  附录2 显微镜操作 54
 2.5 显微镜观察方法要点 ······················[远藤卓郎、泉山信司] 56
  2.5.1 显微镜装置 56
  2.5.2 荧光显微镜装置 56
  2.5.3 观察要点 57
  2.5.4 微分干扰装置 57
  2.5.5 观察要点 58
 2.6 预防对策 ·· 61
  2.6.1 预防对策的基础 61
  2.6.2 水源对策 64
  2.6.3 对供水系统采取的措施 66
  2.6.4 对净水处理采取的措施 71
  2.6.5 维护管理重点项目 76
  2.6.6 消毒 92

第3章 细菌 ··· 109

 3.1 致病细菌的特征和水污染状况 ··························[保坂三继] 109
  3.1.1 病原菌 109
  3.1.2 指示菌 115
 3.2 供水系统污染事故实例及其发生背景 ·····················[保坂三继] 121
  3.2.1 自来水的普及与介水传染病 121
  3.2.2 起因于饮用水的细菌性介水传染病发生状况 122
 3.3 对供水系统被细菌污染的判断 ···························[保坂三继] 128
  3.3.1 饮用水水质标准项目 128
  3.3.2 饮用水水质标准外的项目 130
 3.4 对饮用水微生物群落和目标微生物监测的现状以及存在的问题 ········[福井 学] 131
  3.4.1 概述 131
  3.4.2 以监测微生物群落和目标微生物的核酸为主的方法 132
  3.4.3 目前采用的监测方法 133
  3.4.4 采用分子生物学监测方法存在的问题 137
 3.5 军团菌（*Legionella*）···································[远藤卓郎] 138
  3.5.1 军团病（legionellosis） 140
  3.5.2 供水系统污染 140
  3.5.3 指标 142
  3.5.4 生物活性炭过滤（biologically activated carbon filter） 142

3.6 预防对策 ……………………………………………………………［保坂三继］144
　3.6.1 水源保护　144
　3.6.2 对供水系统采取的措施　145

第4章　病毒 ……………………………………………………………………………161

4.1 病毒种类及其生物学特征 ……………………………………………［米山彻夫］161
　4.1.1 引起急性胃肠炎（痢疾）的病毒特征　162
　4.1.2 引起急性肝炎的病毒　166
　4.1.3 其他病毒　169
　4.1.4 疾病流行与病毒感染　169

4.2 对供水系统检测及发生病毒感染事故实例 ……………………………［片山浩之］171
　4.2.1 自然水系病毒污染状况　171
　4.2.2 饮用水中的病毒　173
　4.2.3 介入型流行病学调查　174
　4.2.4 瓶装水中的诺沃克病毒　174
　4.2.5 病毒的介水感染流行实例　175

4.3 检测饮用水中病毒技术 ………………………………………………［片山浩之］177
　4.3.1 病毒浓缩法概述　177
　4.3.2 负电荷膜法　178
　4.3.3 正电荷膜法　178
　4.3.4 病毒检测法及其组合方式　179
　4.3.5 酸洗法的开发　179
　4.3.6 添加正离子型酸洗法　181

4.4 预防对策 ………………………………………………………………［片山浩之］183
　4.4.1 概述　183
　4.4.2 在净水程序去除病毒　184
　4.4.3 加氯消毒与病毒　185
　4.4.4 紫外线照射　185
　4.4.5 用臭氧灭活　186
　4.4.6 病毒检测法　187
　4.4.7 关于指示微生物　188

第5章　介水传染病风险评价 …………………………………………［真砂佳史］192

5.1 所谓介水传染病风险评价 …………………………………………………………192
5.2 介水传染病风险评价方法 …………………………………………………………193
　5.2.1 有害性评价　193
　5.2.2 暴露评价　193
　5.2.3 剂量-反应分析（dose-response analysis）　194
　5.2.4 风险记载　197

5.2.5 风险计算实例 199
5.3 风险区间估计 200
5.3.1 点估计与区间估计 200
5.3.2 不确定性与变动性 200
5.3.3 蒙特卡罗法 201
5.3.4 怎样以蒙特卡罗法对传染病风险区间进行估计 201
5.4 隐孢子虫传染病风险评价实例 204

第6章 应急预案 ［远藤卓郎］208

6.1 供水设施应急预案 208
6.1.1 建立命令系统和责任体制 209
6.1.2 设置调查机构 209
6.1.3 建立供水业界内外相关者的联络体系 209
6.1.4 监测到污染后应采取的措施 210
6.1.5 危险解除的判断 210
6.1.6 资料的整理 210
6.1.7 宣传工作 210
6.1.8 信息传达对象 211
6.1.9 信息传达手段和责任体制 211
6.1.10 调整信息流 211
6.1.11 研修培训 212
6.2 提倡饮用开水 212
6.3 对错误信息的处理 212
6.4 对集体感染事件的流行病学调查 213
6.4.1 流行病学调查概述 213
6.4.2 集体感染的确认和流行病学调查 213
6.4.3 集体感染的定义和预案的制定 214
6.4.4 患病者人数变化曲线的意义 214
6.4.5 信息处理和流行病学调查资料的归档 214
6.5 供水事业体在流行病学调查中的作用 215
6.6 其他 215

第 1 章 概　　论

1.1　前言

在日本，由于医疗条件及预防医学都比较发达，加上与环境卫生有关的各项设施又相当完善，因此普遍认为传染病的流行早已经是过去的事了。研究病原体的人正在逐渐减少，便充分地印证了这一现象。然而，就像几近绝迹的结核病现在又开始增加一样，事实上传染病不仅没有完全灭绝，而且有时还出现增多的趋势。其中突出的例证，就是近年来相继流行的 SARS、BSE 和禽流感。

传染病之所以没有灭绝，系因病原体也是一种生物的缘故。每个物种都不可能孤立地生活在地球上，而是在与其他物种相互影响的过程中繁衍生息的。只要强调环境保护的重要性，就如一定会想到爱护苍鹰和鳉那样，人们都将尽最大努力避免物种的灭绝。十分遗憾的是，人们在讨论各种生物之间关系的时候，往往会忽略微生物的存在。其实，缺少了微生物的作用，自然界的物质循环是无法进行的。除了这种与人间接发生的关系之外，还有类似肠内细菌那样以人体内部作为栖息环境的微生物，与人有着直接的关系。像这样的微生物，其中对人有益的则被当做有益微生物受到我们的欢迎；而另外一些则对人有害，作为病原体应该成为我们努力消除的对象。所谓病原体，不过是站在人的立场而对某些微生物的称呼。

在某种环境中生物间会相互作用，如果环境发生变化，也会使这种相互作用受到影响。因此，病原体与人的关系也不是一成不变的。现在，人类的影响力变得十分强大，通过自然环境、生活环境、居住环境、包括营养条件在内的饮食习惯以及医疗水平等的改善，导致了与微生物的关系发生了很大变化。人与微生物关系的这种变化，并不见得都有利于人类一方。两者共同栖息的环境发生变化的结果，原有的病原体或许式微；然而一些本来无害的微生物却可能演变成具有病原性的病原体（如日和见传染病）。像不准确病毒那样只传染人类的病原体，如果对患者采取适当的治疗手段便能够将病原体彻底消灭。只是这样的例子极为罕见，更多的病原体都与人类一样存在于自然环境中，而且人畜均可感染，要将其从人体中排除是不容易的。如艾滋病毒（HIV），或许在未排出感染者体外之前已经使其他人受到了感染。正因为我们面对的是具有很强感染形态的病原体，所以就不可能构筑成一个不存在病原体的环境。假如硬要制造出那样的环境形态，则会影响到维持自然或人体平衡不可或缺的微生物，其结果甚至将危及到人类的存在。

如此看来，病原体是不可能灭绝的，其危险性亦在不断增加。可是，随着传染病对策的推行和传染病流行趋势的减弱，人们对传染病的警惕性亦开始松懈下来。在毫无戒备的情况下突发的事件，对人们的冲击更大；而且，人们对疾病可能从别人身上传染给自己有着无比强烈的厌恶感。因此，一旦传染病流行起来，便会看到一片慌乱的景象，人们茫然不知所措。在未出现传染病大流行的情况下，过了没有几年，人们便忘记了这一切，觉得传染病与自己的国家没什么关系，只是在要去国外时担心那里的饮用水安全与否。

为了不轻易被传染上疾病，最好在日常生活中与微生物接触，以增强对病原体的抵抗力。而经常处于无菌的环境中，身体的抵抗力则会下降。因此，也出现这样一种意见：最好不对供水系统进行消毒。但如果真的这样做是很危险的。至于理由，是因为大量的水在供水系统中连续地流动着，人难以进行个体性的防卫。被污染的供水系统成了一个搭载病原体的系统，一旦由饮用水引起的传染病流行开来，其深刻的影响将很有可能波及到广大的区域。恰恰是为了防止出现这种情况，目前的供水系统正处在日臻完善的过程中。

尽管何时会发生地震谁也无法预料，但发生介水传染病这样惨痛的事件却是因水质管理的疏忽造成的。水的消费者忘掉这些教训不要紧，那说明他们正在放心地享用着自来水的便利；但重要的是供水者不能放松警觉，应该时刻关注消费者没有注意到的那些问题。

1.2 Mills-Reincke 现象

随着供水系统水的普及，消化系统传染病的患者人数明显减少（图1.1）。日本近现代的供水系统，本来就是作为一种传染病对策兴建起来的。明治初年（明治元年为 1868 年。——译注），当西方文明被引入日本时，传染疾病也随之被带进来，开始呈现患病者及因病死亡者多发状态。一些想方设法要采取对策的外国技术人员，根据产生的 Mills-Reincke 现象，提出了这样的忠告：最好建设可过滤水的供水系统。按照这一提议，首先在横滨市布设了现代形式的供水管线。在对 Mills-Reincke 现象进行解说之前，有必要提一提防疫学的创始人、公共卫生领域的伟大先行者 John Snow。1848～1849 年，霍乱在伦敦大爆发，有 3 万人罹患该病，死亡者超过 1 万人。在经过流行病学调查之后，John Snow 认为，产生霍乱的原因在于自来水中含有病毒。病毒经口摄入后致人患病；而患者排泄的病毒又成为出现新患者的原因。当 1854 年霍乱再一次流行时，伦敦市按照 John Snow 的意见，关闭了出现霍乱患者地段的供水系统。结果，使霍乱的流行走向了终结。

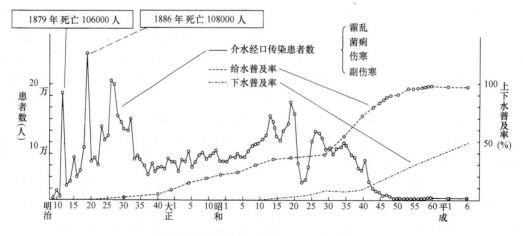

图1.1　发生介水经口传染疾病逐年变化情况

这是霍乱菌发现之前30年左右的事。这是一个证明了对于某种原因不明的突发现象，防疫学所具有的效用性的事件。而将其病因与水处理联系起来的，则是Mills和Reincke。

1893年，美国的Mills根据主要在从梅里马克河（Merimack）取水的劳伦斯市（Lawrence）（马萨诸塞州）流行伤寒病的经验，还有Reincke根据罕布尔克市流行霍乱的经验，二人都认为，只要将水净化后再供给用户，这一地区不仅介水传染病的发生率，而且连一般疾病的死亡率也会下降。对此，Sedgwick和MacNutt为了向二人表示敬意，将其称为Mills-Reincke现象[1,2]。霍乱菌的发现者是Filippo Pacini（1854年）；可是活跃程度如Robert Koch者，对病原体亦缺乏认识。以至于当他们在强调水净化的时候，都没有弄清楚介水传染病与细菌的关系。因此，在普遍通行Mills-Reincke现象时期的供水系统，只是将水过滤，而没有对其做消毒处理。

就这样，供水系统作为一种传染病对策逐渐得到普及。普及的结果，则收到了如图1.1所示的成效。当然，这与医学和环境卫生方面在同一时期取得的巨大进步相比要逊色得多；但却足以证明供水系统也是防疫体系的重要一环。对供水系统的管理出现失误，导致其成为搭载病原体的系统，是发生在1996年的越生町隐孢子虫病事件。

1.3　日本最近流行的介水传染病

由于医疗及制药的进步、公共卫生的推广和环境卫生相关设施的完善，像日本这样的发达国家，传染病的流行正在呈现逐渐减少的趋势。可是，如在1.1小节中所述，不仅病原体没有灭绝，而且日本也同样被置身于爆发SARS、SBSE和流感等全球性的威胁之中。除此之外，类似医院内传染、患艾滋病和结核病人数的增加等，如同媒体广为宣传的那样，传染病问题在日本正逐渐显露出来。其中的一些传染病是以水作为媒介流行起来的，却没有引起人们足够的重视。即使是包括日本在内的发达国家，也散发过介水传染病[3]。下面，仅举几个在日本发生过的具有代表性的介水传染病流行事件的例子。

稍微远一点儿的事情可能会忘掉，但发生年代较近、由供水系统引起的传染病流行事例，则有1953年千叶县茂原市出现的"茂原菌痢症"[3]。其主要症状是，水溶性腹泻、恶心和呕吐等，患病者达到7000人左右。限于当时的诊察水平，并未确定系饮用自来水所致，这当然亦无可厚非。不过，根据发生疫情的自来水供给区域以外的其他区域的流行病学特征看来，应该是介水传染病；而供水系统集水设施的破损和加氯消毒装置的故障系导致这一后果的直接原因。另外，当时连降暴雨使原水浊度提高则系其间接原因。为了确定腹泻症的原因，还罕见地利用志愿者进行了人体试验，并据此判断出病毒系造成腹泻的元凶；但尚未对病毒的种类做细致的鉴别。直至1955年，才明确地认定这是一次由痢疾病毒引起的介水传染。

病毒传染较为典型的，还有1977年以佐贺县基山町的一所小学为中心发生的486人感染甲型肝炎病毒的严重事件。这是一次因净水槽工程施工粗糙造成井水污染而引起的病毒传染疫情。

患病人数更多的传染事件发生在1982年，在札幌市的一间快餐店出售的香肠等食品造成1800人患病。出现死亡的，则有1990年发生在浦和市幼儿园由肠道出血性大肠杆菌O157等引起的55人发病、2名园内儿童死亡的事件，而饮用被净水槽污水污染的井水则是致病甚至造成死亡的原因[4]。1996年，又发生一次让全日本感到震惊的事件，即主要因学校配餐而导致的大肠杆菌O157感染前兆。尽管这次事件并非因饮用水所起，但事后证明，恰恰由于饮用水洁净的缘故才未因病死亡。

1994年，神奈川县平塚市的一所商住楼因储水槽（水箱）下面的水被污染，造成楼内736人中有461人出现隐孢子虫感染症状。当时，供水系统的隐孢子虫感染事故已经成为一个世界性的课题。此时如果提到对供水系统必要对策的检讨，也许无法回避1996年的越生町事件。至今还记得，在听说平塚市的事件之后，笔者曾对人流露过，假如仍然实行目前的供水系统微生物对策，早晚日本也会出事。平塚市的事件，或许是由简易专用管道（使用储水槽的高楼管道）造成的一次意外事故，最后以特定设施的维护管理不到位的结论收场。

近些年来，在日本发生的因供水系统引起的最严重事件，是1996年由隐孢子虫引发的埼玉县越生町集体腹泻症[5]。据说这座14000人的村镇，有七成以上的人罹患腹泻。按其绝对数来说，1993年美国威斯康星州以密尔沃基（Milwaukee）市为中心超过40万人患病自然是世界上类似事件中最严重的一次；但从居民感染率之高来说，越生町事件则成为世界之最。值得庆幸的是，尽管腹泻症状十分严重，但并未出现因病死亡者。这其中的原因之一，系所有的患病者HIV均呈阴性。

然而，这一事件却给日本供水业界的相关人员造成一定的冲击，直接导致当时的厚生省紧急制定出了《关于饮用水中隐孢子虫暂行对策方针》[6]。这一方针的特点是，其中规定了当出现隐孢子虫污染的危险时，要将水的浊度控制在0.1度以下；一旦从自来水中检测出隐孢子虫，则应立即下令停止自来水的供给。这些都在一定程度上给供水业造成了冲击。因为降低水的浊度本来就是自来水处理中的基本技术，但现在要做的，是必须将水质标准浊度从原来的2.0度一下子降至0.1度，即只有原来的1/20。而且，最让供水事业单位难以接受的是关于停水的规定，因为哪怕只存在极少的单一种类的原虫，也必须按照这一规定执行。然而，毋庸置疑的事实是，正因为实施了这样的方针，才使得日本的自来水水质得到大幅度提高，饮用水的安全性也更加可靠。

在越生町群发隐虫病事件之后，因饮用水本身引起的传染病大流行再未出现过；但因饮用水导致的集体患病事件仍时有发生。1998年，在长崎综合科技大学有患病者821人，其中入院患者346人。这是一起由痢疾杆菌（*S. sonnei*）引起的集体患病事件。最后确认系因水源井被痢疾杆菌污染，加之设施管理不善未经加氯消毒便直接供水酿成的后果。这样多的患者都不曾得到供给的自来水，也没有强烈地呼吁供水事业体予以重视。2002年，兵库县洲本市的高中学生去北海道修学旅行途中，有129人出现腹泻症状，从患病者的粪便中检出*Cryptosporidium parvum*（即隐孢子虫。——译注）。虽然没有说明具体的原因，不过可以判定系由住宿处的水管理问题所致。2005年3月，秋田县二井町由简易自来水引起的诺沃克病毒感染事件，共造成29人患病。病毒系自原水中检出的。这起事件表明，今后即使在水利用方面亦必须重视病毒问题。

作为并非饮用水所致、但却与水有关的，则是频频发生的军团菌感染症，其元凶则是由浴槽水和加湿器等与水利用有关的军团菌（*Legionella pneumophila*）。1996年，东京都的医院死1人；2000年，静冈县的综合疗养院死2人，东京都特别老人公寓的入住者死1人。同年（2000），在茨城县因入浴设施不善发生了罹患军团症的患者334人、其中

3人死亡的事件。事后人们认为，消毒不彻底导致军团菌在洗澡水内滋生繁衍是造成这一后果的主要原因。2004年8月下旬，下榻于长野县某旅馆内的千叶县和埼玉县的大批观光客去泳池中游泳，结果千叶县的239人中有184人、埼玉县的74人中有34人罹患了隐孢子虫病。经取样化验断定，事件的发生系因泳池内的水被儿童粪便污染所致。而且还确认，回到家里后只要再去泳池游泳还会造成二次污染。

1.4 介水传染病成为当今的课题

  非病原性微生物也会产生病原性，微生物在自然环境下彼此之间也有基因交流，交通的发达可能使停留在某一地域的病原体迅速地散播到全世界。类似越生町那样的事件，再由其他微生物引起的可能性永远存在[7]，因此要不断地采取新的对策。有关传染病应该注意的背景，可列举出以下这些：

  ① 对安全性水平的要求越来越高，希望提高人的健康水准，以延长人的寿命。

  ② 已经懂得，类似隐孢子虫那样过去知之甚少的微生物，哪怕只是微量也会引起感染和发病。

  ③ 我们今后还将从物理性、化学性和生物性等方面影响环境。因此环境和生活方式必将改变，并给人与微生物的关系带来变化。在这样的变化中，从前病原性不成问题的微生物也可能成为对人有害的存在。即原本习以为常并且无害的微生物，说不定会变成病原体。像这样的病原体，可举出日和见病原体（opportunistic pathogen）的例子。

  ④ 对婴幼儿、老年人和免疫缺失症患者等健康状况差的群体已经给予了更多的关照。由于出生率降低、老龄者增加和医疗进步，临时性免疫功能下降的例子有增无减，类似艾滋病那样因免疫功能下降导致的病症亦日益增多，因此有必要对病原微生物采取更为严厉的对策。

  ⑤ 即使健康状况良好的人，由于大多生活在城市中，很少与大自然密切接触，因此其免疫力与过去相比整体上正呈现下降的趋势。

  ⑥ 由非来自人粪便的病原体感染的疾病、尤其是那种人畜共患的传染病，愈加成为人们关注的课题。由于需求旺盛的畜产品进入食品流通领域，加之饲养宠物的人越来越多，因此人畜共患传染病流行的范围较之过去越来越广。就像③中叙述的日和见传染病那样，这多半与人的粪便污染没什么关系。

  ⑦ 由于交通发达，国外发生的传染病在很短时间内传入国内的可能性变得更大了。而且，由于人和物的活动变化不定，使得检疫手段也无法完全奏效，至于水面的防卫则更加困难。

  ⑧ 关于饮用水中的消毒副生成物的毒性问题亦受到重视，那种单单注入消毒剂便告完事的低成本做法已不被允许。

  ⑨ 世界性的恐怖威胁正在扩散，也有必要对恐怖分子可能使用生物武器保持高度戒备。尤其是水路上不特定的多数人，更容易成为被袭击的对象。水路中的水流如系"挤出式流动"，即使添加少量的病原体便会在局部形成浓度很高的水团，造成恐怖的后果。这一点常常不为人们所重视。

  ⑩ 在对地震等灾害的应急预案中，也不应缺少防止发生传染病的对策。

美国地下水协会在 2004 年 12 月发生苏门答腊海上地震及海啸灾害之后，立刻根据当地每口水井的大小程度，分别制定了关于受灾地区井水管理的简易方法：排除浊水、次氯酸盐溶液净水处理和漂白粉消毒等。其采取的具体对策以及反应之迅速很值得我们参考[8]。

1.5 微生物的危险性特征

在开始讲述本节之前，先对微生物的危险性特征整理如下。

① 病原体也是生物，它存在于平衡的生态系统中。类似日和见传染病和再兴传染病那样的危险始终存在。

② 微生物种类繁多，始终存在着自然产生具有新性质的微生物的可能性。所以，昨天的对策不一定能够保证明日的安全。

③ 病原体在人体内增殖（不能将其看做化学物质）和活动，并时时刻刻表现出变异性。

④ 人的健康状态对感染和发病的影响很大。

⑤ 多数情况下，人会表现出免疫抵抗力。

⑥ 病原体的宿主特异性很强。某种病原体只对特定的生物和细胞产生感染，并引起发病。

⑦ 每一次的暴露都可能造成严重后果，一旦饮用了这样的水便有可能给自己带来危险。这是与微量化学元素物质的暴露蓄积性不同之处。

⑧ 具有传播性，引起二次和三次感染，并可能扩大其传播范围。因此，像这种由肉眼看不到的东西导致的感染扩散越发诡异莫测，甚至让人感到恐怖。

⑨ 不立刻发病，而有一定的潜伏期。这让防止感染扩大变得更加困难。在人的活动十分频繁的现代，直至感染和发病之前的这段时间，病原体一直随着人移动。

下面再就由供水系统引起的介水传染病流行特征做些补充。

⑩ 出现患者区域与给水区域一致。

⑪ 不洁水的供给时间与患者发病时间吻合。

⑫ 与患者的性别和年龄没有多大关系。

⑬ 患者出现具有爆发性特点，多数人短时间内在特定区域发病。

⑭ 即使出现发病者，也未必能从自来水中找到病原体。因供给的是受污染的水，在污染水通过后患者才发病，故患病者会不断出现，并将是一个长期的、几乎无止境的过程。

⑮ 病的流行与季节没有太大关系。

⑯ 即使没有检出病原体，也完全可能推测出近乎确切的原因。

自 1996 年的越生町隐孢子虫病事件之后，就再也没有出现过起因于供水系统的传染病大流行。这是人们持续努力的结果，但并不意味着今后可以松口气了。因为在发生越生町事件以前的很长一段时间里，也同样没有出现过起因于供水系统的传染病大流行。如果放松了对水质的管理，对新的情况缺乏足够的认识，那么突发传染病以供水系统为媒介流行开来的可能性始终是存在的。

文　献

1) 広瀬孝六郎，"上水道学 訂正第3版"，養賢堂（1956）．
2) 桑原驥児，"衛生工学入門―水質衛生―"，績文堂（1964）．
3) 金子光美，水系感染症の発生とその対策技術，環境技術，**32**(**6**)：2-8（2003）．
4) 埼玉県衛生部，「腸管出血性大腸菌による幼稚園集団下痢症」―しらさぎ幼稚園集団下痢症発生事件―報告書（1991）．
5) 埼玉県衛生部，「クリプトスポリジウムによる集団下痢症」越生町集団下痢症発生事件―報告書（1996）．
6) 金子光美編，"水道のクリプトスポリジウム対策 改訂版 暫定対策指針の解説"，ぎょうせい（1999）．
7) 日本水道協会，"WHO飲料水水質ガイドライン 第2版 ―追補版 飲料水中の微生物因子"（日本語版）（2003）．
8) National ground water association, "Water Well Disinfection"（2005）．

第 2 章 原　　虫

2.1 构成威胁的原虫种类及其生物学特征

2.1.1 介水传播的原虫类

在日本，类似蛔虫和钩虫那样的寄生虫明显减少，已经有很长一段时间了。可是，由新发现的隐孢子虫等肠道寄生性原虫类造成的介水污染，却引起人们的关注。通过一系列净水处理（混凝-沉淀-过滤）和加氯消毒等手段予以保证的饮用水微生物学上的安全性，由于隐孢子虫问题的突出化，而让人对此产生了怀疑。本章拟以有介水污染危险的肠道寄生性原虫类为中心，讲述这些微生物的特征（表2.1）。

原虫因其种类不同，在其生活链中分别形成耐久型的卵囊或包囊（以下均称卵囊），它们往往会随着宿主的粪便排到外界环境中。被排出的卵囊等将使水环境受到污染。其中以 *Cryptosporidium* 和 *Giardia*（隐孢子虫和贾地鞭毛虫。——译注）为代表，但假如将 *Cyclospora* 和 *Microsporidium*（孢子虫和微孢子虫。——译注）等在日本适应性较差的原虫包括在内，其种类亦相当多。这些原虫均采用粪便-口摄的感染方式，通过人摄入被患者或患畜粪便污染的饮用水和食品进行传播。此外，某类原虫也会通过与患者和患畜的接触传播。由这些原虫导致的供水系统污染在工业发达国家让人感到震惊，各个国家应该如何确保饮用水的安全性正在成为一个大课题。由原虫造成的污染之所以让人感到震惊，是因为人们从这一现象中认识到，单纯靠加氯消毒是不够的，而且再也不能指望采用通常的净水处理方法彻底除去卵囊之类的原虫。另一方面，人们也了解到还有一些与粪便污染无关的病原性原虫，如 *Naegleria fowleri* 和 *acanthamoeba*（耐格里属和棘阿米巴。——译注）等阿米巴类系自由生活性原虫类。前者作为原发性阿米巴髓膜脑炎（primary amoebic meningoencephalitis：PAM）的病原体非常知名；后者主要系通过佩戴隐形眼镜引发角膜炎。对于免疫功能低下者来说，有时会成为罹患肉芽肿性脑炎的原因。

与介水污染有关的原虫种类及其感染途径　　表 2.1

	原虫种类	感染途径
来自粪便	*Balantidium coli* *Cryptosporidium* spp. *Cyclospora cayetanensis* *Giardia lamblia* *Isospora belli* *Microsporidia* *Toxoplasma gondii*	卵囊/包囊 经口摄入
来自环境 （自由生活性）	*Naegleria fowleri* *Acanthamoeba* spp. *Balamuthia mandrilaris*	经鼻感染 （戴隐形眼镜所致）

近年来，对这些病原微生物的了解越来越多；但不甚了了之处仍然不少，如关于流行病学信息和水处理工序的举措，以及人们对消毒剂的敏感性等。

a. 隐孢子虫（*Cryptosporidium*）

隐孢子虫系属于孢子虫类的原虫，在宿主的肠道上皮的微绒毛中形成包囊。寄生后在短期内先利用无性繁殖增加其数量，然后再通过有性繁殖生成大量包囊。包囊会混在宿主的粪便中排出。*C. parvum* 包囊系 4～6μm 左右的单椭球，囊内可观察到 4 个孢子虫及其残骸等颗粒（图 2.1A）。种原虫的宿主范围很广，现已知可寄生于哺乳类和鸟类、或者爬虫类和鱼类等的体内。在种中，作为独立的种已知约有 13 种左右，并处于动态变化中。根据遗传基因分析的结果，我们了解到，在被称为 *C. parvum* 的各种囊虫中，存在着对人具有亲和性的遗传基因型（genotype I 或人型；*C. hominis*）和对包括人在内的许多哺乳类动物具有亲和性的遗传基因型（genotype II 或牛型）。此外还有报告称，从猪、羊和马的体内也发现了其近缘种。接下来，又出现了这样的报告：会对人产生感染的主要是 *C. parvum*，其余的是 *C. felis*、*C. meleagridis*、*C. canis* 和 *C. muris* 等。根据类似的报告，在 HIV 感染者或 AIDS 发病者（以下简称为 HIV/AIDS 患者）等免疫功能低下者的体内寄生的孢子虫，其种类更具多样性。并且，报告还证明隐孢子虫会寄生在呼吸道和胆囊之类人体特殊的部位中。

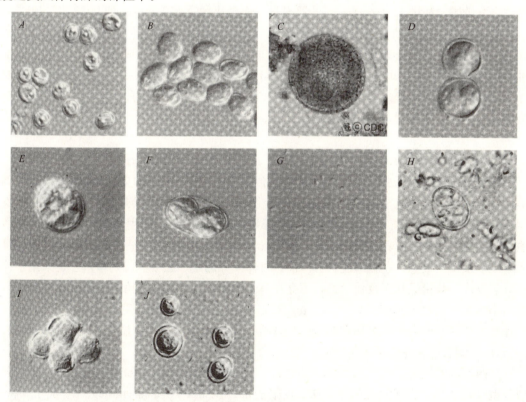

图 2.1　原虫卵囊/包囊的显微镜像。A：隐孢子虫，B：肠贾地虫，C：结肠小袋纤毛虫，D：环形孢子虫，E：阿米巴痢疾原虫，F：异型隐孢子虫，G：*Encephalitozoon cunicli*（脑炎原虫。——译注），H：住血原虫，I：阿肯色阿米巴原虫，J：耐格里属原虫。

隐孢子虫的传播方式为粪便-口摄感染，系因摄入卵囊致病。其主要的感染途径被认为是，喝了被污染的饮用水和吃了被污染的食物、或者在亲水设施中误饮了脏水等，或者曾与患者（患畜）有过接触。通过自来水感染的事例，在世界各地亦都发生过。

隐孢子虫病以非血性的水样腹泻为其主要特征，此外亦会出现腹痛、恶心、呕吐及中等程度的发烧等症状。感染系由口摄卵囊引起。潜伏期约为4～8d，其中间值则为6d左右。通常，经过1～2周后症状便会缓解。对于本病目前尚无药可医，只能一边对症治疗，一边待其自然痊愈。而对于免疫功能低下者来说，则少有自然痊愈的希望，往往会因慢性和消耗性的腹泻最终导致死亡。因此要使HIV/AIDS患者与免疫响应有关的细胞（CD4淋巴球）数量得到恢复，以尽量避免最坏的预后出现。

在急性期患者排出的粪便中，会含有10^7个/g左右的卵囊。从对志愿者进行的感染试验，在推定感染量的过程中算出，包囊的总数量为132个。但其感染性亦存在着个体差异，其中ID_{50}在9～12个时感染性最强。因此，美国EPA（美国环保局。——译注）在其重新做的危险评价中，将摄入1个卵囊后的感染几率从过去的0.4%改为9%。

一般认为，水中的卵囊其感染性可维持数月。这是因为，一方面卵囊害怕干燥，在这样的环境中2h左右其感染性会丧失97%，4h以后则所有的卵囊均失去了感染性（Robertson等，1992；Anderson 1996）；试验还证明，卵囊对用于给饮用水消毒的高浓度的氯、碘和溴等消毒剂则具有很强的抗药性。另一方面，根据近年来研究的成果，卵囊对紫外线十分敏感，利用$1mJ/cm^2$左右的照射量，便会让卵囊灭活程度达到99%以上。

1993年，在美国的密尔沃基（Milwaukee）发生的集体感染事件，推定的感染者多达403000人左右。在日本也是一样，1994年（神奈川县平塚市的商住楼）、1996年（埼玉县越生町町营供水业）均发生过经自来水集体感染事件。而且，2002年在北海道胆振支厅的旅馆内，还曾连续2次发生集体感染。2004年，在长野县和千叶县也出现过以泳池为媒介集体感染的事例。

b. 肠贾第虫（*Giardia*）

肠贾第虫属于鞭毛虫类，现已知有寄生于 *G. iardia agilis*（两生类）、*G. ardeae*（鸟类）、*G. psittaci*（鸟类）、*G. muris*（啮齿类）和 *G. lamblia*（哺乳类）*共5种形态。而寄生于人体内的，只有其中的 *G. lamblia*（贾第鞭毛虫）。种原虫的生活链比较单纯，系由滋养体和包囊构成。滋养体约为（6～10）μm×（10～15）μm，呈左右对称的梨形，具有2个核及4对鞭毛，在腹部还有自体前跨过体中央的圆形大吸盘。其增殖总是采用个体二分裂方式，数量成几何级数增长，不存在有性生殖期。包囊一端呈略膨胀的椭圆球形，其大小约为（5～8）μm×（8～12）μm（图2.1B）。包囊内会产生核分裂，变成4核。其他尚可观察到鞭毛、轴线和弯刺等细胞小器官（参看本书"2.5 显微镜观察方法要点"一节）。包囊会随着粪便排出体外。

按照不同的遗传基因，*G. lamblia* 被分为7～8种类型（assemblage），并进一步细分成亚型（表2.2）。而来自人的分离株，仅限于assemblage A和assemblage B。属于asse-

---

* 在 *G. lamblia* 中，作为synonym（有代表性的。——译注）已知有 *G. . intestianlis* 或 *G. . duodenalis*，*G. . intestianlis* 被认为具有命名规则上的优先性。日本和美国均将重点放在医学领域，仍然使用 *G. lamblia*，本书亦依此例。

mblage A 亚型 AⅠ和 assemblage B 的分离株,除了寄生于人外,还有许多是寄生在狗、猫、牛、猪、鹿(AⅠ)、兔、海狸和麝香鼠(B)等多种哺乳类动物体内的。其中,assemblage A 的亚型 AⅡ仅对人具有亲和性。

***G. iardia lamblia* 遗传基因类型及其宿主动物**　　　　表 2.2

遗传基因类型	宿主动物	遗传基因类型	宿主动物
assemblage AⅠ	人、家畜类、狗、猫、海狸、土拨鼠、猿猴	"Hoofed livestock" "Cat"	有蹄类 猫
assemblage AⅡ	人、	"Rat"	老鼠(domestic rats〔日本大鼠。——译注〕)
assemblage B	人、长臂猿、狗、老鼠、海狸、猿猴、栗鼠	"Wild rodents"	麝香鼠
assemblage C	狗		田鼠(voles)
assemblage D	狗		

肠贾第虫的传播方式亦是粪便-口摄感染,包囊系经口摄入的。其主要的感染途径,普遍认为是由于喝了被污染的饮用水和吃了不洁食物,或者在亲水设施中误饮了脏水,以及与患者(患畜)接触造成的。在世界各地,通过自来水集体感染的事例均有发生。在日本,作为输入型传染病亦广为人知。

人体内的寄生部位,主要是从十二指肠至小肠上端;但有时其寄生处甚至会扩展到胆管和胆囊的内壁。成人被感染后,有许多人并无症状显现。其主要症状是,腹泻、腹痛、食欲不振、恶心、腹部不适和胀肚等,严重时可能会导致营养不良。腹泻一般呈非血性,由泥状便和黏性便发展到水样便。而且其中还可观察到散发出恶臭的脂肪便。当寄生处达到胆管和胆囊时,往往会出现上腹痛、发烧、肝肿大、肝功能障碍和黄疸等胆囊炎样症状。肠贾地虫的潜伏期为 3~25d,平均约为 7d 左右。可有效治疗本病的药物正在研制中。

随粪便排出体外的包囊表现出很强的适应环境能力,用于自来水和游泳池的普通加氯消毒手段无法彻底消灭它。要将包囊灭活,必须让其与高浓度氯气进行长时间接触。包囊不耐干燥,但在潮湿环境或水中则可存活 2 个月左右。从另一方面看,包囊对紫外线十分敏感,只要 $1mJ/cm^2$ 左右的照射量,便可期望得到这样的效果:使其灭活程度达到 99% 以上。起因于饮用含种原虫的水的介水感染,在世界各地均有发生。从美国的地表流水(河流、湖泊等)中,亦经常检出肠贾地虫。集体感染,系借助于以地表水作为水源的净水厂内不做过滤处理便直接进行加氯消毒的设施发生的。

依据日本于 1996 年~1997 年度所做的国内污染状况调查,在 22 个地点(占总数 9.4%)的河流和 2 处水库及湖泊(占总数 5.4%)中检出肠贾地虫;这次没有对地下水进行检测。污染已遍布全日本,从中看不出更偏向于哪一特定区域。

2.1.2　其他原虫类:来自粪便的原虫类

a. 结肠小袋纤毛虫(*Balantidium coli*)

概述:结肠小袋纤毛虫,系作为纤毛虫属中惟一的病原种而被人们所知晓。其滋养体成卵形,体表全部为纤毛所覆盖。尺寸约为 (50~100)μm×(40~70)μm 或比这更大。滋养体与包囊成异体形态,亦不断以二分裂式进行增殖。对于其是否具有结合期,目前尚不能肯定。包囊大小约为 40~60μm 左右,与粪便混在一起排出体外(图 2.1C)。现已知,排出体外后的营养体为一包囊,对各种环境都表现出很强的适应能力。

在人群中,结肠小袋纤毛虫的感染率并不高,有相当多的人即使被感染亦始终没有任何症状。少数感染者则会因大肠黏膜下层遭到侵袭而形成溃疡性脓肿及出血病灶,出现与阿米巴痢疾类似、或大肠炎、腹泻、恶心、呕吐、头痛及食欲不振等临床症状。从其宿主的范围来说,亦可在哺乳动物间广泛传播,曾见有关于黑猩猩等受到感染的报告。对供水系统所做的常规加氯处理,无法灭活这样的纤毛虫。一般认为,结肠小袋纤毛虫感染的主要途径是与猪接触,以及摄入被粪便污染的饮用水或食物。在密克罗西亚联邦的丘克岛(原称特拉克岛),1971 年曾发生过迄今惟一一起通过供水系统集体感染的事件,当时因遭到台风袭击之后饮用水供给系统被猪粪污染,相继有约 100 人发病。

b. 环形孢子虫(*Cyclospora cayetanensis*)

环形孢子虫系一种属于孢子虫类的原虫,也被叫做 Cyanobacteria-like bodies(CLB)等一些其他名称。1993 年,将其确认为原虫。*C. cayetanensis* 将人作为其固有宿主,寄生在人的肠道上皮细胞内。至今,对其种原虫的生活链尚不十分清楚。据推测,应该亦是先进行无性繁殖,然后再转入有性生殖期,并生出卵囊。卵囊系随着粪便排出体外,刚刚排出的卵囊尚未成熟,在其获得感染性之前,仍需要 1~2 周左右的发育期(图 2.1D)。刚排出卵囊,呈直径约为 8~10μm 的球形,其内部充满桑葚状的颗粒。在荧光显微镜(UV 激发)下观察,卵囊自身会发出霓虹似的蓝光。

种原虫的感染,均系经口摄入卵囊所致。寄生于人的肠道上皮细胞后,人会出现水样性腹泻、腹部痉挛、体重减轻、食欲不振和肌肉疼痛等症状,并且会反复发作。有时亦出现呕吐和发烧,但较为少见。更有的,会在不显任何症状的情况下度过感染期。

卵囊对消毒具有很强的抵抗力,已知有经加氯消毒的饮用水发生集体感染的事例。一般认为,其流行范围主要在热带和亚热带地区。本病流行的特征是,在当地季节变化剧烈的期间里,如秘鲁的冬季、尼泊尔 5~8 月的雨季,多有患者出现。而在美国经进口食品导致的集体感染,会集中在从初春至盛夏这段时间里。与隐孢子虫和肠贾地虫比较起来,种原虫的卵囊更耐紫外线照射,为了使其灭活程度达到 $2\log_{10}$,则需要 $10\mathrm{mJ/cm^2}$ 的照射量。

环形孢子虫系通过被污染的食物和饮用水感染;但有人认为,灌溉用水亦可将污染带给农作物。从环境水中检出卵囊的例子,已越来越多。不过迄今为止,发生环形孢子虫介水集体感染的事件只有 2 例。最初的事例,1990 年发生在芝加哥的一所医院里,患病者均为医院的员工。据推测,发生感染系由于医院内的储水槽(水箱)被污染的缘故。第 2 例发生在尼泊尔的英军驻地,因饮用由自来水与河水混合制成的罐装水,造成 12 人患病。

c. 溶组织内阿米巴(*Entamoeba histolytica*)

溶组织内阿米巴具有自由寄生性,系阿米巴痢疾的病原体。其生活史比较单纯,由滋养体和包囊组成,同样系以二分裂方式不断增殖。滋养体长径 10~50μm,活动性很强,显微镜下可观察到其吞噬红血球的镜像。包囊成球形,其内部可见 4 个核和类染色体等。包囊直径约为 10~20μm 左右(图 2.1E)。

有人认为,全世界感染溶组织内阿米巴的人数约占总人口的 10%。尤其在那些热带和亚热带卫生条件恶劣的地区，患病的人数更多。日本每年申报的患病人数约在500人上下；但因没有与形态类似的非病原种 E. dispar 进行诊断鉴别，故无法掌握准确的患病人数。溶组织内阿米巴感染者中的大部分（85%～95%）均为非显性感染，出现症状的感染者只有10%左右。出现症状患者中的80%以上，都是在肠道发生病变，病灶起因于原虫滋养体对组织的侵入，症状为腹部痉挛、轻度腹痛和血便及黏便等。阿米巴性溃疡亦系由滋养体对组织的侵入造成，照相可见壶形（或烧瓶形）溃疡面。偶尔会发生死亡率很高的重症型大肠炎病例。现在已知，阿米巴痢疾亦可通过血液循环侵蚀到肝脏、肺或脑等器官组织，最后形成脓肿（肠道外阿米巴症）。

阿米巴痢疾被认为是人兽共患的传染病；但人是其主要保虫宿主。阿米巴包囊不会在外界增殖，因包囊不耐干燥和炎热。至于对于氯的抵抗性究竟有多顽强，目前尚不掌握充分的数据；但肯定具有一定的抵抗力。包囊可在水中生存3个月左右。

包囊随着患者粪便排出体外，对环境造成污染。感染系因摄入被粪便污染的食物和水引起。而且，阿米巴症作为性传染病的一种亦广为人知，特别是男性同性恋者，成为患此病的高危人群。

d. 等孢子虫（*Isospora belli*）

等孢子虫*系属于孢子虫类的原虫，也是一种近于隐孢子虫和环形孢子虫的原虫。其生活链完全在人的肠道内形成，不需要中间宿主。既进行无性增殖，又需要有性增殖期，产生的卵囊混在粪便中排出人体外。刚排出的卵囊并未成熟，需在30～37℃的条件下经过16左右的发育期才成为成熟的卵囊，并即刻获得传染性。在荧光显微镜下（UV激发），可见卵囊壁本身发出霓虹似的蓝光。卵囊内形成2个孢子，每个孢子又分别形成4个孢子虫（图2.1F）。

本病被认为广泛地分布于热带及亚热带地区，其症状有绞痛、软便乃至水样便、吸收障碍、体重减轻和发烧等，体质较好者可自行痊愈。多见 HIV/AIDS 病人等免疫功能缺陷者被感染后症状加剧，并易复发或有转为慢性化的趋势。其种原虫的传播方式，亦系经口摄入成熟的卵囊；但不清楚其中究竟在多大程度上系由饮用水所致。卵囊对消毒处理表现出很强的抵抗能力。

e. 微孢子虫（*Microsporidia*）

所谓微孢子虫系属于微孢子虫纲的原虫类总称，其中尚有 *Enterocytozoon*、*Encephalitozoon* 和 *Nosema* 等多个属。其种原虫系真核生物中体型最小的，形成的孢子直径只有1～4.5μm左右（图2.1G）。研究表明，不管脊椎动物还是无脊椎动物微孢子虫均可寄生；但对人具有传染性的却仅限于以哺乳动物为保虫宿主的种类。种原虫可能会传染培养细胞，其增殖所需要的时间较长。

微孢子虫作为人的病原体被发现是近些年的事，以 HIV/AIDS 病人等免疫功能缺陷者较常见。因其种的区别，寄生于人体的部位也不同。*Enterocytozoon* 的寄生处，限定于

---

* 同时断定，有许多与本种混淆的 I. hominis 将牛或猪作为中间宿主，转而成为 Saycocystis 属（兽肉孢子虫），再分别记做 *Sarcocysyis hominis* 和 *S. suihominis*。

肠道和输胆管。观察可见 Encephalitozoon 寄生于上皮细胞及内皮细胞、纤维芽细胞、肾小管细胞、巨噬细胞和其他细胞内。而且，往往伴发角膜炎、结膜炎、肌肉炎或肝炎等症。

目前尚不清楚传染给人的途径是什么。肠道寄生性微孢子虫的孢子主要随着粪便、尿和气管分泌物排出人体外。因此，经口传染成为主要的可疑传播方式；然而亦不能否定系因气管分泌物中的游离粉尘传染的可能性。而且，对于 Encephalitozoon，亦提醒人们警惕其能否由母体直接传染给胎儿。由于孢子的检出方法尚未制定，因此目前还不掌握有关环境水中孢子的动态及其生存期间等信息。不过，普遍认为孢子在水中可生存 4 个月左右。1995 年夏，法国里昂就曾确认发生了微孢子虫的介水传染。进而有报告称，Encephalitozoon 孢子对氯的敏感程度为 $CT_{99.99}=16 mg\cdot min/L$（与 2mg/L 的氯接触 8min）。

f. 弓浆虫（Toxoplasma gondii）

弓浆虫系属于孢子虫类的原虫，既有无性生殖期，又有有性生殖期。在无性生殖期，现已知有 2 种形态，即处于活跃繁殖阶段急性期的增殖型（tachyzoite）和慢性化地在组织内形成包囊的生长型（bradyzoite）。有性生殖只在猫科动物的肠道表皮细胞内进行，产生的卵囊混在粪便中排出体外（图 2.1H）。卵囊在外界经 1～5d 的发育期后，即获得传染性。卵囊的感染性很强，会使包括人在内的许多哺乳动物及鸟类被传染。其在自然环境中的生活链，被认为系在啮齿类动物与固有宿主猫之间形成的。在荧光显微镜下（UV 激发），卵囊壁自身会发出霓虹似的蓝光。

成人多为非显性感染。人在摄入卵囊后的 5～23d 往往出现伤风似的症状或淋巴节炎和肝脓肿等。在组织内形成的包囊会因宿主免疫功能缺陷而重新活跃，并且大范围地散播，在中枢神经系统和肺形成严重的病灶，甚者会致免疫功能缺陷者死亡。在先天感染者中，多会出现视网膜发炎、脑内钙化、脑积水、重度血小板减少症、痉挛以及突发性流产或死产等。这里顺便提一下，根据调查结果显示，欧洲 30 年龄段的抗体阳性率约在 50% 左右，其中法国的比率值比这还要高。

据推测，正在排出弓浆虫卵囊的猫约为 1% 左右。虽然由卵囊污染水系的可能性是无可否认的，但却缺少关于卵囊污染净水和下水的信息。而且，对卵囊在水中的活动情况也不太清楚。一般都认为，应该与隐孢子虫一样，其种原虫亦表现出很强的抗氯性。

对人的感染基本有 2 条途径，一是因卵囊所致，再就是由包囊引起。据推测，大多数的感染均系因摄入含有包囊的肉类食物造成的。由卵囊导致的感染则是一种粪-口感染，系由于摄入了被猫科动物粪便污染的食物的结果，其中亦见有通过饮用水发生集体感染的报告。1995 年发生在加拿大的介水感染，即系因混入猫的粪便而起。另外，据 1997 年～1999 年巴西的血清流行病学调查，作为对弓浆虫呈抗体阳转的风险因素之一，可以举出未经过滤的自来水的例子。

2.1.3 在配水管网中增殖的原虫类

a. 棘阿米巴（Acanthamoeba）

棘阿米巴系属于具有自由活性的阿米巴原虫，人们了解到，它也是角膜炎和 HIV/AIDS 的病原体之一。此前曾有关于其多种形态的记载，但需要一边与遗传基因进行对比一边加以整理。棘阿米巴亦是滋养体与包囊（图 2.1I）2 体结构。其增殖亦通过二分裂方式进行。包囊对温度（-20～50℃）、湿度和消毒剂等表现出极强的抵抗力。

由棘阿米巴感染的疾患，已经知道的有角膜炎和肉芽肿性脑炎（granulommatousamoebicencephalitis；GAE）。阿米巴性角膜炎，几乎全是因佩戴被阿米巴原虫污染的隐形眼镜所致。该病往往伴有剧烈疼痛，并可能造成视力障碍、失明甚至摘除眼球的后果。阿米巴肉芽肿性脑炎是一种罕见的疾病，总是发生在免疫功能缺陷者群体中。患有本病的人，要经历一个比较缓慢的过程才会死去。在出现早期症状后，直至死亡需要从 1 周到 1 年的时间。而且，往往会并发皮肤溃疡、肝脏疾患、间质性肺炎、肾衰竭及咽喉炎等症。

经隐形眼镜感染的棘阿米巴性角膜炎，保存镜片的容器被污染是主要原因；但也不能否定自来水搭载包囊的可能性。棘阿米巴的包囊表现出很强的抗氯性。不过其滋养体一般是可以通过加氯消毒杀死的。

b. 耐格里属阿米巴（*Naegleria fowleri*）

Naegleria fowleri 在自由生活性阿米巴原虫中是病原性最强的。该原虫系一种栖息在高温地区水环境中的阿米巴原虫，在 25～45℃的温度环境中增殖。*N. fowleri* 系一种体长约 10～20μm 的小型阿米巴原虫，会活泼地伸展伪足进行运动。除滋养体外，还有鞭毛和包囊（7～15μm，图 2.1J）等总共 3 种形态。但凡由该原虫感染的脑炎，几乎都难以逃脱死亡的命运。该原虫的感染，主要系因在包括天然湖泊在内的亲水设施内戏水（游泳）造成的；但亦无法排除淋浴水所致的可能性。

N. fowler 系原发性阿米巴髓膜脑炎（PAM）的病原体，患该病的多为健康的年轻人，系在游泳等运动时经鼻腔感染（将污染水吸入鼻内），然后阿米巴原虫再沿着溴神经侵入脑内。该病病情呈急性发展，自发现起经 5～10d 便会死亡。此种阿米巴原虫本来与人的活动没有直接关系，就像促使水温上升和细菌繁殖那样，只是起到一种助其栖息的作用。该原虫在世界范围内均有发现，往往会在温泉和温水游泳池等处检出。

PAM 发生频度较低的报告，见于世界各地；不过普遍认为过于低估了迄今为止罹患此病的人数。通过全部配水管网系统如果可保有 0.5mg/L 的游离氯残留和氯胺，便可以有效地防止 *N. fowleri* 的污染。研究表明，当水温长时间地超过 30℃或给水系统始终在 25℃以上时，即出现 *N. fowler* 增殖的危险。

文　献

隐孢子虫

1) H. Dupont, C. Chappell, C. Sterling, P. Okhuysen, J. Rose, W. Jakubowski, The infectivity of *Cryptosporidium parvum* in healthy volunteers. *N. Engl. J. Med*., **332**：855-859 (1995).
2) P. C. Okhuysen, C. L. Chappell, J. H. Crabb, C. R. Sterling, H. L. DuPont, Virulence of three distinct *Cryptosporidium parvum* isolates for healthy adults. *J. Infect. Dis*., **180**：1275-1281 (1999).
3) K. G. Linden, G. Shin, M. D. Sobsey, Comparative effectiveness of UV wavelengths for the inactivation of *Cryptosporidium parvum* oocysts in water. *Water. Sci. Technol*., **43**：171-174 (2001).
4) Federal Register, 2003. Part II 40 CFR Parts 141 and 142. National Primary Drinking Water Regulations：Long Term 2 Enhanced Surface Water Treatment Rule；Proposed Rule. 68 (154).
5) 飲料水中の微生物による感染症対策に関する研究，厚生科学研究，報告書（主任研究者藤原正弘），2001.
6) B. A. Leav, M. Mackay, H. D. Ward, *Cryptosporidium* species：new insight and old challenges. *Clin. Infect. Dis*., **36**：903-908 (2003).

肠贾第虫

7) M. W. LeChevallier, W. D. Norton, R. G. Lee, Occurrence of *Giardia* and *Cryptosporidium* species in surface water supplies. *Appl. Environ. Microbiol.* **57** : 2610-2616 (1991).
8) C. Ong, W. Moorehead, A. Ross, J. Isaac-Renton, Studies of *Giardia* spp. and *Cryptosporidium* spp. in two adjacent watersheds. *Appl. Environ. Microbiol.*, **62** : 2798-2805 (1996).
9) T. R. Slifko, H. V. Smith, J. B. Rose, Emerging parasite zoonoses associated with water and food. *Internatl. J. Parasitol.*, **30** : 1379-1393 (2000).
10) 遠藤卓郎，泉山信二，笹井和美，紫外線照射における Giardia の光回復と濁質による影響，厚生労働科学研究費補助金健康科学総合研究事業「健全な水循環を考慮した感染性微生物対策に関する研究」平成14年度研究報告より分担研究報告書（主任研究者金子光美）．

结肠小袋纤毛虫

11) P. D. Walzer, F. N. Judson, K. B. Murphy, G. R. Healy, D. K. English, M. G. Schultz, Balantidiasis outbreak in Truk. *Am. J. Trop. Med. Hyg.*, **22** : 33-41 (1973).
12) L. S. Garcia, Protozoa : Intestinal and Urogenital Amebae, Flagellates and Ciliates. In : D. Armstrong, J. Cohen eds., "Infectious Diseases", Vol 2. Mosby (1999).
13) WHO, Guidelines for drinking-water quality, Second Edition, Vol 2 : Health criteria and other supporting information, World Health Organization (1996).

环孢子虫

14) P. Mota, C. A. Rauch, S. C. Edberg, Microsporidia and *Cyclospora* : epidemiology and assessment of risk from the environment. *Critical. Rev. Microbiol.*, **26** : 69-90 (2000).
15) Y. R. Ortega, R. Nagle, R. H. Gilman, J. Watanabe, J. Miyagui, H. Quispe, P. Kanagusuku, C. Roxas, C. R. Sterling, Pathologic and clinical findings in patients with cyclosporiasis and a description of intracellular parasite life-cycle stages. *J. Infect. Dis.*, **176** : 1584-1589 (1997).
16) W. Quintero-Betancourt, E. R. Peele, J. B. Rose, *Cryptosporidium parvum* and *Cyclospora cayetanensis* : a review of laboratory methods for detection of these waterborne parasites. *J. Microbiol. Methods*, **49** : 209-224 (2002).
17) J. G. Rabold, C. W. Hoge, D. R. Shlim, C. Kefford, R. Rajah, P. Echeverria, *Cyclospora* outbreak associated with chlorinated drinking-water (Letter). *Lancet*, **344** : 1360-1361 (1994).
18) C. R. Sterling, Y. R. Ortega, *Cyclospora* : An Enigma Worth Unraveling. *Emerg. Infect. Dis.*, **5** : 48-53 (1999).
19) 遠藤卓郎，泉山信二，笹井和美，原虫類の紫外線耐性，健全な水循環を考慮した感染性微生物対策に関する研究，厚生科学研究報告書（主任研究者金子光美）(2004).

溶组织内阿米巴

20) R. F. Boyd, Protozoa, Helminths and Arthropods. In : "Basic Medical Microbiology", Little, Brown and Company (1995), pp. 499-529.
21) L. S. Garcia, Protozoa : Intestinal and Urogenital Amebae, Flagellates and Ciliates. In : " Infectious Diseases", D. Armstrong, J. Cohen (Eds). Vol 2. Mosby (1999).
22) F. A. Neva, H. W. Brown, "Basic Clinical Parasitology", Prentice-Hall International Inc (1994).
23) WHO, Guidelines for drinking-water quality, Second Edition, Vol 2 : Health criteria and other supporting information. World Health Organization (1996).

等孢子虫

24) R. F. Boyd, Protozoa, Helminths and Arthropods. In : "Basic Medical Microbiology, 5 th ed", Little, Brown and Company Inc., p. 517 (1995).
25) R. Weber, Protozoa : Intestinal Coccidia and Microsporidia. In : "Infectious Diseases, Vol 2", D. Armstrong, J. Cohen (Eds), Mosby (1999).

微孢子虫

26) R. Goodgame, Emerging causes of traveler's diarrhea : *Cryptosporidium, Cyclospora, Isospora* and microsporidia. *Current. Infect. Diss. Rep.*, **5** : 66-73 (2003).
27) D. H. N. Joynson, Emerging parasitic infections in man. *Infect. Dis. Rev.*, **1** : 131-134 (1999).
28) K. A. Reynolds, Microsporidia Outbreak linked to water (2000). On Tap. Available at : http://www.wcp.net/archive/jan 00 ontap.htm
29) R. Weber, Protozoa : Intestinal Coccidia and Microsporidia. In : "Infect Dis, Vol 2", D. Armstrong, J. Cohen (Eds), Mosby (1999).
30) C. H. Johnson, M. M. Marshall, L. A. DeMaria, J. M. Moffet, D. G. Korich, Chlorine Inactivation of Spores of *Encephalitozoon* spp. *Appl. Environ. Microbiol.*, **69** : 1325-1326 (2003).

弓浆虫

31) A. Bell, R. Gill, J. Isaac-Renton, A. King, L. Martinez, D. Roscoe, D. Werker, S. Eng, T. Johnstone, R. Stanwick, W. R. Bowie, S. Marion, C. Stephen, A. Burnett, J. Cadham, F. Jagdis, P. Macleod, K. Barnard, J. Millar, S. Peck, J. Hull, S. Irwin, J. Hockin, K. Kain, J. Remington, Outbreak of Toxoplasmosis Associated with Municipal Drinking Water-British Columbia. *Can. Commun. Dis. Rep.*, **21**: 161-164 (1995).
32) J. J. Aramini, C. Stephen, J. P. Dubey, C. Engelstoft, H. Schwantje, C. S. Ribble, Potential contamination of drinking water with *Toxoplasma gondii* oocysts. *Epidemiol. Infectn.*, **122**: 305-315 (1999).
33) L. M. G. Bahia-Oliveira, J. L. Jones, J. Azevedo-Silva, C. C. F. Alves, F. Oréfice, D. G. Addiss, Highly Endemic, Waterborne Toxoplasmosis in North Rio de Janeiro State. *Brazil. Emerg. Infect. Dis.*, **9**: 55-62 (2003).
34) W. R. Bowie, A. S. King, D. H. Werker, J. L. Isaac-Renton, A. Bell, S. B. Eng, S. A. Marion, Outbreak of toxoplasmosis associated with municipal drinking water. The BC Toxoplasma Investigation Team. *Lancet*, **350**: 173-177 (1997).
35) C. Kourenti, A. Heckeroth, A. Tenter, P. Karanis, Development and application of different methods for the detection of Toxoplasma gondii in water. *Appl. Environ. Microbiol.*, **69**: 102-106 (2003).
36) R. Weber, Protozoa: Intestinal Coccidia and Microsporidia. In: *Infect Dis*, Vol 2. D. Armstrong, J. Cohen(Eds), Mosby (1999).

棘阿米巴

37) Acanthamoeba Sp.: http://www.cdfound.to.it/html/eye.htm. page 1-3, 2002.
38) AWWARF-Drinking-water expectorate fact sheet-Acanthamoeba: Available at: http://www.awwarf.com/newprojects/pathegeons/ACANTHAM.htm. page 1-2, 2002.
39) R. F. Boyd, Protozoa, Helminthes and Arthropods. "Basic Medical Microbiology 5 th ed." Little, Brown and Company (1995), p. 507.
40) FDA/CFSAN: http://vm.cfsan.fda.gov/~mow/chap 29.htm. page 1-4, 2002.
41) K. Yagita, T. Endo, J. F. De Jonckheere, Clustering of Acanthamoeba isolates from human eye infections by means of mitochondrial DNA digestion patterns. *Parasitol. Res.*, **85**: 284-289 (1999).

耐格里属阿米巴

42) Australian Guidelines, Fact Sheet: Naegleria fowleri. Australian Drinking Water Guidelines: National Water Quality Management Strategy. National Health and Medical Research Council (2003).
43) P-A. Cabanes, F. Wallet, E. Pringuez, P. Pernin, Assessing the risk of primary amoebic meningoencephalitis from swimming in the presence of environmental *Naegleria fowleri*. *Appl. Environ. Microbiol.*, **67**: 2927-2931 (2001).
44) S. C. Parija, S. R. Jayakeerthee, *Naegleria fowleri*: a free living amoeba of emerging medical importance. *Commun. Dis.*, **31**: 153-159 (1999).
45) F. L. Reveiller, M. P. Varenne, C. Pougnard, P. A. Cabanes, E. Pringuez, B. Pourima, S. Legastelois, G. S. Visvesvara, A. J. Martinez, Protozoa: Free-Living Amoebae. In: *Infect Dis*, Vol 2. D. Armstrong, J. Cohen (Eds), Mosby (1999).
46) WHO, Guidelines for drinking-water quality, Second edition, Vol 2: Health criteria and other supporting information. World Health Organization (1996).

2.2　供水管道污染事件及其发生的背景

　　自来水的普及是都市型社会发展不可缺少的象征；但与此同时也给微生物病原体的传播提供了一条新的途径。随着在城市的全面发展中供水系统作用的增强，介水感染给予市民生活的影响亦越来越大。在这个意义上，甚至可以说现代自来水的历史就是一部关于病原微生物对策的历史。如同我们在概论一章中已经讲过的那样，所谓"过滤和消毒"都是以霍乱和伤寒为对象发展起来的自来水处理技术；迄今为止，这种技术的重要性仍然没有改变。加氯消毒方法真正引进日本，系因1937年大牟田市发生了大范围集体患痢疾事件[1]（这一事件本身尚存在许多其他问题）。可是，接踵而来的是由隐孢子虫和肠贾第虫之类的抗氯性微生物导致的介水污染开始显现，使得过去的"过滤和消毒"概念有了修正的必要。

所谓隐孢子虫病是一种典型的新兴传染病，20世纪70年代的前半期才弄清楚系由家畜（牛）传染，进而知道在免疫功能缺陷者人群中也会传染日和见症。与自来水有关的集体传染事件，以欧美国家为主曾从20世纪80年代前半期有过报告，如1983年英国萨里（Surrey）的集体传染事件，应该是有文献记载最早的例子[2]。差不多同一时期的1984年，在美国得克萨斯州布劳恩镇（Braun Station）的居民中有超过2000人患病[3]。以此为契机，人们始知隐孢子虫是健康人患腹泻症的病原体。

加氯消毒对卵囊等并无作用，整个净水处理程序（混凝-沉淀-过滤）也只能停留在除掉约$2\sim3\log_{10}$的水平上。因此，如果水源被大量卵囊污染，其中的一部分会躲过净水处理，抵抗着加氯消毒混入自来水中。根据对过去集体传染事件的调查和检证，已了解到其发生的原因和造成的后果，由于混入污水或耕地及牧场表土的流入致原水被污染以及净水处理的不彻底，都是集体传染事故发生的重要原因（表2.3）。如果对产生污染的主要原因加以整理的话，大致有以下几点：1) 卵囊等混入供水系统的原水中；2) 净水处理不彻底或其处理水平太低；3) 净水处理后又混入卵囊等。一旦以上现象变得严重时，就可能会发生传染事故。

2.2.1 美国实例

前面提到的美国得克萨斯州布劳恩镇发生的集体传染事件，系因净水厂所致。净水厂供给的，是仅做了加氯消毒处理的井水[3]。该净水厂，在2个月期间竟引发2次集体传染事故。发生第1次事故时，人们还以为是诺沃克病毒引起的；直至发生第2次集体传染，才知道系由于隐孢子虫的缘故，并认识到饮水量与腹泻症之间存在一定的关联性。对这里的井水水质，人们从来没有做过调查。在应居民的要求所做的水质调查中，从未经加氯消毒处理的井水里检出的粪便性大肠杆菌含量最高达2600/100mL。针对这一点，开始提倡饮用烧开的水。而同时进行的污水跟踪试验，也证明饮用水中还混有污水。

表 2.3　与含隐孢子虫有关的自来水介水传染典型事例 (1)

发生年份	国别	地区	确认患病人数	状况描述	文献
1983	英国	Surrey	16	对泉水做慢滤和加氯消毒处理 致病原因不明	1
1984	美国	Bexar County Texas	117	对净水仅做加氯消毒处理 原水被粪便污染 在此1个月前曾认为系病毒性腹泻	2
1985	英国	Surrey	50	对泉水做慢滤和加氯消毒处理 致病原因不明	1
1986	英国	Sheffield	104	可能与水源地周边的牛有关	3
1987	美国	Carroll County Georgia	58	净水功能低劣 虽然可满足水质标准要求，但有微粒通过水源内混入下水 自原水和净水中检出卵囊(约2.2个/L)	4

续表

发生年份	国别	地区	确认患病人数	状况描述	文献
1988	英国	Ayrshire, Scotland	27	净水厂周围遍布牛粪 估计处理后的水中混入卵囊 自原水和净水中检出卵囊(0.04~4.8个/L)	5
1989	英国	Swinden, Oxfordshire	516	不具备净水处理条件 达到水质标准 自原水和净水中检出卵囊(0.002~77个/L)	6
1990	英国	Lock Lomond	147	原因不明	1
1990~1991	英国	Thanet	47	利用地下水及河水等多处水源 估计与暴雨造成河水泛滥及净水厂处理功能太差有关	7
1991	美国	Berks County, Pennsylvania	551	水源为地下水,仅进行加氯消毒 自原水中检出卵囊	8
1991	英国	South London	44	以河流为水源,经慢滤处理 净水功能不完善	9
1992	美国	Jackson County, Oregon	43	以河水为水源,流域内系放牧地,污水处理设施和净水厂的功能都很低劣估计有15000人受到感染	10
1992	英国	Bradford	125	河水流入和慢滤池功能太差 分别自原水(0.28个/L)、净水(0.01~0.18个/L)和自来水(0.03个/L)中检出卵囊	11
1992	英国	Warrington	47	以地下水为水源 雨水流入深井内	12
1993	美国	Milwaukee Wisconsin	285	以流入污水的湖水为水源 净水厂功能很差 事故发生时从自来水制作的冰块中检出卵囊(约0.13个/L) 估计有403000人受到感染	13
1993~1994	美国	Nevada	103	以流入污水处理水的湖水为水源 净水功能不完善	14
1994	美国	Walla Walla Washington	15	以深150m和180m的人工井为水源 只进行加氯消毒处理 混入污水处理水	15
1994	日本	平塚 神奈川县	12	污水混入简易专用供水系统的储水槽 从自来水中检出卵囊 自患者便中检出牛型卵囊 461人发病	16

表 2.3 与含隐孢子虫有关的自来水介水传染典型事例 (2)

发生年份	国别	地区	确认患病人数	状况描述	文献
1996	日本	越生 埼玉县	22	以流入污水处理水的河流为水源 净水功能不完善,从自来水中检出卵囊 自患者便中检出人型卵囊 共有8705人(占全町居民的70%)发病	17
1997	英国	West Hertfordshire, NorthLondon	296	原水系地下水 采用臭氧消毒和GAC(活性炭)过滤	18
2000	北爱尔兰	Greater Belfast	>129	原因不明,自患者检出牛型卵囊 发病率34人/100000人	19
2000	北爱尔兰	Greater Belfast	>117	污水从净化槽流入水管	19

续表

发生年份	国别	地区	确认患病人数	状况描述	文献
2001	加拿大	Battleford area	1907	自患者检出人型卵囊 发病率180人/100000人 以地表水为水源,经砂滤和加氯消毒 净水浊度上升,自净水中检出隐孢子虫	20
2001	北爱尔兰	Greater Belfast	>230	估计有5800~7000人被感染 排水堵塞并混入自来水中 自患者检出人型卵囊 发病率58人/100000人	19
2002	爱尔兰	Westmeath	24	从自来水中检出卵囊 以流入泉水的湖泊为水源,只进行加氯消毒 水源周围农田散布着堆肥,自湖水(约0.24个/L)和自来水(0.1个/L)中检出卵囊 自患者检出牛型卵囊	21

  1987年,发生在佐治亚州卡罗尔县(Carroll County)等地的事例,虽然没有记录当时水质的异常值,但可确认有直径100μm的微粒漏出[4]。同时,还从饮用水中检出卵囊。这一事例还列举出,认为与混入卵囊有关的3个因素。即,1)在更换设备时撤掉搅拌装置,使得聚凝效率下降,进而对去除颗粒物形成障碍;2)过滤流量调节及浊度监测装置有缺陷,或操作上的不方便;3)6台过滤装置中有3台未经反冲洗就重新加入过滤程序。有记录显示,自重新开始过滤起经过3h,水的浊度将达到0.2~3.2NTU。而配水池的水在6台装置过滤水混合的情况下,过了一段较长的时间,其浊度也没有超过标准值的上限1NTU。事后经调查表明,在该净水厂内,位于取水口上游处有污水泄漏。据推测,这与后面将要提到的越生町事件一样,亦系与净水厂之间产生了污染循环所致。

  1992年,在俄勒冈州杰克逊市(Jackson)发生的事例(估计有15000人患病)中,与事件有关的供水系以河水为水源。作为水源的河流中流入了处理后的污水,发生事故当时正值枯水期,因河中水量减少,使得污水承受的压力加大[5]。在此期间,给水的平均浊度并未超过标准值,即使回顾过去的数据,其细菌含量和最高浊度也都能满足标准值的要求。根据记录,在这一事例中,没有从给水中检出卵囊,但发现有大量藻类漏出。

  1993年,发生在密尔沃基市的集体感染事件,据推测有患者403000人,成为世界上一次发病人数最多的案例[6]。这里的供水系统以密歇根湖的水作为原水,对原水进行净水处理和加氯消毒的手段不存在任何问题。据事后的调查发现,导致发病的原因是水中含有隐孢子虫,并判定为 C. parvum 的类型(C. hominis)。在净水厂中并未发现设备有缺陷,因此推测可能系由运转操作上的不当引起水的浊度上升。密尔沃基市沿着河流两岸分布建有南区和北区2座净水厂,并且各自独立经营。根据管理记录可知,从1983年1月至1993年1月,南区净水厂的净水浊度一直被控制在0.4NTU以下。直至事件发生前的1993年3月18日,设备运转状况始终处于良好状态(浊度0.2NTU以下)。但就在当天情况突然恶化(0.35NTU),自3月23日起至4月1日,其最高浊度竟超过0.45NTU。在此期间,曾有两天观察到1.7NTU的浊度值。这一时期,该净水厂将混凝剂换成PAC,但却没有对投入量做适当调整。到了4月2日,又重新使用过去的硫酸铝(alum)。而且还弄清了如下事实：当时调整混凝剂浓度所需要的流量计出现故障，在发生事故当时就没有派上用场。后来便进了一步：对水的浊度的监测每 8h 进行一次。顺便说一下，在这一期间没有出现患者的北区，净水厂的水质管理十分良好，水的平均浊度始终保持在 0.45NTU 以下。

2.2.2 其他国家实例

1988 年，英国艾尔夏（Ayrshire）的集体感染事件，据推测系因配水池周围散布的牛粪堆肥从建造简陋的耐火土管道渗入造成的，而大量的降雨使这样的渗入变得更加严重[7]。在该项设施内，从过滤和加氯处理后的配水中检出了隐孢子虫。

1992 年，英国布雷德福德（Bradford）的事件，是在对慢滤池进行维修后发生的，被认为是一次过滤功能没有得到恢复而造成的事故[8]。在发现患者后立刻观察到净水浊度已上升，其原水中的卵囊数为 0.28 个/L；净水则约为 0.18 个/L。

1997 年，英国的西赫特福德郡（West Hertfordshire）和北伦敦（NorthLondon）发生的集体感染事件[15]，系因通过以地下水为水源的净水厂（供水人口：680000 人）传染的，推定的患者为 296 人。此处的自来水将从 8 口井中取水的地下水作为原水，经臭氧处理和 BAC（生物活性炭）处理后供给用户。自原水中检出卵囊的 3d 后又做了进一步的检测，结果确认，在原水、混合水、处理水和配管内的水中全部检出了卵囊。而且，由于在水源井附近有克伦河（Colne）流过，从这条河的河水中还检出了隐孢子虫。

2001 年 4 月，在加拿大萨斯卡彻温省（Saskatchewan）的北巴特福德镇发生的事件中，全部居民 14000 人约有 6000～7000 人罹患腹泻症[9]。与事故有关的净水厂水源系地表流水及沿河挖掘的多口水井，其中对井水只做了加氯消毒和金属离子过滤处理；而地表流水则经历了混凝-沉淀-过滤等处理程序。为了进一步有效地除去沉淀物，还铺设了斜板（solid contact unit）。根据运行记录，在采用地表流水的净水厂卸掉斜板进行清扫期间，净水浊度开始上升，这与患者多发的时间相一致。

2.2.3 日本群发隐孢子虫病事件

日本以前曾发生过数起隐孢子虫介水传染事故；相互存在联系的 4 次事故，其污染源均被认为是患者粪便（参看本书"2.3 关于自来水的原虫污染及其危险性判断"）。

1994 年平塚市的事件，系通过商住楼的简易专用供水系统引起的。这里的储水池设在楼的地下层[10]，废水池和污水池亦与其相邻地配置在一起。而且，为了能够使储水池多余的水溢出，又用管道将各个水池连接起来。事后查明，发生事故当时，废水池的 4 台提升泵有 3 台出现故障，因污水水位上升导致污水逆向流入储水池。

1996 年埼玉县越生町发生的事件，在埼玉县的报告书中做了详细阐述[11]。作为水源之一的越边川，其原水取水口上游 1200m 和 400m 附近分别布有 2 座农村集中式排水处理设施（可进行 500 人以下的生活污水处理）的排污口，与净水厂之间形成了污染的循环。发生事故的时候恰值枯水期，通往河流的污水处于负荷极大的状态中，而且在混凝、沉淀和过滤等净水处理中，对添加聚凝剂又做了不适当的处置，以致造成严重的后果。

另外，2001 年还发生一次没有致病的事例。在兵库县宍粟郡山崎町简易供水系统作为原水利用的井水中，检出了由大量爬虫携带的隐孢子虫卵囊。

在发生神奈川县平塚市和埼玉县越生町的污染事件之后，在日本自来水的原虫污染问题也引起人们的关注。虽然隐孢子虫和肠贾第虫并未被列入水质标准和检测项目中，但地方政府和供水事业单位，还是对污染状况自行做了调查。在了解到从自来水原水、饮用水及取自水井等处的瓶装水中检出隐孢子虫和贾第鞭毛虫的信息之后，厚生劳动省也要求，为防止发生类似事件，应依据《饮用水健康风险管理实施纲要》（1997年4月10日卫水字第162号供水整备课长通知）定期向供水课长提交报告。从1997年4月直至2004年12月为止，厚生劳动省收到的有关检出隐孢子虫和肠贾第虫的报告如表2.4所示。尽管每年的报告中仍有1～5件事例，但再未出现患者。

2.2.4　肠贾第虫（主要是贾第鞭毛虫）大面积传染事件

由肠贾第虫引起的自来水污染事件远比隐孢子虫要早，自20世纪70年代始即为人们所知晓。在美国，从1991年起至2001年止，报告的肠贾第虫介水集体传染事件总计有36起。其中的25例与饮用水有关，发生的次数差不多为同期隐孢子虫集体感染的2倍。在日本尚未见到有关通过自来水引起的肠贾第虫感染事例的报告；然而，从各地的河流等水源普遍存在污染的现实看来，很难保证今后不会发生通过自来水引起的肠贾第虫集体感染的事故（表2.4）。

有关自来水中隐孢子虫等的检测状况及应对措施（2004年12月末至今）　　表2.4

年度	停止供水次数	都道府县市町村	供水类型	净水处理	长期应对措施	备注
1997	2	鸟取县鸟取市	简易供水	只加氯处理	与供水业合并	自原水中检出隐孢子虫，但无人发病
		兵库县山崎町	简易供水	只加氯处理	安装膜过滤设备	自原水中检出隐孢子虫，但无人发病
1998	2	福井县永平寺町	简易供水	快滤处理	加强对净水处理的管理	自原水中检出隐孢子虫，但无人发病
		兵库县梦前町	简易供水	只加氯处理	安装膜过滤设备	自原水中检出隐孢子虫，但无人发病
1999	1	山形县朝日村	供水系统	只加氯处理	使用大型事业体的供水	自处理后水中检出隐孢子虫和肠贾第虫，但无人发病
2000	3	青森县三户町	简易供水	只加氯处理	安装膜过滤设备	自处理后水中检出肠贾第虫，但无人发病
		冲绳县名护市	小型系统	简单过滤及加氯处理	与给水排水事业体合并	自处理后水中检出隐孢子虫，但无人发病
		岩手县平泉町	简易给水	只加氯处理	变更水源安装快滤设备	自处理后水中检出肠贾第虫，但无人发病

续表

年度	停止供水次数	都道府县市町村	供水类型	净水处理	长期应对措施	备注
2001	5	爱媛县今治市	供水系统	只加氯处理	停止使用该水源	自处理后水中检出隐孢子虫,但无人发病
		岩手县釜石市	简易供水	慢滤处理	加强对净水处理的管理	自原水及处理后水中检出肠贾第虫,但无人发病
		兵库县山崎町	简易供水	只加氯处理	安装膜过滤设备	自原水中检出隐孢子虫,但无人发病
		鹿儿岛县财部町	供水系统	只加氯处理	计划安装膜过滤设备	自原水中检出隐孢子虫,但无人发病
		爱媛县北条市	供水系统	快滤活性炭处理	更换滤材,拟加强对净水处理的管理	自处理后水中检出隐孢子虫,但无人发病
2002	1	山形县新庄市	简易供水	只加氯处理	安装膜过滤设备作为应急对策;长期拟与供水事业单位合并	自原水中检出肠贾第虫,但无人发病
2003	2	大分县别府市	供水系统	只加氯处理	停止使用该水源	自原水中检出肠贾第虫,但无人发病
		山形县米泽市	小型系统	只加氯处理	作为应急对策安装膜过滤设备;长期计划与供水事业单位合并	自处理后水中检出肠贾第虫,但无人发病
2004	0	大阪府丰能町	简易供水	慢滤处理	2006年度在接受净水的基础上,以与供水系统整合为目标对设备进行改造	自原水中检出隐孢子虫,但无人发病 *虽停止取水,但因有其他系统的临时供水,故供水并未停止
		兵库县宝塚市	供水系统	快滤处理	在确认安全之前对饮用水进行限制,加强对净水处理的管理	自原水及处理后中检出肠贾第虫,无人发病
合计	17					

2.2.5 与自来水有关传染病的散发实例

在发生通过供水系统集体感染隐虫病的事件之后,曾对隐孢子虫混入的原因以及患者状况做过许多流行病学调查。但这方面的调查,仅限于散发事例的相关风险因素等。根据对病症所做的比较研究(case-control study),得出的结论是,以前散发的隐虫病例均与供水系统存在一定关联性。

根据美国和澳大利亚所做的调查[12~14]，在经过分析之后认为，发生隐虫病主要与以下原因有关：与腹泻症患者接触、与动物接触、曾去旅行、在亲水设施（游泳池等）中游泳、饮用劣质瓶装水和摄入未经加热的食物（乳制品和蔬菜类）等。在所有的调查中，都将有过海外旅行经历作为致病的高风险因素。此外，从统计的结果看，像与牛接触、与患腹泻症的小儿接触和在泳池中或淡水中游泳之类，作为隐虫病致病的风险因素，其风险大小有着显著的差异。而且，在所有的调查中，都不认为使用自来水与隐虫病之间存在关联性。与以上调查不同的是，来自英国的一份报告里说，曾对散发事例与使用自来水的关系进行了调查[15,16]；并从统计学角度，对英国西北部自来水不同的水源、生水的饮用量和是否曾去过养牛农户等因素进行分析后，得出如下结论：饮用生水和去过养牛农户是致病的主要风险因素。据接下来的报告，在将膜过滤装置不断引入供水系统的过程中，散发病例亦大幅度（79%）减少，这也充分证明了散发病例与供水系统的关系。

在日本，自1999年实施传染病法以来，每年报告的隐孢子虫病散发病例不过10件左右。在这些患者中，如果去掉估计系于国外感染的病例，国内出现的患者究竟系经何种途径感染，目前对此几乎毫无所知。至于是否与供水系统有关，尚待今后做进一步的调查。

根据对肠贾第虫症散发病例与供水系统关系的调查，可以明确的是，海外旅行、饮用未经处理过的水、在河流等处游泳和与患者接触，都是致病的风险因素[17,18]。在英国的一项调查中也认为，饮用不洁的自来水系致病风险因素之一[19]。

2.2.6 日本河流等水资源实际污染状况

1996年，当时的厚生省对全国水源水域的隐孢子虫和肠贾第虫实际污染状况进行了调查[20]。调查过程中，其采样对象是，河流表面流水36处水域，水库38处水域，湖泊6处水域及地下水14处水域，总计94处；而每个水源则选定3处采样，共从242个地点每处采水样5L（部分地点10L）。调查的结果，在检出隐孢子虫卵囊的秋田、山形、群马、熊本和冲绳等6县的6处水域的8个地点（约占总数的6.4%）采集的水样，其浓度分别为2~4个/10L。不同种类水源的检出率，以河流表面水为最高，在36处水域中有5处（14%）；其次是水库，在38处水域中有1处（2.6%）。与此相对应的是，自湖泊和地下水中则未检出隐孢子虫卵囊。对于这样较低的检出率，也有人认为系由于5L的检验水量过少，以及检验技术尚不完善的缘故。

麻布大学的研究小组自1996年起，历时9个月，以间隔1~2个月进行1次的频度，对相模川水系的相模川、小鲇川和中津川等3条河流的11个地点（包括2处自来水水源地）做了调查[21]。调查的结果，除去中津川，其余的10个地点均检出了隐孢子虫卵囊，浓度的几何平均值为24个/100L（1~11000个/100L，77个试样中有51个试样，阳性率约为66%）。检出的最高浓度地点是小鲇川片原桥，在距采水地点约50m的上游处，在排放猪舍使用后的处理水。对该地点所做的12次调查得到的几何平均值为1900个/100L（190~11000/100L，检出率为100%），而且总是能够检出高浓度的隐孢子虫。

神奈川县自1998年起，持续对县内的自来水水源相模川水系及酒匂川水系的隐孢子虫和肠贾第虫污染的实际状况做了调查。对相模川水系及酒匂川水系的18个地点（2005年为19个地点）的调查，在1998年和1999年的夏季和冬季共进行2次，而2000年以后则只在夏季进行。在迄今为止的调查中，19个地点有14个检出隐孢子虫卵囊，浓度为

1~180个/10L。在17个地点检出肠贾第虫，包囊浓度为1~36个/10L。在调查过的18个地点中，有6个系自来水水源。在这样的地点中，检出隐孢子虫的有3个，检出肠贾第虫的有5个，其浓度分别为1~19个/10L和1~14个/10L。

兵库县亦于1998年和1999年对河流中的隐孢子虫污染状况做了调查[22]。调查将县内分成岛屿部、北部、南部和西部共4个地域进行，自每一地域的4~5条河流总计18条河流的156个地点采集水样，从13条中检出隐孢子虫。在北部，同一条河流的7个水样都检出了卵囊，浓度平均为1.4（1~4）个/20L。其他地域也是一样，有4条河流检出卵囊，平均卵囊数为1.6~2.4（1~8）个。

2.2.7 与亲水设施相关的疾病传染

对于隐孢子虫和肠贾第虫的介水传染，随着与饮用水有关的报道出现，人们又了解到，有些事例的发生也与亲水设施存在着关联性。其中更多的报告，则是关于在泳池等处游泳和洗浴时发生的病例。

在美国，亦在寻找有关亲水设施中的隐孢子虫或肠贾第虫集体感染事例的报告，据CDC（疾病预防中心）的报告，从1991年至2002年的12年间，共发生隐孢子虫集体感染事件62起。其中，与饮用水有关的12起；相对的是，与亲水设施有关的竟有50起，占压倒性多数（图2.2）。同期，报告的肠贾第虫症集体感染事件总计36例；其中因饮用水而起的为25例，与亲水设施有关的11例。

即使在日本，也发生过与亲水设施有关的隐虫病集体传染事件。从2004年8月至9月，在长野县附设泳池的旅馆内，发生了隐孢子虫集体感染事件[23,24]。这是一起日本最早被确认为在亲水设施发生的隐孢子虫集体感染事件。在这次感染事件中，有284人出现腹泻等消化器官症状。经对64人的粪便进行化验，从其中56人的粪便里检出隐孢子虫卵囊。接着，投宿在该旅馆的千叶县观光客又回到千叶县，在本县的泳池中游泳，使污染进一步扩大，造成利用该泳池的人的二次感染。

根据美国CDC的一系列报告（http：//www.cdc.gov/mmwr/mmwr_wk.html），通过亲水设施发生的胃肠病集体感染事例中的相当一部分，系起因于隐孢子虫和肠贾第虫（表2.5）。表2.5也说明，"游泳池中泄漏粪便的事故绝不罕见，而且游泳者很容易误饮池水"。对于游泳池的卫生来讲，如何消除池水中的隐孢子虫（抗氯性病原微生物）始终是一个无法回避的课题。

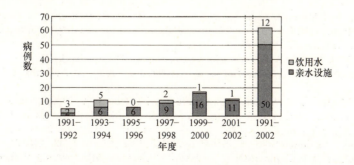

图2.2 美国因感染隐虫病出现集体腹泻症事例情形

美国经游泳池等发生的抗氯性病原微生物集体感染（1995～2002） 表 2.5

年度	因泳池引起的胃肠病年发生数	隐孢子虫		肠贾第虫	
		案例数	患者数	案例数	患者数
1995	17	3	5487	0	0
1996	11	3(1)*	3025	1	77
1997	3	1	369	0	0
1998	15	8(1)	169	0	0
1999	15	4(1)	64	1	18
2000	21	13(1)	1377	0	0
2001	12	4	538	0	0
2002	18	7(1)	936	1(1)	2

* （ ）内数字系指在河流和湖泊等处感染的案例数。（据 CDC MMWR 统计数字）

文　献

1) 金子光美，水に起因した疾病の歴史．"水質衛生学"，金子光美編，技報堂（1996），pp. 27-60.
2) J. T. Lisle, J. B. Rose, *Cryptosporidium* contamination of water in the USA and UK: a mini-review. *J. Water SRT-Aqua*, **44**(**3**): 103-117 (1995).
3) R. G. D'Antonio, R. E. Winn, J. P. Taylor, T. L. Gustafson, W. L. Current, M. M. Rhodes, Jr. G. W. Gary, R. A. Zajac, A waterborne outbreak of cryptosporidiosis in normal hosts. *Ann. Int. Med.*, **103**: 886-888 (1985).
4) E. B. Hayes, T. D. Matte, T. R. O'Brien, T. W. McKinley, G. S. Logsdon, J. B. Rose, B. L. P. Ungar, D. M. Word, P. F. Pinsky, M. L. Cummings, M. A. Wilson, E. G. Long, E. S. Hurwitz, D. D. Juranek, Large community outbreak of cryptosporidiosis due to contamination of a filtered public water supply. *New. Engl. J. Med.*, **320**: 1372-1376 (1989).
5) D. Leland, J. McAnulty, W. Keene, G. Stevens, A cryptosporidiosis outbreak in a filtered-water supply. *J. AWWA*, **85**: 34-42 (1993).
6) W. R. MacKenzie, N. J. Hoxie, M. E. Proctor, M. S. Gradus, K. A. Blair, D. E. Peterson, J. J. Kazmierczak, D. G. Addiss, K. R. Fox, J. B. Rose, J. P. Davis, A massive outbreak in Milwaukee of Cryptosporidium infection transmitted through the public water supply. *New Engl. J. Med.*, **331**: 161-167 (1994).
7) H. V. Smith, W. J. Patterson, R. Hardie, L. A. Greene, C. Benton, W. Tulloch, R. A. Gilmour, R. W. A. Girdwood, J. C. M. Sharp, G. I. Forbes, An outbreak of waterborne cryptosporidiosis caused by posttreatment contamination. *Epidemiol. Inf.*, **103**: 703-715 (1989).
8) F. Therton, C. P. Newman, D. P. Casemore, An outbreak of waterborne cryptosporidiosis associated with a public water supply in the UK. *Epidemiol. Infect.*, **115**: 123-31 (1995).
9) R. Stirling, J. Aramimi, A. Ellis, G. Lim, R. Meyers, M. Fleury, D. Werker. Waterborne cryptosporidiosis outbreak, North Battleford, Saskatchewan, spring 2001, *CCDR*, **27**: 185-192 (2001).
10) 黒木俊郎，渡辺祐子，浅井良夫，山井志朗，遠藤卓郎，宇仁茂彦，木俣勲，井関基弘，神奈川県内で集団発生した水系感染 *Cryptosporidium* 症，感染症学雑誌，**70**: 132-140 (1996).
11) 埼玉県衛生部，クリプトスポリジウムによる集団下痢症―越生町集団下痢症発生事件―，(1997).
12) A. Khalakdina, D. J. Vugia, J. Nadle, G. A. Rothrock, J. M. Colford Jr, Is drinking water a risk factor for endemic cryptosporidiosis? A case-control study in the immunocompetent general population of the San Francisco Bay Area., *BMC Public Health.*, **3**: 11 (2003).
13) B. Robertson, M. I. Sinclair, A. B. Forbes, M. Veitch, M. Kirk, D. Cunliffe, J. Willis, C. K. Fairley, Case-control studies of sporadic cryptosporidiosis in Melbourne and Adelaide, Australia. *Epidemiol. Infect.*, **128**: 419-31 (2002).
14) S. L. Roy, S. M. DeLong, S. A. Stenzel, B. Shiferaw, J. M. Roberts, A. Khalakdina, R. Marcus, S. D. Segler, D. D. Shah, S. Thomas, D. J. Vugia, S. M. Zansky, V. Dietz, M. J. Beach, Emerging Infections Program FoodNet Working Group.: Risk factors for sporadic cryptosporidiosis among immunocompetent persons in the United States from 1999 to 2001. *J. Clin. Microbiol.*, **42**: 2944-51 (2004).
15) S. Goh, M. Reacher, D. P. Casemore, N. Q. Verlander, R. Chalmers, M. Knowles, J. Williams, K. Osborn, S. Richards, Sporadic cryptosporidiosis, North Cumbria, England, 1996-2000. *Emerg. Infect. Dis. Jun.*, **10**(**6**): 1007-15 (2004).

16) S. Goh, M. Reacher, D. P. Casemore, N. Q. Verlander, A. Charlett, R. M. Chalmer, M. Knowles, A. Pennington, J. Williams, K. Osborn, S. Richards, Sporadic cryptosporidiosis decline after membrane filtration of public water supplies, England, 1996-2002. *Emer. Infect. Dis.*, **11**：251-259 (2005).
17) M. E. Hoque, V. T. Hope, T. Kjellstrom, R. Scragg, R. Lay-Yee, Risk of giardiasis in Aucklanders：a case-control study. *Int. J. Infect. Dis.*, **6**：191-197 (2002).
18) S. F. Gray, D. J. Gunnell, T. J. Peters, Risk factors for giardiasis：a case-control study in Avon and Somerset. *Epidemiol. Inf.*, **113**：95-102 (1994).
19) J. M. Stuart, H. J. Orr, F. G. Warburton, S. Jeyakanth, C. Pugh, I. Morris, J. Sarangi, G. Nichols, Risk factors for sporadic giardiasis：a case-control study in southwestern England. *Emerg. Infect. Dis.*, **9**：229-33 (2003).
20) 厚生省水道環境部水道整備課報道発表資料，水道水源におけるクリプトスポリジウム等の検出状況について（平成9年6月4日付）(1997).
21) 橋本温，河井健作，西崎綾，松本かおり，平田強，相模川水系のクリプトスポリジウムおよびジアルジア汚染とその汚染指標の検討，水環境学会誌，**22**(4)：282-287 (1999).
22) K. Ono, H. Tsuji, S. K. Rai, A. Yamamoto, K. Masuda, T. Endo, H. Hotta, T. Kawamura, S. Uga, Contamination of river water by Cryptosporidium parvum oocysts in western Japan. *Appl. Environ. Microbiol.*, **67**：3832-6 (2001).
23) 千葉県健康福祉部：発表資料，平成16年9月18日．
24) 埼玉県健康福祉部：発表資料，平成16年9月18日．

2.3 关于饮用水的原虫污染及其危险性判断

与一般的化学物质污染不同，微生物对人体健康造成的危害，往往会因饮用1次（单次显现）被污染的水而发病。对供水系统所采取的病原微生物对策，过去一直是以"过滤和加氯消毒"为主。事实上，几乎所有导致污染的微生物都是寄生于肠道系统的细菌类，到目前为止人们对其基本的结构尚不甚了了。然而，应该指出的是，当前对人们威胁更大的却是像病毒和隐孢子虫之类细菌以外的微生物。其中，由后者（隐孢子虫）那样的抗氯性微生物造成的污染最为明显，并因此使供水系统的微生物对策面临着新的挑战。所谓抗氯性微生物，顾名思义系指那种对加氯处理表现出很强抵抗力的微生物，仅依靠在供水系统内的加氯消毒是无法使其灭活的。而且，在经过混凝-沉淀-过滤这一系列净水处理程序后，这些原虫卵囊等的去除率也只达到2～3log左右，要想彻底除掉是不可能的[1]。以此状况为背景，起因于隐孢子虫等的介水集体腹泻症，在世界各地均有发生。如果对与发生事故有关的主要因素加以整理，大致有以下几点。

- 对被污染的水仅做加氯消毒处理即供给用户；
- 净水厂处理能力不足或水平低下；
- 在净水处理后又被污染或混入原虫卵囊等。

除此之外，我们还知道一些通过符合水质标准的自来水发生集体传染的事例[2]。尽管已达到水质标准的要求，但相关人员仍难辞其咎，产生这样的结果必有原因存在。比如，应该做这样的设想，对于较严重的污染，净水厂的处理能力是否有问题，或者因分析不细导致操作失误以及设备结构存在瑕疵等。

2.3.1 粪便污染的指示菌

隐孢子虫和肠贾第虫（主要是贾第鞭毛虫）等原虫类在人及其他动物的消化道内增殖，形成的环境抵抗型卵囊等会混入粪便中排出体外。由于离开宿主后在外界不能增殖，因此原虫污染都是由患者（或患畜）的粪便直接或间接混入水源等处引起的。有鉴于此，作为一项根本的对策，就是对粪便污染进行监管和尽量回避。基于这样的考虑，采用粪便污染指示的大肠杆菌来监测原水的水质便具有重要的意义。

毋庸讳言，大肠杆菌并非隐孢子虫和肠贾第虫等原虫污染的直接性指示。因此，即便检出大肠杆菌亦不能证明被隐孢子虫污染。可是，却不妨碍对水源状况做出以下判断：类似这样的水源即使已被隐孢子虫污染也毫不足怪。此外还应该考虑到，原水的粪便污染包括例外情况多半会在以下场合发生。

- 因违法抛弃物造成一次性污染。
- 在河流上游有污水处理厂等点源污染的情况下，造成的经常性污染。
- 在河流上游有耕地或堆积着畜产废弃物等非点源污染的情况下，由降雨等造成的不定期污染。
- 来自野生动物的污染。

对类似这样的水源污染并不一定非做原水指示菌测定不可，而是要通过水域的环境调查，尽可能多地掌握有关信息。

附带说一下，大肠杆菌是一种兼性厌氧、革兰氏呈阴性的杆菌，在温血动物的粪便中约含有 10^9 个/g 左右。现已有快速简单的检测方法，被认为是测定粪便污染程度最有效的指标。在采用大肠杆菌作为指标时的缺点是，因其对氯比较敏感，故一经加氯处理之后再也无法检出，从而亦失去了指示的意义。为了弥补这一点，建议采用具有抗氯性的厌氧芽孢菌等进行检测；只是芽孢菌也有局限性，即与大肠杆菌相比，其在粪便中含有的数量较少。此外，由于芽孢菌在外界能够存活很长时间，因此不具有观察时间上的物理性变化的价值（即难以判定污染的时间点）。另外，指示菌有效的使用方法还在于通过持续的调查观察其变动状况，只有在掌握平时的污染程度的前提下，才能够感知到发生的异常现象（参看本书 3.1 节）。

2.3.2　人的活动与原虫污染

水源的水质会受到气候、地势、地质、野生动物和植被状态的影响。而且由于人的经济活动的结果，也将会造成点源污染和非点源污染。所谓点源污染系指来自污水处理设施和畜产废弃物处理设施的排水等；非点源污染则包括农田、堆积的畜产废弃物以及来自户外休闲设施的排水等。在有降雨和融雪的情况下，这些出自污染源的排放水便有注入河流等水系的可能性。

a. 来自人的隐孢子虫

被隐孢子虫之类原虫感染的牛等牲畜，由于其卵囊的排出量为患者的 10 倍以上，因此畜产废弃物被看做是危险程度最高的污染源。不过，经对散发病例患者虫株遗传基因进行分析，在日本迄今尚未发现以上情况[3]。在日本以前发生的介水集体传染事例中，由 *C. parvum* 人型隐孢子虫（即 genotype Ⅰ，一般提倡用 *C. hominis* 的叫法）引起的 3 件（埼玉县、北海道和长野县（游泳池）的案例）；由动物型隐孢子虫（genotype Ⅱ，即过去的 *C. parvum*）引起的 1 件（神奈川县的案例）。在神奈川县发生的案例，据推测系因感染动物型隐孢子虫的患者的排泄物混入大楼的储水槽所致。因此，至今尚没有关于由畜产废弃物引起介水集体感染的报告。而且如表 2.6 所示，散发病例中起因于患者的原虫株遗传基因类型，62% 为人型隐孢子虫，占压倒性多数；其余患者感染的隐孢子虫遗传基因类型则多种多样。另外根据推断，有一点与介水感染不同，即因在牧场实习时与家畜接触而感染动物型隐孢子虫的例子正在呈上升趋势。在现有的患者统计中，对此几乎没有得到反映。

隐孢子虫病散发病例中来自患者虫株类型   表 2.6

种别	遗传基因类型	分离数
C. parvum	人型（=C. hominis）	26
	动物型（=C. parvum）	6
	犬型（=C. canis）	1
C. meleagridis		6
C. felis		3
计		42

（Parasitol Res, 87：自 950-955（2001）改变）

不同月龄肥育猪的 *Cyyptosporidium parvum* 寄生率比较   表 2.7

年龄（月龄）		C. parvum 寄生率	几率比	p 值
		阳性/占比（%）	(95%CI)	
断乳猪	1	69/213（32.3%）	89.6（12.3～652.9）	<0.001
	3	8/19（42.1%）	136（15.6～186.4）	<0.001
肥育猪	6	1/187（0.5%）	1.0*	

（Jpn. J. Infect. Dis., 54：自 23-26（2001）改变[5]）

b. 家畜感染隐孢子虫的状况

如上所述，在过去相当长的一段时间里，日本始终没有关于以畜产废弃物作为污染源而引起介水集体感染的报告；然而，这并不说明对水源地的畜产废弃物管理已变得不重要。1997 年 9 月～10 月，通过日本全国的家畜保健卫生所，对牛和猪的隐孢子虫寄生状况进行了调查，总共检查了乳牛和肉牛 5002 头，猪 2449 只[4]。结果，从 107 头牛（2.14%）中检出隐孢子虫，而呈阳性的猪有 27 只（1.10%）。特别应该提到的是，在全部检查过的家畜中，以幼畜的阳性率为最高，呈现阳性的牛有 64% 畜龄不到 1 个月。同样，67% 呈阳性的猪均系产下不足 2 个月的猪仔。与这种情况不同的是，在神奈川县以猪为对象所做的调查中，观察的结果仅限于 3 个月以下的仔猪才具有 30%～40% 的较高隐孢子虫寄生率（表 2.7）[5]。

另外，还对产下不到 30d 的 30 头仔牛持续进行了 10 个月的粪便检验，其间有 28 头（93%）排出过隐孢子虫，再一次证明了其成长过程中几乎无一例外受到感染的事实[6]。而且，随着年龄的增加，原虫的寄生率则逐渐降低，此前在日本全国所做的一项调查也表明，C. parvum 在牛中的寄生差不多仅限于幼牛。由此可见，畜舍及畜产废弃物的危险性压根儿就依赖于是否饲养着幼畜而存在。因为在日本从未对家禽做过调查，所以不太了解家禽感染隐孢子虫的相关信息。可是，通过对来自人的虫株所做遗传基因分析的结果来看，提醒我们不仅要对哺乳动物的圈养设施加强管理，而且还应注意到养鸡场等处可能带来的危险。

2.3.3 原水的水质监测和保护

a. 地表水

前面已经讲过，因为对隐孢子虫等抗氯性病原微生物进行加氯消毒是无效的，即使接着进行混凝-沉淀-过滤等一系列净水处理，也很难彻底清除水中的隐孢子虫，所以对此应该采取的极为重要的对策便是设法控制原水的水质。一直以来，人们都是以水源的水质调查结果作为基础，再对净水设备进行改良并使之完善；但在隐孢子虫等问题变得日益突出的今天，对这样的做法完全有反思的必要。尤其是那些安装的净水设备不带过滤工序的地方，更应该对水源地进行环境调查。

根据对美国地表水的调查，凡调查过的河流和湖泊，有65%～97%都检出隐孢子虫的卵囊[7-10]。日本的河流同样如此，检出隐孢子虫等也是常有的事。据对关西地区河流所做的调查，被调查过的13条河流中有9条（69%）、691个采水点中有38个（55%）都检出了隐孢子虫等原虫[11,12]。此外，通过同一项调查得知，38%的河流（5/13）的不同采水取样地点中有13%（9/69）都呈阳性。还有报告称，在关东地区相模川水系地表水的6个水样，从其中4个（阳性率66.7%）里检出隐孢子虫卵囊，浓度为3 4500个/100L[13]。类似的报告尚有许多[14]，但凡在水源地附近有畜产养殖场或下水处理设施的河流，几乎无一幸免。

b. 地下水

据有关报告，过去从地表水系以外的地下水系（浅井或深井）中亦曾检出隐孢子虫类原虫[15]，并由此引发集体感染事件[16]。因此，对地下水系是否有污染的危险也同样应该做出判断。在判断过程中，必须进行相关的调查，对诸如水井附近是否有抗氯性病原微生物的排出源、井水中指示菌的检测情况怎样以及从结构角度看是否与外界隔绝等一一进行确认。如果在水井周围或近旁有下水道（或管路）、净化槽、畜舍、牧场、以露天或填埋状态存放的家畜排泄物等排出源，并且其浸出水会污染地下水的话，便应判断有被隐孢子虫等病原体污染的可能性。另外，从地质学角度调查地层是否存在裂缝也很重要。

当然，无论在水井周围或近旁是否有排出源，只要水井结构完善（与外界隔绝）、浊度等水质变动极其微小，并且保证不会检出大肠杆菌等，那就可以做出如下判断：此处不存在被隐孢子虫等病原体污染的危险。

2.3.4 净水处理中的程序管理

如今，世界卫生组织（World Health Organization；WHO）正在倡导实施水安全计划（Water Safety Plans）[17]。然而，还没有等到那一天来临，为了确保饮用水的安全，日本已经引进了多个水处理项目，并将着眼点放在对水的持续监测和处理工艺的反馈上。通过全面掌握水源地状况并适时加以维护，使净水处理的混凝-沉淀-过滤工艺始终处于正常运转状态，经常调整水的pH值，加强水的浊度管理（0.1度以下），控制水中的游离氯残留量，定期检测水中大肠杆菌和一般细菌的浓度，妥善保存相关记录和将信息公开化……等等，对以上各种手段综合运用的结果，一定使包括微生物问题在内的自来水安全性得到保证。换言之，只要缺少了这些程序中的任何一项（没有那样的功能），就会影响到水的安全性，增加水受污染的危险程度。

本来净水厂所需要的设备及其应具有的功能，就是由水源地的污染状况和原水水质的变动幅度决定的，因此掌握水源地状况及适时加以维护管理应该是防止浪费物资、高效率地运营净水厂所必需的要件。一般情况下，由于微生物学的检测都需要对试验水样做浓缩和培养等处理，特别是培养的过程要很长时间，因此要进行连续观察很困难。作为一种替代方法，可以持续观察水的pH值、浊度和残留氯等物理化学性指标，然后再将观察的结果反映到运转管理中去。将来，如果将粒子计数器引入水监测领域的话，便可以对与原虫卵囊和包囊尺寸相同的粒子活动状况及其去除率进行确认，进一步提高饮用水的安全性也是可以期待的。根据近些年来的报告，隐孢子虫和肠贾第虫等的卵囊都对紫外线表现出很强的敏感性，与其他微生物相比，只要很低的照射量就能够使卵囊灭活[18,19]。在美国环境保护局（Environmental Protection Agency）提出的方案中[20]，将 $3log_{10}$ 的隐孢子虫和肠贾第虫的卵囊等进入灭活状态所需要的紫外线照射量，分别定为 $12mJ/cm^2$ 和 $11mJ/cm^2$。而且在做膜处理时，只要能够选择合适的膜孔径特性，甚至可以彻底除掉卵囊等[1]。对引入这些手段，人们都满怀期望。除此之外，对当地居民及时公开准确的信息，以使其从用户角度自发地采取避险措施，也是整个支援体制中重要的一环；而建立紧急情况下完备的联络系统并使信息传递畅通无阻等，同样是确立和维护支援体制不可或缺的要素（参看本书"第6章 应急预案"）。

2.3.5 大规模暴发传染病的前兆现象

此前由隐孢子虫等引起的介水集体感染事件，均系一时的污染造成，因此很难做出预报。可是，如果对有关隐孢子虫的介水集体感染事件的报告加以认真研究后，就会从中看出一些规律性的东西[21~26]。翻看 1996 年 10 月埼玉县越生町发生介水集体感染事件的调查报告书，其中记载着，从事件发生前的 5 月初开始，便陆续出现腹泻症患者[21]。仅 5 月份 1 个月，患者就约有 270 人左右；到了 6 月上旬，患者人数成爆发性增加，直至发展成集体感染。尽管对触发大规模集体感染的缘由未必都一清二楚，但越生町的自来水从 5 月初起已经被隐孢子虫污染却是不争的事实（图 2.3）。

同样的现象在许多其他隐孢子虫集体感染事件中也被人们注意到。1992 年英国约克郡布雷德福德从发生集体感染的数周前开始[22]，1994 年 4 月美国威斯康星州密尔沃基市从发生集体感染前的 3 月开始[23]，2001 年 3~4 月加拿大北巴特福德镇发生的集体感染事件从 1 月下旬开始[24]，都连续出现腹泻症或隐虫病患者。另外，如伦敦西北部的事例，自 1999 年 4 月初便开始零星地发现一些隐孢子虫病患者，在同月 20 日的一次检测中，从自来水里检出卵囊（3.4个/L）。这提醒人们，应该对健康检查予以足够的重视，在随后的体检中又发现了更多的患者[25]。导致发生大规模集体感染的直接原因，可能会因不同的个案而千差万别；但无一例外的是，在集体感染暴露之前都出现过隐虫病或腹泻症患者，这明显地提醒人们：在该时点自来水已经被卵囊污染。而且，污染水被利用的时间段（事态暴露期间）竟长达多天，无疑亦与介水污染有关。顺便要说的是，神奈川县发生的集体感染事件与上面讲到的例子情况有些不同，乃是由设在楼顶的水箱直接受到隐孢子虫污染所致。然而，即使在此例中，从出现最早的腹泻症患者开始，污染水也被连续使用了 5d。对是否可将这段时间看做是发生集体感染的前兆或许会有异议，但在此期间自来水中有卵囊，且腹泻症患者接连出现，这却是显而易见的事实[26]。而且，在肠贾第虫集体感染事例中，被认为存在同样的倾向[27~36]。

据上所述，在其水源明显直接或间接受到粪便污染的净水设施中，讨论其危险程度的高低已不具有太大意义，重要的是该如何尽早地找到先于集体感染持续产生的原虫污染，或者及时发现与原虫污染有关的零星患者。只要能够准确掌握集体发生腹泻症之前的水污染状况，便至少可以期待不发生大规模的集体感染。

32　第2章　原虫

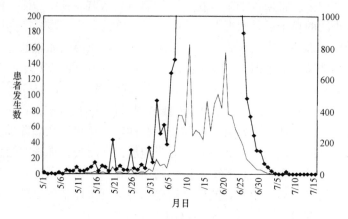

图 2.3　越生町隐孢子虫集体感染事件中出现腹泻症患者状况

（据1997年埼玉县卫生部报告书绘制[21]）

文　献

1) G. Stanfield, M. Lechevallier, M. Snozzi, Treatment efficiency. In: "Assessing Microbial Safety of Drinking Water", OECD/WHO(2003), pp. 159-178.
2) S. Goldstein, An Outbreak of Cryptosporidiosis in Clark Country, Nevada: Summary of Investigation, Center for Disease Control and Prevention, Atlanta, Ga. Epi-aid 94-345-1 (1994).
3) K. Yagita, S. Izumiyama, H. Tachibana, G. Masuda, M. Iseki, K. Furuya, Y. Kameoka, T. Kuroki, T. Itagaki, T. Endo, Molecular characterization of Cryptosporidium isolates obtained from human and bovine infections in Japan. *Parasitol. Res*., **87**: 950-955 (2001).
4) クリプトスポリジウム保虫状況調査成績, 家畜衛生通信, 第73号, 平成9年10月 (http://www.iburi.pref.hokkaido.jp/ib-noumu/kaho/index.html).
5) S. Izumiyama, I. Furukawa, T. Kuroki, S. Yamai, H. Sugiyama, K. Yagita, T. Endo, Prevalence of *Cryptosporidium parvum* Infections in Weaned Piglets and Fattening Porkers in Kanagawa Prefecture, Japan. *Japanese Journal of Infectious Disease*, **54**: 23-26 (2001).
6) S. Uga, J. Matsuo, E. Kono, K. Kimura, M. Inoue, S. K. Rai, K. Ono, Prevalence of Cryptosporidium parvum infection and pattern of oocyst shedding in calves in Japan. *Vet. Parasitol*., **94**: 27-32 (2000).
7) J. B. Rose, Occurrence and significance of Cryptosporidium in water. *J. AM Water Works Assoc*., **80**: 53-8 (1988).
8) J. B. Rose, C. P. Gerba, W. Jakubowski, Survey of potable water supplies for *Cryptosporidium* and Giardia. *Environ. Sci. Technol*., **25**: 1393-1400 (1991).
9) M. W. LeChevallier, W. D. Norton, R. G. Lee, Occurrence of Giardia and *Cryptosporidium* spp. in surface water supplies. *Appl. Environ. Microbiol*., **57**: 2610-2616 (1991).
10) M. W. LeChevallier, W. D. Norton, Occurrence of Giardia and *Cryptosporidium* in raw and finished drinking water. *J. AM Water Works Assoc*., **87**: 54-68 (1995).
11) 小野一男, 辻 英高, 島田邦夫, 増田邦義, 遠藤卓郎, 感染症学雑誌, **75**: 201-208(2001).
12) K. Ono, H. Tsuji, S. K. Rai, A. Yamamoto, K. Masuda, T. Endo, H. Hotta, T. Kwamura, S. Uga, Contamination of River Water by *Cryptosporidium parvum* Oocysts in Western Japan. *Appl. Environ. Microbiol*., **67**: 3832-3836 (2001).
13) 橋本温, 平田強, 相模川水系におけるクリプトスポリジウムおよびジアルジアの汚染レベル, 水環境学会誌, **21**: 119-122 (1998).
14) 泉山信司, 古川一郎, 黒木俊郎, 八木田健司, 遠藤卓郎, 相模川および酒匂川流域におけるクリプトスポリジウムオーシストおよびジアルジアシストの汚染調査, 環境技術, **30**: 471-476 (2001).
15) H. V. Smith, J. B. Rose, Waterborne Cryptosporidiosis: Current Status. *Parasitol Today*., **14**: 14-22 (1998).
16) M. S. Dworkin, D. P. Goldman, T. G. Wells, J. M. Kobayashi, B. L. Herwaldt, Cryptosporidiosis in Washington State: An Outbreak Associated with Well Water. *J. Infect. Dis*., **174**: 1372-1376 (1996).
17) WHO Guidelines for Drinking-water Quality 3 rd ed. Vol 1. WHO.
18) 飲料水中の微生物による感染症対策に関する研究, 厚生科学研究, 報告書 (主任研究者藤原正弘) (2001).

19) S. Izumiyama, S. Yagita, T. Hirata, M. Fujiwara, T. Endo, Inactivation of *Giardia* cysts by Ultraviolet Irradiation. Proceedings of the 1st Asia Regional Conference on Ultraviolet Technologies for Water, Wastewater and Environmental Applications. 2002 Oct. 31-Nov. 1, Singapore (2001).
20) Federal Register, Part II 40 CFR Parts 141 and 142. National Primary Drinking Water Regulations: Long Term 2 Enhanced Surface Water Treatment Rule; Proposed Rule. 68(154) (2003).
21) 埼玉県衛生部, クリプトスポリジウムによる集団下痢症―越生町集団蹴り症発生事件―報告書 (1997).
22) F. Atherton, C. P. S. Newman, D. P. Casemore, An outbreak of waterborne cryptosporidiosis associated with a public water supply in the UK. *Epidemiol. Infect.*, **115**: 123-131 (1995).
23) W. R. MacKenzie, N. J. Hoxie, M. E. Proctor, M. S. Gradus, K. A. Blair, D. E. Peterson, J. J. Kazmierczak, D. G. Addiss, K. R. Fox, J. B. Rose, J. P. Davis, A massive outbreak in Milwaukee of Cryptosporidium infection transmittede through the public water suppply. *New. Engl. J. Med.*, **331**: 161-167 (1994).
24) R. Stirling, J. Aramini, A. Ellis, G. Lim, R. Meyers, M. Fleury, D. Werker, Waterborne cryptosporidiosis outbreak, north Battleford, Saskatchewan, Spring 2001, *CCDR*, **27**: 185-191 (2001).
25) CDR weekly, **9**: 175,178, ISSN 1350-9357 (1999).
26) 黒木俊郎, 渡辺祐子, 浅井良夫, 山井志朗, 遠藤卓郎, 宇仁茂彦, 木俣 勲, 井関基弘, 神奈川県内で集団発生した水系感染 *Cryptosporidium* 症, 感染症学雑誌, **70**(2): 132-140 (1996).
27) P. K. Shaw, R. E. Brodsky, D. O. Lyman, B. T. Wood, C. P. Hibler, G. R. Healy, K. I. Macleod, W. Stahl, M. G. Schultz, A communitywide outbreak of giardiasis with evidence of transmission by a municipal water supply. *Ann. Intern. Med.*, **87**: 426-432 (1977).
28) W. Stahl, M. G. Schultz, A communitywide outbreak of giardiasis with evidence of transmission by a municipal water supply. *Ann. Intern. Med.*, **87**: 426-432 (1977).
29) G. F. Craun, Waterborne giardiasis in the United States: a review. *Am. J. Pub. Health.*, **69**: 817-819 (1979).
30) C. E. Lopez, A. C. Dykes, D. D. Juranek, S. P. Sinclair, J. M. Conn, R. W. Christie, E. C. Lippy, M. G. Schultz, M. H. Mires, Waterborne giardiasis: a communitywide outbreak of disease and a high rate of asymptomatic infection. *Am. J. Epidemiol.*, **112**: 495-507 (1980).
31) B. G. Weniger, M. J. Blaser, J. Gedrose, E. C. Lippy, D. D. Juranek, An outbreak of waterborne giardiasis associated with heavy water runoff due to warm weather and volcanic ashfall. *Am. J. Pub. Health.*, **73**: 868-872 (1983).
32) G. R. Istre, T. S. Dunlop, G. B. Gaspard, R. S. Hopkins, Waterborne giardiasis at a mountain resort: evidence for acquired immunity. *Am. J. Pub. Health.*, **74**: 602-604 (1984).
33) T. R. Navin, D. D. Juranek, M. Ford, D. J. Minedew, E. C. Lippy, R. A. Pollard, Case-control study of waterborne giardiasis in Reno, Nevada. *Am. J. Epidemiol.*, **122**: 269-275 (1985).
34) R. Neringer, Y. Andersson, R. Eitrem, A water-borne outbreak of giardiasis in Sweden. *Scand. J. Infect. Dis.*, **19**: 85-90 (1987).
35) W. P. Moorehead, R. Guasparini, C. A. Donovan, R. G. Mathias, R. Cottle, G. Baytalan, Giardiasis outbreak from a chlorinated community water supply. *Can. J. Pub. Health.*, **81**: 358-362 (1990).
36) J. L. Isaac-Renton, L. F. Lewis, C. S. Ong, M. F. Nulsen, A second community outbreak of waterborne giardiasis in Canada and serological investigation of patients. *Trans. R. Soc. Trop. Med. Hyg.*, **88**: 395-399 (1994).

2.4 检测・分类方法

2.4.1 概述

日本最早从自来水中检出隐孢子虫是 1994 年，当时平塚市的一座商住楼发生了由简易供水系统导致的集体感染事件[1]。在这之后，由于 1996 年埼玉县越生町又发生了因自来水引起的大规模集体感染事件[2]，因此开始对自来水及自来水原水检测原虫的方法做了认真的研究。当时的厚生省接受越生町事件的教训，制定出《关于饮用水中隐孢子虫暂行对策方针》(1996 年 10 月 4 日下发通知)[3]。其中对一系列检测方法做了临时规定，如以纤维素过滤器过滤水样、使用丙酮清洗过滤器、回收悬浮物质、采用密度梯度离心法（蔗糖流化床法）对隐孢子虫的卵囊进行分离和提纯等。后来，将各种改进的方法作为"其他方法"补充进去的修订版又于 1998 年 6 月 19 日正式发布[4]。以后又有许多新的检测方法被陆续提出，根据相关报告，其中采用免疫磁珠进行分离及提纯的方法、亲水性聚四氟乙烯（PTFE）过滤器和使用聚碳酸酯膜的浓缩方法等都收到很好的效果[5-7]。

本章主要介绍厚生劳动省在暂行对策方针中规定的检测方法，并将一些被认为当前根据条件可能利用到的方法作为"其他方法"也附于其中。要从水中检出隐孢子虫卵囊，则先须进行水样的过滤及浓缩，还得经过从浓缩液中分离、提纯、荧光抗体染色等多道工序，最后才能使用荧光反射显微镜进行观察。可是，由于水源水、自来水原水和沉淀水等水样中存在多种多样的无机物、有机物和微生物，而这些杂质往往会对水样所做的卵囊检测构成妨碍。尤其是其中的一部分藻类，其大小及形态等与卵囊非常相似，并且又会与荧光抗体试剂产生交叉反应（伪阳性），在对卵囊等进行鉴别时往往变得极其困难。因此，目前隐孢子虫等的试验方法仍处在不断改进的过程中。

本章各节讲述的内容如下：

2.4.2　采样

2.4.3　悬浮粒子的收集及浓缩

a. 膜滤器真空过滤—丙酮溶解法

b. 膜滤器加压过滤—丙酮溶解法

［资料汇编］其他收集浓缩法

（ⅰ）亲水性 PTFE 过滤法

（ⅱ）聚碳酸酯制滤膜器法

（ⅲ）离心沉淀法

2.4.4　卵囊的分离和提纯

a. 密度梯度离心沉淀法（浮游法）

b. 免疫磁体粒子法（磁珠法）

2.4.5　荧光抗体染色

a. 间接荧光抗体染色法

b. 直接荧光抗体染色法

c. 其他染色法

（ⅰ）试管内染色法

（ⅱ）带盖玻璃培养皿法

2.4.6　显微镜观察

此外，又附记了以下内容：

附录 1　以精度管理为目的的卵囊添加试验

附录 2　显微镜操作

［参考：化验室内防止隐孢子虫感染的方法］

在以上内容中，对于被认为观点恰切的"标准式方法"的全部试验操作等均做了详细阐述。然而，当无法肯定是否破坏了检测原理和影响到回收率时，或者在已经清楚意识到需要加以改进时，则不妨根据实际情况适当地进行部分变更和改良。另外，对于那种被认为按照条件可以期待得到与标准式方法同等甚至更高的回收率、并使效果和便利性改善的新方法，本章仅限于对其基本操作加以简单介绍。无论采用何种方法，正确的做法都应该是，先进行以精度管理为目的的卵囊添加试验，在对水样是否适当及回收率的可靠性加以确认之后，再对检测方法做出选择。

接下来是有关检测仪器的问题。事先准备好根据试验目的和对象水水质选定的方法所需要的试剂、器具和器材等，而没有必要准备试验方法中记载的全部物品。

2.4.2 采样

由于隐孢子虫的卵囊具有很强的传染性，即使其在自来水中的浓度较低也会构成威胁；因此，必须对原水及自来水都要采集水样进行试验。

采集的水量的标准，原水约10L，自来水约为20L。如果系应急预案中的检测，采集的自来水应不少于40L（如系仅做消毒处理即供给用户的供水系统，在以其原水为采集对象时，亦为40L），并分3次采集，将对其总量做浓缩处理后，检测浓缩物的一半，剩余的一半要保存起来。

■器具

水样容器：因玻璃容器被认为具有易于壁面附着的性质，故采集水样一般都使用大型的聚乙烯或聚丙烯制容器。容量为10L到20L不等，带有螺旋盖。采集水样前，先在容器表面做上相当于采集水量的标识。

■操作

将采集的水装入水样容器内，旋紧容器盖儿后于24h内移入实验室，并迅速做浓缩处理。

2.4.3 悬浮粒子的收集及浓缩

a. 膜滤器真空过滤-丙酮溶解法

此法系在采用孔径约1μm的丙酮溶解性膜滤器进行真空过滤时，依靠丙酮对过滤器进行彻底的溶解清洗，最后将过滤出的沉渣作为浓缩物加以回收。因其优点多多，作为试验方法的一种受到肯定。

■试剂

① 纯水：系离子交换水或蒸馏水一类的纯水，其中不含隐孢子虫污染物。

② 浓度10倍的PBS（10倍浓度磷酸缓冲生理盐水，pH7.4）：在约800mL纯水中溶入氯化钠80g、氯化钾2g、磷酸二氢钾2g、磷酸氢钠12g及水合物29g，以1N盐酸或1N氢氧化钠将其调整到pH7.4，再添加纯水，使试剂总量达到1L。

③ PBS（磷酸缓冲生理盐水，pH7.4）：在900mL纯水中加入10倍浓度的PBS 100mL进行混合。对其pH值加以确认，根据情况再用0.1N氢氧化钠将其调整至pH7.4。

④ 表面活性剂稀释液（pH7.4）：可采用以下表面活性剂稀释液当中的任意一种。

(a) 表面活性剂加PBS（表面活性剂添加磷酸缓冲生理盐水，pH7.4）：在1L的PBS

中加入 Polyoxyethylene（20）sorbitan monooleate（Tween80 或与此相当的药剂）1mL，然后混合[*1]。

（b）POE（12）月桂基醚稀释液（pH7.4）：在约 800mL 纯水中加入 1M 三羟基甲胺基甲烷（pH7.4）[*2]10mL、0.5M 的 EDTA（pH8.0）[*3]2mL、POE（12）Lauryl alcohol polyether（聚环氧乙烷月桂基醚［12EO］或与此相当的药剂）1g[*4]，混合后再加入纯水，使总量达 1L。

⑤ 丙酮：特级试剂
⑥ 乙醇：特级试剂

■**器具及器材**
① 真空泵。
② 抽滤瓶和歧管（调节过滤器用）。
③ 滤水阀用抽滤瓶（用于盛装过滤水及丙酮废液）。
④ 过滤器座调节装置（底座、漏斗、紧固件）。
⑤ 膜滤器：孔径约 1μm 左右，由可完全溶解于丙酮的混合酯型物制成。其中也包括本书记载以外的过滤器，由于过滤器中尚存在具有内外方向性的制成品，因此在拆装时不要改变原有的上下方向。
⑥ 折叠过滤膜用小镊子。
⑦ 连接用软管（R-3603 之类塑料管，但不得使用硅胶管）。
⑧ 离心沉淀管：容量 15mL 和 50mL，聚丙烯制，带螺旋盖儿。
⑨ 离心分离机：可承受离心荷载 $1050 \times g$（半径 15cm 摆动式转子，相当于 2500r/min），带有 15mL 及 50mL 多个离心沉淀用吊篮，并具有解除制动的功能。
⑩ 吸管。
⑪ 巴氏滴管和计数管。

■**操作**
① 过滤装置的组装：将膜滤器安装在真空过滤装置上，然后再使用软管按照"装有底座的抽滤瓶"-"滤水阀用抽滤瓶和歧管"-"真空泵"的顺序连接起来。
② 过滤：将水样注入漏斗，开动真空泵进行抽吸过滤[*5][*6]。当全部水样被过滤后，再将表面活性剂稀释液 200～300mL 加入水样容器内，用力摇晃以洗净其内部，对清洗液

[*1] 过去曾一度使用消泡剂，但因其减弱了表面活性剂的效果，故现在已不采用。在需要消泡时，可用 70% 的乙醇进行喷雾处理。

[*2] 1M 三乙基乙酰乙酸（pH7.4）：在 7mL 的纯水中溶解 12.1g 三羟基甲胺基甲烷，再使用浓盐酸（约 7mL）调整至 pH7.4，最后加入纯水使其总量达到 100mL。

[*3] 0.5M EDTA：在约 80mL 纯水中加入乙二酸四乙酸二钠二水合盐 18.6g，然后再添加氢氧化钠（约 2g 左右），待其完全溶解后调整至 pH8.0。最后，注入纯水直至总量达 100mL 为止。

[*4] POE（12）Lauryl alcohol polyether：先在约 10mL 纯水中加入 Lauryl alcohol polyether 1.0g，然后加温使其溶解，最后再将其全部加入。

[*5] 将水样容器内液体全部过滤。

[*6] 当过滤速度开始变慢时，应停止水样供给，并更换膜滤器。用过的过滤膜应精心保管，注意不使其干燥。

同样要进行过滤。然后将 200～300mL 纯水加入水样容器中，再一次清洗其内部，这次使用的洗液也同样做过滤处理。

③ 回收

（i）过滤膜的溶解和清除：将用于过滤的过滤膜放入离心管中[*1]。迅速加入足够量[*2]的丙酮，拧紧螺旋盖儿[*3]，接着用力搅拌，在过滤膜溶解之后[*4]，以 1050×g 离心摇动 10min。抽吸除掉[*5]上清（丙酮层），然后再加入足量[*5]的丙酮，用力搅拌使沉渣完全分散。最后以 1050×g 离心摇动 10min 抽出上清液[*6]。

（ii）丙酮的清除和水化：在离心沉淀管内的沉渣中加入与沉渣容积等量的少许乙醇[*7]，经充分搅拌之后，再继续一边搅拌一边徐徐地滴入 PBS 直至加满离心管，然后以 1050×g 离心摇动 10min。除去上清液后，再加入 PBS 约 10mL[*8]充分搅拌，仍以 1050×g 离心摇动 10min，再抽出上清液。

假如最后得到的沉渣量较少，在不妨碍显微镜观察的情况下，可以直接转入"2.4.5 荧光抗体染色"程序；在沉渣较多时，先进行"2.4.4 卵囊的分离和提纯"，然后再转入"2.4.5 荧光抗体染色"。

b. 膜滤器加压过滤-丙酮溶解法

这一方法与"a. 膜滤器真空过滤-丙酮溶解法"一样，亦采用孔径 1μm 上下的丙酮溶解性膜滤器，但不同之处系以加压方式进行过滤。与真空过滤法相比，其优点是可过滤较多的水样。

■ 试剂类

与 a. 的试剂相同。

■ 器具及器材

① 加压装置：管式泵
② 加压过滤用过滤器支架

其他与 a. 的③～⑪相同。

■ 操作

① 过滤装置的组装：将膜滤器安装在过滤器支架上，并以软管按照"装有水样的水

[*1] 一次处理所需过滤膜片数，如系 15mL 离心管，47mm 直径过滤膜 2 片；50mL 离心管，直径 142mm 过滤膜 1 片。如果使用过多的过滤膜，可能会出现颗粒凝聚并再次析出的问题。

[*2] 丙酮加入量，15mL 离心管为 12mL；50mL 离心沉淀管为 45mL 左右。

[*3] 为防止丙酮挥发，应拧紧离心沉淀管的螺旋盖儿。

[*4] 如果加入丙酮后放置不动，过滤膜不会溶解，并将产生过滤膜残渣。

[*5] 可使用抽吸器，但丙酮废液则须按规定进行废弃物处理。

[*6] 如果确认沉渣中有过滤膜残渣，应用丙酮反复进行离心清洗。

[*7] 当沉渣量较多时，可根据沉渣多少适当增加乙醇的添加量。

[*8] 当沉渣量较多时，亦可根据沉渣量来增加 PBS 的添加量。

样容器"-"加压装置"-"过滤器支架"-"滤液容器"的顺序连接起来。

② 过滤：徐徐加压，以避免膜滤器瞬间承受很大的荷载，打开过滤器支架上的安全阀，排出软管内的空气。当水样溢满时关闭安全阀并开始过滤，水样容器内的全部水样都要进行过滤*。在全部水样过滤完了后，将 200～300mL 表面活性剂稀释液加入水样容器内，并要用力摇晃以清洗容器内部，用过的洗液同样要进行过滤处理。接着再将纯水 200～300mL 加入水样容器中，再一次清洗其内部，同样要将用过的洗液过滤。

③ 回收：收集全部用过的过滤膜，按照"a. 操作 ③回收"的方法回收浓缩物。如果得到的沉渣量较少，不妨碍显微镜观察的话，可直接转入"2.4.5　荧光抗体染色"。反之，应先进行"2.4.4　卵囊的分离和提纯"，然后再转入"2.4.5　荧光抗体染色"。

[资料汇编]　其他收集浓缩法
（i）亲水性 PTFE 过滤法
这一方法，是以孔径 $5\mu m$ 的亲水性过滤膜过滤之后，将过滤膜插入 50mL 的离心沉淀管内，用试管混合器随着搅拌器一起充分进行搅拌，以清洗掉过滤膜上的收集物。由于其具有新的特点，因此被作为试验方法的一种得以确立。这一方法适用于自来水原水的检测试验。

■试剂
① 纯水：离子交换水和蒸馏水之类的纯净水，其中不含隐孢子虫污染物。
② 100 倍浓度 PET（100 倍浓度焦磷酸钠稀释液）：在约 800mL 纯水中溶入焦磷酸钠＋水和盐 20g、乙二酸四乙酸二钠三钠 30g 和 Pplyoxyethylene（20）sorbitan monooleate（Tween80 或与此相当的药剂）10mL，用 1N 盐酸和 1N 氢氧化钠提纯至 pH7.4 之后，再加入纯水，使总量达到 1L。
③ PET（焦磷酸钠稀释液）：在 990mL 纯水中加入 100 倍浓度 PET10mL 混合而成。

■器具及器材
① 亲水性 PTFE 过滤膜：孔径 $5\mu m$，直径 142mm 或 90mm
② 过滤器支架（加压过滤时用）：与 2.4.3b 小节相同
③ 加压装置（加压过滤时用）：与 2.4.3b 小节相同
④ 真空泵（抽吸过滤时用）：与 2.4.3a 小节相同
⑤ 吸滤瓶和歧管（抽吸过滤时用）：与 2.4.3a 小节相同
⑥ 抽吸过滤用过滤器支架（抽吸过滤时用）：与 2.4.3a 小节相同
⑦ 输液管（加压过滤时用）：内径 8mm 的硅胶管
⑧ 软管夹
⑨ 小镊子（前端园钝并弯曲）
⑩ 离心沉淀管：聚丙烯制，容量 50mL，带螺旋盖儿。如带有刻度，用起来更方便些。

---

*　当过滤速度开始变慢时，停止水样的供给，更换膜滤器。用过的过滤膜要精心保管，不使其干燥。

⑪ 试管混合器：功率50W以上
⑫ 离心分离机：与2.4.3a小节相同
⑬ 搅拌子：长35mm，宽16mm，足球形。

■**过滤操作**

当使用加压式过滤装置时：

① 将PET溶液以1L水样10mL的比例加入水样中，充分混合。

② 将亲水性PTFE过滤膜贴在过滤器支架的幕板上，以使其全部被PET润湿。

③ 安装过滤器支架，连接管式泵，徐徐输入水样。

④ 打开上盖板的排气口，放出装置内的空气，然后关闭。

⑤ 提高泵的过滤速度，将其设定为2L/min左右。

⑥ 当水样全部过滤完了后，将200~300mL的PET加入水样容器内，然后用力摇晃清洗容器内部，洗液同样要进行过滤。

⑦ 接着将200~300mL纯水加入水样容器内，再一次清洗容器内部，这次的洗液也要做过滤处理。

⑧ 在过滤结束后，切断泵的电源，将过滤器排水一侧与抽吸器连在一起，将过滤装置内的水全部抽净。

⑨ 使用小镊子将过滤膜像图2.4那样折叠起来，放入50mL的离心沉淀管内。

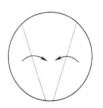

图2.4 过滤器的折叠方法

⑩ 在过滤过程中需要多片过滤膜的情况下，一旦产生过滤速度下降、输液软管膨胀等现象，即应更换过滤膜（在容量50mL的离心沉淀管内，可同时放入3片直径142mm的过滤膜）。

⑪ 进入回收操作程序。

当采用吸引型过滤漏斗时：

① 以1L水样10mL的比例将PET加入水样中，然后充分混合。

② 在过滤装置上安装过滤膜，并让PET将其全部润湿。

③ 在全部水样过滤之后，取下过滤膜。

④ 在过滤需要多片过滤膜的情况下，一旦产生过滤速度降低等现象即应更换过滤膜（在容量50mL的离心沉淀管内，可同时放入3片直径142mm的过滤膜）。

⑤ 进入回收操作程序。

■**回收操作**

① 在离心沉淀管中放入15mL的PET和足球形搅拌子，在回转速度设定到最大值的试管混合器中搅拌2min（经常上下晃动离心沉淀管，使其中的过滤膜充分展开）。

② 用小镊子夹住一片片过滤膜，贴住离心沉淀管1的侧面，淋出水分，然后取出过滤膜和搅拌子。

③ 将悬浮液移入另一只容量50mL的试管（离心沉淀管2）中，将搅拌子和全部过滤膜重新放入离心沉淀管1内，加入清洗液10mL，用试管混合器搅拌1min；用同样的操作，取出过滤膜，将悬浮液一并注入离心沉淀管2内。

④ 像这样的操作要反复进行 3 次，最后使用清洗液 5mL 冲洗离心沉淀管 1，再一并注入离心沉淀管 2 内。

⑤ 将离心沉淀管 2 以 1050×g 离心浓缩 10min，吸出上清液。

（ii）聚碳酸酯制滤膜器法

本方法不用丙酮溶解性过滤膜，以非丙酮溶解性聚碳酸酯制过滤膜取而代之。根据水样水质的不同，与丙酮溶解性过滤膜相比，采用此法过滤往往需要更长的时间。但是，却具有颗粒容易从过滤膜上剥离、不使用丙酮便能够回收浓缩物的优点。

当采用本方法时，应事先对从过滤膜上剥离及回收的状况做充分研究，以设定适当的操作条件。

■试剂类

表面活性剂加 PBS：同 2.4.3a 小节。

■器具及器材

① 聚碳酸酯制膜滤器：孔径 3μm，直径 142mm 或 90mm

② 漏斗：将浮游生物网材料剪成比支撑环更小的圆形（放在支撑环上，再于其上放过滤膜，采用同样过滤形式却具有增加过滤量的效果）

③ 超声波水槽（用于清洗试验器具，功率 600W 左右）

④ 容量 200mL 的玻璃烧杯

⑤ 乳胶手套

⑥ 过滤装置（加压过滤用）：同 2.4.3b 小节

⑦ 加压装置（加压过滤用）：同 2.4.3b 小节

⑧ 真空泵（真空过滤用）：同 2.4.3a 小节

⑨ 吸滤瓶和歧管（真空过滤用）：同 2.4.3a 小节

⑩ 真空过滤用过滤装置（用于真空过滤时）：同 2.4.3a 小节

⑪ 输液管（加压过滤用）：内径 8mm，硅胶制

⑫ 软管夹

⑬ 小镊子（圆头，前端弯曲）

⑭ 离心沉淀管：容量 50mL，聚丙烯制，带螺旋盖儿。表面有刻度的用起来更方便

⑮ 试管混合器：功率 50W 以上

⑯ 离心分离机：同 2.4.3a 小节

■过滤操作

在采用加压式过滤装置时：

① 将滤网置于过滤装置的支撑环上，再于其上放聚碳酸酯制过滤膜，使之重叠。

② 用表面活性剂加 PBS 润湿整个过滤膜。

③ 用软管将过滤装置与加压泵连接起来，然后徐徐输入水样。

④ 打开排气口，抽出装置内空气后再将排气口关闭。

⑤ 提高泵的过滤速度,将其设定为 2L/min 左右。
⑥ 待水样全部过滤完了后,向水样容器内注入表面活性剂加 PBS 200~300mL,用力摇晃以洗净内部,洗液同样需要过滤。
⑦ 然后将纯水 200~300mL 注入水样容器中,再一次清洗其内部,这次的洗液亦同样要过滤。
⑧ 过滤结束后切断泵的电源,将过滤装置排水一侧与抽吸器连接起来,将装置内的水全部排净。
⑨ 取下过滤膜,进入回收操作程序(在过滤需要多片过滤膜时,如发现过滤速度下降或输液管膨胀等,应及时更换过滤膜。过滤操作所用的多片过滤膜,每片都要折叠起来浸入装有 100mL 表面活性剂加 PBS 的 200mL 容量的玻璃烧杯中)。

在采用真空式过滤装置时:
① 将过滤膜置于漏斗上。
② 向过滤膜表面滴下表面活性剂加 PBS,将其全部润湿。
③ 向漏斗注入水样,进行吸引过滤。
④ 待水样全部过滤完了后,取下过滤膜。
⑤ 在过滤使用多片过滤膜的情况下,要将过滤膜一片片地折叠起来浸入盛有 100mL 表面活性剂加 PBS、容量 200mL 的烧杯中。
⑥ 进入回收操作程序。

■ 回收操作
将在容量 200mL 烧杯中浸过的过滤膜移入超声波水槽内,然后再刷洗戴着乳胶手套*的双手 2min。将洗液收集在一起,以 $1050 \times g$ 离心操作 10min,抽出表面的上清液。

(iii) 离心沉淀法
这是一种利用离心沉淀方式浓缩水样中悬浮颗粒的方法。当以离心沉淀法回收悬浮物质时,离心荷载(g 值)和离心时间很重要。如采用本方法通过添加卵囊等手段进行回收试验的话,必须先设定适当的操作条件。而且,一旦利用制动器使离心分离机停止运转,离心沉淀管内便会产生涡流,使沉渣再次上浮,从而影响到回收率。因此,最好去掉离心分离机的制动功能,让其自然停止运转。

■ 基本操作
① 按照离心机使用方法的要求,在保证隐孢子虫卵囊沉淀的条件下进行离心操作。
② 除掉上清液,将沉渣全部收集到离心管内,在经过彻底的分散处理后,加入 PBS 再一次进行充分搅拌。
③ 将做过以上处理的水样以 $1050 \times g$ 离心 10min,除去上清液。
如得到的沉渣较少、且不妨碍显微镜观察,可直接转入 "2.4.2 荧光抗体染色" 程

---

* 因其可能沾有滑石粉之类的粉末颗粒,故应以纯水冲洗干净后再使用。

序。在沉渣较多的情况下,要在进行"2.4.4 卵囊的分离和提纯"后,再转入"2.4.2 荧光抗体染色"程序。

2.4.4 卵囊的分离和提纯

在通过对悬浮颗粒的收集和浓缩而得到的浓缩物中,还含有大量的夹杂物,如直接放在显微镜下确认卵囊是很困难的,因此对卵囊要采取选择性分离提纯的处理方法。此外,还可采用密度梯度离心沉淀法(浮游法)和免疫磁体粒子法(磁珠法)等2种方法。

a. 密度梯度离心沉淀法(浮游法)

这种方法是将浓缩物放在比重高达 1.10～1.20 的液体表面上进行离心处理,在高比重液层表面部分收集卵囊,然后再进行分离和提纯。浓缩物中比重较大的颗粒将作为沉渣排出,因卵囊汇集在水层与高比重层的界面部分,故可通过回收其界面部分(绵状沉淀层:毛絮状)或沉渣以外的全部液层,选择性地分离浓缩卵囊。生物性悬浮颗粒等、较高比重液层的比重小的颗粒无法与卵囊分离,含有很多这样颗粒的水样肯定不能进行彻底的分离和提纯。

■试剂类
① 纯水:同 2.4.3a 小节
② 10 倍浓度 PBS(pH7.4):同 2.4.3a 小节
③ PBS(pH7.4):同 2.4.3a 小节
④ 高比重液:可采用以下(a)和(b)中的任何一种。用前置于室温下,以液体比重计确认其比重

(a) 蔗糖液(比重 1.20):在 650mL 纯水中一边徐徐放入蔗糖($C_{12}H_{22}O_{11}$;FW:342)500g,一边搅拌以使其溶解。

(b) 胶质 PVP 处理硅蔗糖混合液(比重 1.10):在 45mL 纯水中加入 45mL 胶质 PVP 处理硅(Percoll 或与此相当的物质)和 2.5M 蔗糖 10mL(将 8.55g 蔗糖溶于纯水中,使其总量达到 10mL)混合而成。

■器具及器材
① 离心分离机:同 2.4.3a 小节
② 巴氏滴管
③ 离心沉淀管:同 2.4.3a,容量 15mL,带刻度
④ 液体比重计

■操作
① 向通过"2.4.3 收集和浓缩水样中的悬浮粒子"程序得到的沉渣中加入 PBS 约 3mL[*1],充分进行搅拌。

[*1] 当沉渣较多时,应适当增加 PBS 的添入量。如沉渣量多至超过 0.5mL 的话,要将其分配到数根离心沉淀管中去,使每根离心沉淀管中的沉渣量在 0.5mL 以下。

② 搅拌后将其立刻放入直立的试管内,并用巴氏滴管将高比重液约 2mL 缓慢注入离心沉淀管底部,在管内形成 2 个液层[*1]。

③ 小心不要破坏 2 个液层的界面,然后放入离心分离机,以 $1050 \times g$ 进行离心处理[*2]。

④ 用巴氏滴管先回收毛絮状物,将其移入新的、容量 15mL 的离心沉淀管(回收用离心沉淀管)内。

⑤ 接着,回收全部 PBS 层及高比重层上层的 1/4～1/2 左右,加入上面的回收液中(第 1 次回收)。

⑥ 在离心沉淀管中残余的沉渣(有时应该用玻璃棒之类的东西搅散沉淀物)中加入离心沉淀管残液量 4 倍左右的 PBS,然后充分搅拌,再将高比重液约 2mL 徐徐注入离心沉淀管底部,在管内形成 2 个液层。

⑦ 在以 $1050 \times g$ 离心处理 10min 之后,与第 1 次回收一样回收毛絮状物、PBS 层和高比重层的上层部分,将回收的液体加入第 1 次的回收液中(即第 2 次回收)。

⑧ 将全部回收液作为染色用试样,转入"2.4.5 荧光抗体染色"程序。

b. 免疫磁体粒子法(磁珠法)

该方法可让表面吸附隐孢子虫特异抗体的磁体颗粒与浓缩试样中的卵囊进行选择性结合,然后再用磁铁回收与磁体颗粒结合的卵囊。如果采用这样的方法,便能够进行具有高度选择性的回收。不过,由于卵囊与免疫磁体颗粒之间的结合力比较弱,因此在操作上要格外小心。而且,由于共存悬浮颗粒的量和性状的缘故,有时回收率会很低;因此,在采用该方法时,要事先对回收率等进行确认,这种确认是在与密度梯度离心沉淀法做比较评价和利用添加手段等过程中完成的,同时还要根据试样的水质设定适当的操作条件。

■基本操作

在利用"2.4.3 收集和浓缩水样中的悬浮粒子"程序得到的沉渣中加入规定的缓冲溶液,充分搅拌以使其分散,然后再加入一定量的免疫磁体颗粒。将这些混合在一起,待免疫磁体颗粒与卵囊结合后,再利用磁铁回收免疫磁体颗粒－卵囊结合物。在其中加入稀盐酸以使这种结合分开,利用磁铁只让磁体颗粒附着在容器壁面上,然后回收容器内液体部分。将回收液作为提纯浓缩液转入"2.4.5 荧光抗体染色"程序。

另外,该方法很容易被看做是一种具有可重复性的操作;但实际的试验结果却经常受到水样性质和操作者熟练程度的影响。因此,在操作上应该注意以下各点,以达到尽量提高回收率的目的。

① 操作大体上应按照成套试剂的用法及其注意事项进行,特别推荐追加的清洗操作

[*1] 搅拌后立刻注入高比重液体。如果不能马上注入的话,一定要再次进行搅拌,然后才可注入高比重液体。在加入高比重液体时,因挤压橡胶球强制注入会很容易破坏 2 层界面,故最好先将滴管前端伸入离心沉淀管最下端之后,再将滴管末端(吸口部分)稍稍松开,使其慢慢地自然落下,最后开始注入。并且在拔出巴氏滴管时,滴管前端要贴着离心沉淀管内壁缓慢提起,这样就不会破坏 2 层液体的界面。

[*2] 经过离心处理后,在离心沉淀管内自上而下地形成 PBS 层、毛絮状物质和高比重液,最下部是聚集的沉渣,卵囊被浓缩在毛絮状物质上。也有报告称,根据情况如用 $500 \times g$ 做 10min 的离心处理可以提高卵囊的回收率。

和追加的回收操作。而且，由于干燥操作中对形态的观察比较困难，因此最好不要在玻片上染色的同时进行观察。

② 由于水样中的悬浮颗粒越多卵囊的回收率越低，因此需要事先确定一个合适的浓缩物与免疫磁体颗粒的混合比。

③ 当浓缩物与免疫磁体颗粒混合时，应设法使卵囊与免疫磁体颗粒多做接触以提高其反应效率。尤其要让在收集和浓缩水样悬浮物质过程中形成的浓缩块状物充分解体，使卵囊处于良好的分散状态。而且，还应注意使免疫磁体颗粒与悬浮物质混合均匀。

④ 由于免疫磁体颗粒与卵囊之间的结合力比较弱，因此反应后须避免剧烈的震荡和冲击。

2.4.5 荧光抗体染色

通常情况下，在水样浓缩物中会混有许多卵囊以外的颗粒。荧光抗体染色是一种利用免疫反应将卵囊染成特异的荧光色，使其更容易通过显微镜观察被发现的方法。荧光抗体染色法分为两类，一类是使用2种抗体，即一次抗体和被荧光标识的二次抗体，被称为间接荧光抗体染色法；还有一类只使用被荧光标识的一次抗体，被称为直接荧光抗体染色法。最初用得较多的是间接法，近年来直接法似乎得到了更广泛的应用。

a. 间接荧光抗体染色法

该方法是先将染色用水样过滤，将悬浮颗粒收集在膜滤器上，在让膜滤器上的隐孢子虫与一次抗体（抗隐孢子虫卵囊单克隆抗体）产生特异反应之后，再加入二次抗体使之发生反应，这样便用FITC给隐孢子虫做出了标识。

■试剂

① 纯水：同2.4.3a

② 甲醇：特级试剂

③ 一次抗体试剂：抗隐孢子虫卵囊单克隆抗体。作为单体的抗体试剂或成套试剂，市面有售。

④ 二次抗体试剂：有FITC标识的抗-免疫球蛋白抗体。单体的抗体试剂或与一次抗体试剂搭配的成套试剂市面均有出售。

⑤ 阻塞试剂：10%牛血清白蛋白加PBS溶液，10%酪蛋白加PBS溶液，10%羊血清加PBS稀释溶液等。如自己调制，可用膜滤器（孔径$0.45\mu m$）过滤后冷藏保存。

⑥ 10倍浓度PBS (pH7.4)：同2.4.3a

⑦ PBS (pH7.4)：同2.4.3a

⑧ 封入剂：可选用以下封入剂当中的任意一种。

(a) DABCO-丙三醇（醋酸纤维制膜滤器用）：将丙三醇（比重1.26）12.6g加热至60~70℃，然后加入DABCO（1,4-diazabicyclo [2,2,2] octane 或与此相当的药剂）0.2g，搅拌使之溶解。与水性封入剂相比，其保存性更好，在室温下放置数月仍可使用。

(b) 水性封入剂（PTFE制膜滤器用）：DABCO-PBS（在pH7.4的PBS中加入DABCO 0.2g，搅拌使之溶解，使用时调制）或市售的荧光试样用水性封入剂（Fluoprep或与此相当的药剂）

⑨ 乙醇分段稀释液（脱水用丙三醇加乙醇分段稀释溶液）：将丙三醇、乙醇和纯水按表2.8的比例混合制成。

乙醇分段稀释液的配制比例　　　　　　　表 2.8

	浓度		
	30%	70%	90%
丙三醇(g)	6.3	6.3	6.3
乙醇(mL)	30	70	90
纯水(mL)	65	25	5

⑩ DAPI 保存液：在 1mL 甲醇中溶入 DAPI（4′,6-diamidino-2-phenylindole）2mg。装入密封容器冷藏保存。

⑪ DAPI 染色液：在 50mL PBS 中加入 DAPI 保存液 10μL 混合而成。染色液应于使用时配制。剩余的稀释液应按规定的方法作为废液处理。

■器具及器材

① 膜滤器：醋酸纤维或 PTFE 制，孔径 2μm 以下，直径 25mm
② 玻璃片
③ 玻璃盖片
④ 过滤膜用小镊子
⑤ 恒温器：可保持 30～37℃ 的温度
⑥ 吸滤瓶及歧管
⑦ 滤膜托架：用于直径 25mm 的过滤膜。如系由钢化玻璃制成，则不易与滤膜错位。
⑧ 真空泵或抽吸器
⑨ 防水笔
⑩ 微滴管
⑪ 湿盒：遮光、密封，底部平整（可用金属制点心盒代替）。内部铺浸有纯水的纸等，使其保持较高的湿度。

■操作

应特别注意之处：以下的操作，如在中间阶段出现干燥将会导致染色不良，因此每当一个操作结束之后，便应立即转入下一操作。在连续的操作中不允许间断。

① 染色用试料的配制：染色用试料，根据需要应加入一定量的 PBS，并将各种试料的液量记录下来。

② 过滤器的处理：用防水笔在滤膜中央画出一个直径约 15mm 的圆，再用 PBS 将其润湿[*1]。将滤膜托架安装在吸滤瓶上，一边缓缓地抽吸，一边用 PBS 仔细清洗托架上端面，然后将画有圆圈的面朝上的过滤膜放在滤膜托架上。停止抽吸，将少量阻塞试剂滴在滤膜的整个圆圈内，并使其润开，在室温下停留约 5min[*2] 左右，然后吸除多余的阻塞试剂。一旦除去多余的阻塞试剂后立刻停止抽吸，并迅速地转入③的程序。

③ 染色用试料的添加：染色用试料要适量[*3]，将少量阴性比对（PBS 液）和阳性比对[*4]（购入成套试剂或自己配制卵囊浮游液）试剂分别滴在每片滤膜上，使其在滤膜的

[*1] 先将 PBS 注入带盖的玻璃培殖皿中，再让用防水笔画过圆圈的面朝上的滤膜漂浮在液体表面，以防水笔的线条不被润湿为宜。如已被润湿，应在拭去水滴后再进行过滤。如系 PTFE 制的滤膜，则要先将滤膜架浮起，然后再将滤膜铺在架上，之后的操作应连续进行。

[*2] 对滤膜进行处理，以防止抗体非特异吸附于其上。此时根据需要，可追加阻塞试剂，并确保阻塞试剂总是处于正常状态。

[*3] 当滤膜的过滤能力降低，而添加的样品又很多时，不仅会影响到染色和清洗，而且还将因颗粒重叠给显微镜观察带来妨碍。

[*4] 要格外注意，不让阳性样品混入其他样品中。

整个圆圈内散开，同时根据需要进行轻轻的抽吸和缓慢的过滤*1~*3。在染色用试料系采用密度梯度法回收液的情况下，应以约 10mL 的 PBS 慢慢地过滤和清洗补充在滤膜上的试料。接着，进行与②的场合同样的操作，将少量阻塞试剂滴在滤膜的整个圆圈内，在室温下放置约 5min 左右*4，然后吸除多余的阻塞试剂（一旦除掉后，立刻停止抽吸，迅速转入④的操作）。

④ 一次抗体处理：使用滤膜专用镊子夹住滤膜的圆圈外部分，将其移入带盖的玻璃培殖皿中，再将培殖皿放入湿盒。将少量一次抗体试剂滴在滤膜的整个圆圈内，在室温下按规定的时间*5放置，使其进行反应*6。反应后，再将滤膜重新放回托架上，一边轻轻地抽吸，一边用约 10mL 的 PBS 慢慢过滤清洗滤膜的圆圈内部*7。

⑤ 二次抗体处理：将滤膜移入培养皿并放入湿盒内，再将少量的二次抗体试剂滴在滤膜整个圆圈内，在室温下按规定的时间*5放置使其发生反应。在反应终了 5min 前加入 DAPI 液 100μL*8。再将滤膜重新放回托架上，一边轻轻地抽吸，一边用 PBS 约 10mL 慢慢地进行过滤清洗。（在采用醋酸纤维制滤膜时，清洗后应迅速转入⑥的操作。如果用 PTFE 制滤膜，清洗后应马上转入⑧的操作。）

⑥ 脱水处理：（仅适合采用醋酸纤维制滤膜的场合）按照浓度由低到高的顺序分别以每次约 1mL 的量轻轻地抽吸乙醇分段稀释液，与此同时对滤膜整个圆圈内进行过滤脱水*9。

⑦ 封入处理（仅适合采用醋酸纤维制滤膜的场合）。

（ⅰ）准备封入用带盖玻璃培养皿：先在洁净的培养皿表面写上检体名称、试料编号及其他需要记载的事项，然后将封入剂滴在培养皿中，放入恒温箱内保存。

（ⅱ）封入操作：将滤膜试料面朝上放在玻璃培养皿中的封入剂上后*10，再放入恒温箱内保温约 20min*11。取出玻璃培养皿，在滤膜表面滴封入剂约 25μL。再将滤膜摊在

---

*1 如果抽吸过急，不仅会使标本变得干燥，而且滤膜表面的吸附物也明显不均，直接影响到显微镜观察效果。因此，必须使染色样品的整个圆圈内都保持慢慢过滤的状态，并在极其微弱的负压状态下进行过滤。假如无法做到这一点，便应该在抽吸停止状态下将染色用样品一点一点地滴在滤膜圆圈内，然后立即启动真空泵进行过滤。

*2 必须将过滤完的染色用样品的液量记录下来（以便于将来计算卵囊数量）。

*3 如果染色用样品中含有蔗糖等物，应使用 PBS 约 10mL 慢慢过滤清洗整个圆圈内表面。

*4 处理上要防止抗体对卵囊以外颗粒的非特异吸附。这时，根据需要可追加使用掩闭试剂，并使掩闭试剂始终保持正常状态。

*5 通常，在室温条件下采用荧光抗体法，需要的反应时间约为 30min 以上。假如成套试剂注明的方法与此不同，则应以注明的方法为准。

*6 经常打开湿盒，检查其中滤膜圆圈内的一次抗体残余量。如全部消失的话，再一点一点地补充。

*7 清洗滤膜圆圈内表面时要十分小心。一旦清洗液流到圆圈外时，卵囊也会随之流出；因此，在操作中应注意不要使其越过圆圈流到外面来。

*8 尽管该操作可以省略，但如果做了这样的处理，便会利用 DAPI 使孢子虫的核发出蓝色的荧光，有助于对卵囊的判定。不过，假如与 DAPI 的反应时间太长，夹杂物也会明显地被染色，反而妨碍了对卵囊的判别。

*9 由于过滤太急将使脱水不彻底，因此要按照 *1 的方法将过滤速度设置得慢一些。在该操作上，防止样品干燥显得很重要，因此转入下一程序必须迅速。

*10 上面放有因乙醇分段稀释液（90%）而处于湿润状态的过滤膜。应不使其干燥。还要注意不让气泡进入过滤膜与玻璃培养皿之间。

*11 因这一过程而使滤膜变得透明。

玻璃盖片上，注意不要使其产生气泡，然后拭去玻璃盖片溢出的封入剂。最后转入"2.4.6 显微镜观察"程序。当无法立刻使用显微镜观察时，应该先遮光保存；但保存时间过长，卵囊形态有可能发生变化。

⑧ 封入处理（该处理只适合采用 PTFE 制滤膜的场合）。

（ⅰ）准备封入用带盖玻璃培养皿：先在洁净的培养皿表面写上检体名称、试料编号及其他需要记载的事项。

（ⅱ）封入操作：样品面朝上地将 PTFE 制滤膜放在玻璃培养皿中，再向滤膜表面滴下市售的荧光试料用水性封入剂或 DABCO-PBS 约 $25\mu L$。一边注意不使其产生气泡，一边将玻璃盖片放在滤膜上，并拭去盖片溢出的封入剂。再用指甲油等封住周围之后，转入"2.4.6 显微镜观察"程序。如果不能马上使用显微镜观察，应遮光冷藏保存。

在这里要提醒大家的是，在整个操作过程中，必须始终注意不要让阳性比对的卵囊混入其他标本里。并且，还应格外小心，不让微滴管的前端碰到过滤膜，以避免标本中的卵囊被剥离。

b. 直接荧光抗体染色法

这是一种采用 PITC 标识抗隐孢子虫卵囊单克隆抗体对卵囊进行特殊染色的方法，与间接法不同的是，它仅通过 1 次反应操作便可进行染色，因此能够缩短时间。

（ⅰ）滤膜器法

■试剂

抗体试剂：FITC 标识抗隐孢子虫卵囊单克隆抗体。

其余同 2.4.5a。

■器具及器材

同 2.4.5a。

■操作

染色操作基本上与 2.4.5a 相同。但在 2.4.5a 的染色操作中，不进行⑤的操作。而且，在④的操作中，作为一次抗体试剂的替代物，可以使用 FITC 标识抗隐孢子虫卵囊单克隆抗体试剂。

c. 其他染色法

（ⅰ）试管内染色法

在试管内进行染色应具备的条件是，沉渣量较少；可是，染色后仍然要像过去那样放在滤膜上观察。

■操作

将试料移入容量 1.5mL 的软管内，用微量高速离心机以 $5000\sim10000\times g$ 离心分离 5min 后，得到沉渣。根据沉渣量的多少，添加适量的 PBS、阻塞试剂和染色试剂，慢慢进行混合，以确保沉渣不会飞散。然后在室温下遮光反应 30min。根据需要，在反应终了前 5min 添加 DAPI。染色后，使用上述操作法在过滤膜上做清洗和封入处理。

或者可以采用如下方法，在离心清洗后，与适量的封入剂混合，直接封入玻璃培养皿内。如果采用加入树脂的市售封入剂，因其能够抑制颗粒的移动，故十分方便。在覆上玻璃盖片后，必须再以指甲油等密封玻璃盖片的周边，以防止其干燥。这时，需要注意的是，不能妨碍对玻璃盖片边缘状况的观察。至于规格大小，如系 18mm×18mm 的玻璃盖片，可适用于 7μL 左右的液量。

（ⅱ）带盖玻璃培养皿法

这是一种对涂布在玻璃培养皿上的试料进行染色的方法，不需要进行繁琐的滤膜操作便能够制作出标本。可是，这一方法也存在一定的缺点，因为系在玻璃培养皿上使试料干燥，所以干燥引起的卵囊等变形非常明显。因此，该方法仅限于掌握足够的形态学知识的人才能应用。或者说，多数的检出应该限定在事先预想的场合。

■ 基本操作

将适量的染色用样品放在玻璃培养皿的平底上，使其充分干燥。接着往样品上滴注甲醇，直至甲醇自然挥发干燥之前，玻璃培养皿一直放置不动。将玻璃培养皿放入湿盒内，再向样品部分滴下抗体试剂，在室温下遮光反应到规定的时间。反应结束后，使用安装在抽吸器前端的巴士滴管，自培养皿底面吸除抗体试剂[*1]。然后，在样品上滴下少量的 DAPI 染色液进行 1min 的染色。在以同样方法吸除 DAPI 染色液后，一边在不直接贴样品的位置滴下 PBS（约 1mL 左右）一边吸除清洗。除去样品上的水分，滴下封入剂，覆以玻璃盖片，使用指甲油等密封玻璃盖片的周边。

2.4.6 显微镜观察

利用荧光显微镜和微分干扰显微镜观察由荧光抗体法染色的显微镜标本，仔细检查发出特殊荧光的颗粒的尺寸和外部及内部的形态，检出隐孢子虫卵囊，并可逐一计算出每个显微镜标本所检出的卵囊数目（表 2.9）[*2]。至于该如何熟练掌握显微镜的要领，则将设另项讲述（参看本书"2.5 显微镜观察方法要点"）。

■ 试剂及器材

① 浸润油
② 显微镜：附设荧光装置和微分干扰装置，带 20 倍、40 倍和 100 倍物镜。
③ 测微计：附设目视刻度盘或其他计测仪器。
④ 镜头纸

■ 显微镜观察的步骤

① 对阴性比对标本的观察：按照"观察方法"检查阴性比对标本，确认在所有标本

[*1] 要注意不使样品中的卵囊剥离混入其他标本内。
[*2] 记录在附带的测定结果调查单上。

显微镜观察结果记录单（例） 表 2.9

显微镜观察结果记录单（例） 　　　　　　　　　　　　　　　　　　　　　　隐孢子虫

荧光阳性颗粒编号	大小 短径×长径	荧光像					微分干扰像					卵囊的判定	试料　　年　月　日采集
		周边强荧光	有缝合线	缝合线开口	圆形	近似圆形	压扁的纸帆船形	无法观察	子孢子	残骸状结构	颗粒状结构	中空	异形结构	
	×													镜下浓缩物样品水量　　　L
	×													
	×													卵囊浓度　　　　　个/20L
	×													
	×													
	×													特别事项
	×													
	×													
	×													
	×													
计		计	计	计	计	计	计	计	计	计	计	计	计	检查年月日　　检查者

显微镜观察结果记录单（例） 　　　　　　　　　　　　　　　　　　　　　　肠贾第虫

荧光阳性颗粒编号	大小 短径×长径	荧光像				微分干扰像						包囊的判定	样品　　年　月　日采集
		周边强荧光	圆形	椭圆形	压扁的纸帆船形	无法观察	核	轴柱	中体	鞭毛	异形结构		
	×												镜下浓缩物样品水量　　　L
	×												
	×												卵囊浓度　　　　　个/20L
	×												
	×												
	×												特别事项
	×												
	×												
	×												
	×												
计		计	计	计	计	计	计	计	计	计	计	计	检查年月日　　检查者

中均未检出隐孢子虫卵囊，转入"②对阳性比对标本的观察"程序。万一标本中被检出卵囊的话，应做出以下判断：在标本制作过程中存在一定的操作失误（如混入卵囊等），并在该时中止试验，将已制作完的标本全部废弃。在查明原因后再从头开始进行试验。

② 对阳性比对标本的观察：按照"观察方法"检查阳性比对标本，并确认以下各点没有异常，即标本中的隐孢子虫卵囊发出 FITC 的特殊荧光，其中大部分夹杂物以及标本的某个部位发出成片的特殊荧光等，然后再转入"③观察检查样品"程序。万一发现标本中的卵囊没有发出 FITC 的特殊荧光、未能检出卵囊或在上述各点出现异常的情况下，便应该做出以下判断：在标本制作过程中存在一定的操作失误，立刻在该时中止试验，并将已制作完的标本全部废弃。待查明原因后再从头开始进行试验。

③ 对检查用显微镜标本的观察：按照"观察方法"检查，看有无卵囊并计算其数目。

■ 观察方法

① 用低倍率进行 FITC 荧光观察：选择 B 激发光源，用 20 倍物镜寻觅发出 FITC 特殊荧光（绿色）的 $5\mu m$ 大小颗粒。如果检出颗粒，情况允许的话应即转入"②高倍率观察"程序。假如没有检出发特殊荧光的颗粒，可判断其为阴性，观察结束。

② 高倍率观察：根据需要换成 40～100 倍的物镜，利用 B 激发（FITC 荧光观察）、UV 激发（DAPI 荧光观察）以及微分干扰装置测定颗粒尺寸，并仔细观察其染色性和细微结构等。有关形态观察的重点如（1）～（4）所示；不过，因标本状态的关系可观察到的细微结构多半都很有限。此外，考虑到荧光的衰减效应，荧光显微镜观察必须及时进行。

（1）一般特征：隐孢子虫子孢子的卵囊近似于圆形，其长径约为 $5\mu m$；不过因测定条件的关系，实际测得的长径约在 $3.5～6.5\mu m$ 的范围之内。卵囊壁薄而平滑，上面有 1 处被称为缝合线（脱囊时的开口部分）的裂缝状结构。卵囊内含有 4 个新月形的子孢子、残留体及其他颗粒。制成的卵囊标本，因变形而成压扁的纸帆船状。而且，缝合线处有时会裂开，内部结构也消失得无影无踪。

（2）以荧光抗体法染色的卵囊特征：采用 B 激发的 FITC 特殊荧光为绿色。卵囊发出的荧光不尽相同，其边缘（包囊壁）的荧光较强，相比之下中央部则要弱一些。如果观察的角度适当，有时还能够看到缝合线。卵囊内部不会呈现红色或强烈的黄色。

（3）以 DAPI 染色的卵囊特征：采用 UV 激发的 DAPI 特殊荧光为蓝色。卵囊内的子孢子核有 1～4 个亦会被染成蓝色。

（4）微分干扰像的特征：可确认表面平滑的卵囊壁、卵囊内的 1～4 个子孢子及残留体和其他颗粒结构。

③ 判定：以 FITC 标识荧光抗体染色后，则成为发出绿色特殊荧光的近似圆形的颗粒，其大小约在 $3.5～6.55\mu m$ 之间。在这样的颗粒中，只要满足以下条件中的任意一项，便认定其为卵囊，同时计算出卵囊数目。

（1）通过荧光抗体染色像或微分干扰像明显观察到缝合线时[*]。

（2）通过微分干扰像辨认出子孢子时。

（3）DAPI 染色的结果，能够明显地观察到卵囊中的子孢子核时。

---

[*] 有时缝合线会裂开。

■ 卵囊的计数

仔细检查显微镜标本试料收集及全部涂布面的状况，以对卵囊进行计数。不过，在从标本中检出的卵囊非常多的情况下，可对标本进行定量的部分观察，然后再换算成相当于 20L 水样所表示的值。

■ 卵囊数的计算

关于卵囊数目的计算，可按照以下公式进行。

O_{20}：20L 水样中的卵囊数（个/20L）

N：检出的卵囊总数（个）

V_t：浓缩水样 V_s（L）后得到的染色用样品总液量（mL）

V_n：经显微镜检查的染色用样品总液量（mL）

V_s：浓缩后的样品水量（L）

$$O_{20} = N \times \frac{V_t}{V_n} \times \frac{20}{V_s} \tag{2.1}$$

备注：在市售的成套荧光抗体试剂中，有的也含有抗肠贾第虫抗体。在采用这样的试剂时，有可能检出肠贾第虫包囊。观察应按 2.4.6 的"观察方法"进行。肠贾第虫包囊的形态特征及其判定标准则有以下几点。

（1）一般特征：肠贾第虫包囊呈椭圆形，其长径约为 8～12μm，短径 5～8μm；但根据测定条件，实际测得的长径约在 8～18μm 之间。包囊壁薄而平滑。成熟的包囊中有 4 个核，此外尚可辨认出轴柱（粗纤维结构，一端弯曲，不易与鞭毛区别）、弯曲刚毛（系一壶状结构，有可能是吸附圆盘残骸物）、中体（可作为细微颗粒的聚合体加以观察）和鞭毛等。

（2）以荧光抗体法染色的包囊特征：在 B 激发作用下发出的 FITC 特殊荧光为绿色。包囊发出的荧光并不均匀，边缘（包囊壁）的荧光较强，相比之下其中央部的荧光则较弱。

（3）以 DAPI 染色的包囊特征：在 UV 激发作用下发出的 DAPI 特殊荧光为蓝色。包囊内可见到 1～4 个被染成蓝色的核。与隐孢子虫的卵囊相比，包囊壁具有易被 DAPI 染色、观察时呈蓝色的倾向。

（4）微分干扰的特征：可观察到表面平滑的包囊壁、包囊中的 1～4 个核、轴柱（或鞭毛）、弯曲刚毛和中体等。

因此，荧光抗体染色标本呈现绿色特殊荧光的椭圆形颗粒，其长径范围约为 8～18μm 之间。凡观察到的颗粒具有（4）中所示的内部结构的任意一种，便可判定是肠贾第虫包囊。另外，以哺乳动物为宿主的肠贾第虫对人究竟是否具有感染性，目前尚存不同观点；迄今检出的包囊是否来自人的排泄物，也很难加以明确的鉴别。

附录 1 以精度管理为目的的卵囊添加试验

A 1.1 概要

这是一种为了计算水样中的卵囊回收率而进行的试验，在关于卵囊添加的实施方法部分还将详细阐述。主要用于技术上的确认、提高技术水准、引进新方法、对改良方法进行评价以及研究水样对回收率的影响等。

A 1.2 卵囊原液的浓度确认
卵囊原液中的卵囊数，可利用血球计数板计数或分段稀释法检测。

a. 使用血球计数板的方法
■试剂及器具
① 卵囊原液
② Buerker-Tuerk 型血球计数板（或 improved Neubauer 型）
③ 显微镜
④ 微滴管

■操作
① 因卵囊容易结块，故应将原液用搅拌器搅拌 2min，使其成为均匀的悬浮液。
② 将专用玻璃盖片像制作 Newton 轮那样小心地贴在血球计数板上，在以微滴管向玻璃盖片与血球计数板间的空隙（上下 2 个）内注入卵囊原液 10μL。静置 2~3min，直至卵囊沉淀为止。
③ 在 400 倍显微镜下观察，计算上部空隙内的方块（1mm²）4 个角落及中央总共 5 个区域中的卵囊数目。图 2.5 所示，即为 Buerker-Tuerk 型血球计数板的方块。图 2.6 则显示了计算方块内卵囊数目的方法。

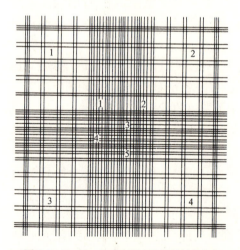 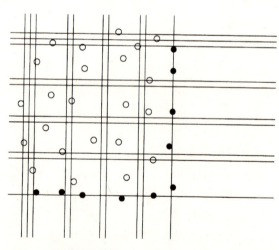

图 2.5 Buerker-Tuerk 型血球计数板的方块　　图 2.6 方块内卵囊数目的计算方法。○计入，●不计入

④ 在血球计数板上的 1mm² 相当于 0.1μL 液量的情况下，卵囊原液中的卵囊数目（N）可用下式算出。卵囊数目以"个/mL"来表示。

$$N = (5个方块中的卵囊数/5) \times 10^4$$

⑤ 当某一方块内的卵囊数目过多时，可先将原液稀释，然后再重新计数。
⑥ 同样，按照③~⑤的方法，亦可计算出下部空隙内的 5 个方块中的卵囊数目。当

确认从 2 个空隙中得到的数目较大、且无法分隔开来时，可将其算术平均值作为原液中的卵囊数目。

⑦ 从血球计数板上极为小心地取下玻璃盖片，用盛在烧杯中的清洗液冲洗血球计数板和玻璃盖片，接着再用酒精棉球将血球计数板和玻璃盖片彻底擦净并晾干。这样的操作应该戴着手套进行，清洗液和酒精棉球都要以高温灭菌。

b. 分段稀释的方法
■试剂及器具
① 卵囊原液
② 纯水
③ 荧光染色所需要的试剂和器具（参看本书"2.4.5 荧光抗体染色"）
④ 荧光显微镜
⑤ 微滴管
⑥ 分段稀释用试管：容量 1.5mL 的带盖取样管等

■操作
① 在数根试管内分别装入 900μL 的纯水。
② 将 100μL 卵囊原液注入上述试管中的 1 根，充分搅拌。
③ 从②的稀释液中取出 100μL，加入另外装有 900μL 纯水的试管内，亦要充分搅拌。反复进行这一操作 3、4 次，配制成数段的 10 倍分段稀释液。在各稀释段操作时都一定要更换微滴管头。
④ 将各段的稀释液 100μL 按照 2.4.5b 的方法进行染色，然后计算出染色的卵囊数目*。
⑤ 卵囊原液中的卵囊数目（N）可用下式计算。卵囊数以"个/mL"的形式表示。
$$N=(标本[100μL]中的卵囊数目)×(稀释倍数)×1mL/100μL$$

A 1.3 添加液的配制及添加方法
a. 添加液的配制
■试剂及器具
① 卵囊原液
② 纯水
③ 荧光抗体染色所需要的试剂及器具（参看本书"2.4.5 荧光抗体染色"）
④ 荧光显微镜
⑤ 微滴管

■操作
① 以纯水稀释原液，将其 100μL 原液中的卵囊数控制在 100～500 个范围内，成为卵

---

* 用于计数的标本最好稀释至卵囊数为 50～500 个/mL 之间。

囊添加液。

② 从卵囊添加液中分 5~10 次取出 $100\mu L$，分别按照 2.4.5a 或 2.4.5b 的方法进行荧光染色，在荧光显微镜下计算每个标本中的卵囊数目。然后再根据得到的数值求出其算术平均值，即为添加数。

b. 添加

■器具
① 试料容器
② 微滴管

■操作

① 在装有用于添加试验的水样、带旋盖的试料容器中，加入卵囊添加液 $100\mu L$，然后搅拌。如系采集河水作为水样，可能其中已经含有卵囊，因此应事先计算出试料水中的卵囊数目，并记录下来。

② 通过以计算回收率为目的的试验方法，回收卵囊，并查出卵囊数目。

③ 可用下式计算回收率。

$$回收率(\%) = (检出卵囊数 - 试料水中的卵囊数)/(添加卵囊数) \times 100$$

备注：隐孢子虫的卵囊在病原体分类级别中位于"2级"（参考：日本国立传染病研究所《有关病原体等的安全管理规定》）。因此，在添加存活卵囊时应按照 2 级处理的相关规定，其试验设施必须是符合 2 级标准的密封设备，所有的操作都要在这样的密封设施内完成。不过，如系处理已被灭活（固定、热处理等）的卵囊，则不受此限。

用于水质试验的试料，则按"1级"的规定处理，可在一般的实验室内做试验。

附录 2　显微镜操作

本试验方法中所使用的显微镜，需要附带荧光装置和微分干扰装置，还应备有 20、40 和 100 倍的物镜。通常可使用 10 倍的目镜。此外，为了测定颗粒尺寸，尚应带有目测刻度或其他计测仪器。

a. 荧光显微镜装置

有散射型和透过型 2 种。散射型可对不透明支持体上的标本进行观察，如果系以滤膜器作为显微镜标本做观察，最好使用散射型显微镜。各种荧光色素在个别激发光的照射下，会发出波长更长的荧光。因此，包括用于染色的荧光色素在内，必须把激发光与接目滤光组合起来进行观察。

b. 微分干扰装置

微分干扰装置由偏光镜（polayizer）、2 片 DIC 棱镜和检偏镜（analyzer）组成，它们都属于普通生物显微镜中的一部分。这种装置采用偏光作为光源，当光线透过标本时，将由标本中的光学厚度差产生的光程差（二次光线的相位差）转换成光的反差（或色差），通常系以标本的厚度差作为明暗差来进行观察。一旦转入显微镜观察程序，便应按照克勒照明法对显微镜进行调节。

[克勒照明法]
① 将染色标本放在未经调节的显微镜上，然后调节焦距。
② 缩小视野范围，确认视野内的光圈影像。这时，只要适当调整聚光器光圈，便可以很容易地看清视野范围内的影像。
③ 上下调整聚光器，当视野内影最清晰时固定其位置。
④ 让视野内的开口部位于视野中心（定心）。
⑤ 打开视野光圈。当将开口率设定为 80% 左右时，物镜所具有的解像力几乎完全被激发出来。
⑥ 在更换物镜时，缩小视野范围，确认视野内的影像看起来很清晰。

[参考：化验室内防止隐孢子虫感染的方法]
经过测算，隐孢子虫的 ID_{50}（50% 感染量）为 132 个，经口摄入 1 个卵囊后的感染几率为 0.4%，是一种感染能力很强的病原体。此外，尽管热和干燥可使卵囊失去活性，可是对化验室等场所使用的消毒液却表现出很强的抵抗力。因此，每当进行化验操作时，操作者应该是掌握无菌操作等防止感染技术的人，并且还必须注意与生物危害对策有关的以下各点。
① 当采集疑似污染的水样时，应戴上橡胶手套。
② 用于取水样等的工具应装入塑料袋中带回，经加热处理（煮沸 5min 以上）后，再洗净备用或废弃。
③ 处理试料水时，小心防止飞溅。
④ 用于试料水及检查的器具如果可以加热处理的话，应以 70℃ 以上的温度加热处理 10min 左右。并且，在检查中使用的上清液等废液应按规定的方法处理。
⑤ 检查者的手指或身体的某一部分一旦被卵囊等污染，在用酒精棉球擦拭后，再用肥皂洗净，然后以纸巾等揩拭使其充分干燥。
⑥ 如试验台和器材被卵囊等被污染，亦同样应用酒精棉球等仔细擦净，使其充分干燥。
⑦ 用过的酒精棉球和纸巾等应进行高温处理或直接烧掉。
⑧ 在化验室内连接着取样管的情况下，须格外注意不要被回流水污染。
⑨ 不言而喻，由隐孢子虫等引起的感染者，不得进入水源地以及取水、净水和配水设施，更不能从事与此有关的检查等业务。
⑩ 试验中使用的试剂，有的具有致癌性，不仅要避免检查者本人被污染，而且必须做彻底的废弃处理，以确保不给环境带来危害。

参考文献
1) 黒木俊郎，渡辺祐子，浅井良夫，山井志朗，遠藤卓郎，宇仁茂彦，木俣　勲，井関基弘，神奈川県内で集団発生した水系感染 *Cryptosporidium* 症，感染症学雑誌，**70**(2)：132-140（1996）．
2) 埼玉県衛生部，クリプトスポリジウムによる集団下痢症—越生町集団下痢症発生事件—報告書，1997．
3) 厚生省，水道水中のクリプトスポリジウムに関する対策の実施について，生活衛生局水道環境部長通知（衛水

発第 248 号，平成 8 年 10 月 4 日），1996.
4) 厚生省，水道に関するクリプトスポリジウムのオーシストの検出のための暫定的な試験方法について，生活衛生局水道環境部水道整備課長通知（衛水第 49 号，平成 10 年 6 月 19 日），1998.
5) T. Oda, H. Ito, H. Yano, S. K. Rai, M. Kawabata, M. Inoue, S. Uga, *J. J. Water. Treat. Biol.*, 38：153-158 (2002).
6) "クリプトスポリジウム—解説と試験方法—"，日本水道協会（2003）.
7) T. Oda, M. Sakagami, H. Ito, H. Yano, S. K. Rai, M. Kawabata, S. Uga, *Water Research*, 18：4477-4481 (2000).

2.5　显微镜观察方法要点

在原虫类囊子的检出过程中，都要使用到荧光显微镜和微分干扰显微镜。其观察的步骤由以下 3 个阶段组成。

1. 准备自来水原水或自来水浓缩试料的特殊荧光抗体染色标本（参看本书 2.4）。
2. 在荧光显微镜下，检出染色性、形状及尺寸等与隐孢子虫卵囊或肠贾第虫包囊符合的颗粒。
3. 接着观察微分干扰显微镜影像，根据特征性细微结构辨认出卵囊或包囊。

2.5.1　显微镜装置

一般的生物显微镜都采用一体化的装置，将散射荧光装置、微分干扰装置和照片拍摄装置组合在一起。因为卵囊或包囊等观察对象都很小，所以需要准备 20～100 倍的物镜。如果能够把测定颗粒尺寸用的附属装置（目测刻度、测微计等）也组合进去，则更便于观察。

2.5.2　荧光显微镜装置

所谓荧光色素，系指吸收固有波长的光能（激发光）后又发出新光（荧光）的物质，因此在观察中，就有必要设置水银灯之类的光源以及只能透过特定波长范围内的光的滤光器（激发滤光器）和荧光观察用滤光器（吸收滤光器）[*1]。

荧光显微镜有散射型和透过型 2 种，但其主流仍然为散射型。这种显微镜因系透过物镜照射激发光，故亦能够对不透明支持体上的标本进行观察。在以滤膜器制作标本、对抗氯性微生物所做的检查中，仍旧要使用散射型荧光显微镜。

荧光强度会因激发光的照射而迅速衰减（褪色）。因此，避免随便照射、注意及时观察和拍照就显得十分重要。

[*1] 滤光器种类

带域透过滤光器：这种滤光器在设计上只能透过一定波长范围内的光，按其使用目的，可分别用于激发滤光器和光栅滤光器。因其只从很窄的波长范围内透过，故亦被称为狭带域（band pass）滤光器。

长波透过滤光器：设计的滤光器具有更宽的波域，能够透过超过确定波长的光，被用于光栅滤光器。由于其能够透过的波域较宽，因此亦被称为宽带域（long pass）滤光器。

短波透过滤光器：设计的滤光器具有更宽的波域，能够透过小于确定波长的光，被用于激发滤光器。同样亦被称为宽带域滤光器。

其他尚有多重激发用滤光器正在研制当中。

2.5.3 观察要点

隐孢子虫卵囊及肠贾第虫包囊的检查用试剂，市面上出售的有 2 种，即直接荧光抗体试剂和间接荧光抗体试剂。二者均使用了动物性单克隆抗体，其染色的原理及技法等基本相同。前者把单克隆抗体分子标识成"直接 FITC"（荧光色素；fluorescein-isothiocyanate），通过使标识抗体作用于标本便能够进行特殊染色。后者使用的是没有被荧光标识的单克隆抗体，先使其进行一次性反应，然后再通过让 FITC 标识的二次抗体（确认为动物抗体的家兔血清）发挥作用来进行染色。FITC 作为激发光可吸收波长在 468~505nm 之间的光，并且还能够发出波长在 501~541 之间的绿色荧光，因此被特殊染色的卵囊或包囊可以作为在 B 激发下发出绿色荧光的颗粒加以观察。并且，荧光抗体试剂可以识别（或结合）囊子的浅表性抗原，因此其染色影像一定成为中空的环形。其内部结构不会被染色。

虽然市售的荧光抗体试剂可将非特异反应抑制到最小程度，可是存在于自然界中、呈现交叉反应的颗粒还是不少。因此，被染色的颗粒不一定都是隐孢子虫和肠贾第虫[*1]；在有些情况下，因植物性浮游生物的交叉反应同样会产生染色现象，这不仅从染色性上，而且从形状和尺寸上也很难与原虫的染色加以区别。有鉴于此，作为一种与植物性浮游生物加以区别的方法，推荐利用植物所具有的自发荧光进行观察。由于植物细胞中含有可在细胞内自发出红色光的叶绿素和藻胆素类的色素，因此在 G 激发下观察时，可观察到细胞质内发出红色的荧光。这些色素在吸收波长 486~575nm 范围内的光后，会发出波长 568nm 以上的、从橙色到红色的荧光。而原虫类的囊子则不会自发出红色的荧光。

除此之外，作为辅助手段还要通过 DAPI（4′,6-diamidino-2-phenylindple）染色确认囊子内的核数及其位置（有时也可省略）。DAPI 对核酸（脱氧核糖核酸 DNA）具有很高的亲和性，以 DAPI 染色的核在 UV 激发下会发出苍白色的荧光[*2*3]。DAPI 是一种吸收波长 359nm 附近的光，再发出波长 461nm 荧光（蓝色）的色素。

此外，在接目滤光器中也分为狭带域滤光器和宽带域滤光器 2 种。其中尤以宽带域滤光器（可透过从绿色到红色这样的长波长领域的滤光器）对于荧光抗体染色标本（FITC）的观察更为便利。

2.5.4 微分干扰装置

微分干扰装置系在生物显微镜的基础上又增加了 2 片偏光滤光镜（polarizer）和 2 片 DIC 棱镜，属于偏光显微镜的一种。本装置把因光通过标本时的标本内光学厚度差产生的光路差（二次光线相位差）转换成反差（或称色差），可利用自斜上方投射下来的光线使之成为立体的影像进行观察。其观察影像具有方向性，通过旋转标本便可使色差的方向性改变。

[*1] 需要以微分干扰显微镜确认固有的细微结构（参看本书将要讲述的"微分干扰显微镜"部分）。

[*2] 因为在隐孢子虫卵囊中含有 4 个子孢子，所以囊内可观察到 4 个核。而肠贾第虫则因其成熟程度的不同，可观察到的核由 2 个至 4 个不等，并集中于囊的一端。

[*3] 对于新鲜的（正在保持活性）卵囊等，因 DAPI 不向细胞内渗透，故核亦不会染色。要达到确认 DAPI 核染色的目的，往往需要对试料进行热处理；但这样做的结果，将不可避免地导致其内部结构产生变形。

2.5.5 观察要点

a. 照明方法

克勒照明法是用于显微镜操作的基本方法，这对于微分干扰显微镜来说显得尤为重要。如果把操作步骤概括起来，可一言以蔽之：将标本放在未经调整的显微镜上对准焦点。接下来要做的是，调节控制视野的光圈，确认集中在视野内的影像。上下调整聚光镜，当视野圈内的影像看上去颜色最深、最清晰时再将其固定在该位置（将视野圈内影像结像于标本表面）。再将控制视野光圈的开口部置于视野的中心，打开视野控制光圈。此时，只要把开口程度调整到80％左右，即可充分发挥物镜的解像力。像这样的一系列操作，基本上在每次更换物镜时都要重复进行。

b. 焦距和景深

所谓焦距，系指当某个影像（面）与焦点重合时其前后可同时看清的范围。因与镜头光圈大小成反比例，故倍率越高焦距越短。而景深系指被拍下来的影像其前后看上去很清晰的范围，二者存在着"景深＝焦距÷(倍率)^2"的关系。而且，如果收紧光圈，焦距和景深都会变大。焦距较深的影像亦会成为反差较大的影像，从而产生一种咋看上去很清晰的错觉。然而，假如同时去看焦点面的前后更大范围的影像，则不得不将三维分布的细微结构变成二维投影来进行观察，其解像度会因影像的重叠而受到严重破坏。

抗氯性微生物的卵囊大致成椭圆球体状，其细微结构很饱满（塞满狭小的空间）。在观察这样的结构物时，其要点就在于调小焦距，将焦点尽可能地对准极狭小范围内的细微结构（图2.7a、b）。这时，由于得到的影像反差很低，因此最好调整一下光量，以使其稍稍暗一些。另外，过短的焦距会使焦点面错位（模拟断层像），需要对整个颗粒进行全面观察（图2.8a～f）。此外，在拍摄照片时（因景深浅），建议试着改变焦点面，多拍摄几张。而且，微分干扰显微镜的反差调节是通过光圈和DIC棱镜（因机种的关系，其调节手柄位置亦有区别）进行的。顺便要说的是，关于抗氯性微生物检查的显微镜标本制作，建议采用膜滤器作为支持体。由于微分干扰显微镜系将过滤膜本身作为结构物进行成像，因此为了不对过滤膜影像造成干扰，有必要将焦距调得小一些。

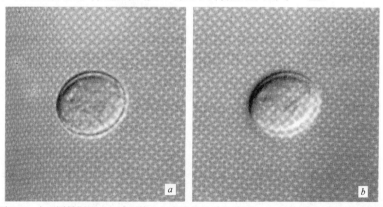

图2.7 由不同景深形成的肠贾第虫包囊影像及其解像度。a：在以较大景深拍摄的照片影像中，包囊内的细微结构相互重叠。b：以较小景深拍摄的照片影像，在模拟的各个断层面上，各种细微结构的成像都很鲜明，没有受到干扰

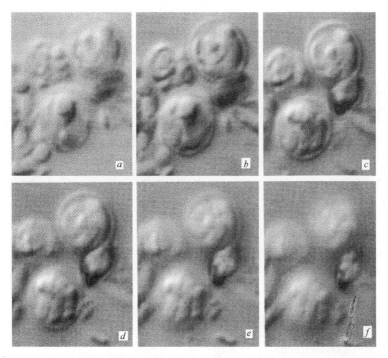

图 2.8 采用不断错开焦点方法连拍的隐孢子虫卵囊。a：在此焦点面，对 1、2 中的任意颗粒都不能确认其具有子孢子样的结构，也无法做出是不是卵囊的判断。b：卵囊-1、-2 都可观察到包囊壁，但却观察不到子孢子。c：卵囊-2 内确认有子孢子。d：卵囊-2 内的子孢子很明显，亦可确认在卵囊-1 内有子孢子。而且，卵囊-2 的囊壁不鲜明。e：看不到卵囊-2 的囊壁。f：所有卵囊都可确认有子孢子

对检查对象隐孢子虫及肠贾第虫的判定，需要观察被囊壁包裹着的细微结构，根据其特征来区分是真还是假。其中很重要的一点便是，应该确认隐孢子虫卵囊内有无子孢子，肠贾第虫囊内是否立体配置着各种细微结构（4 个核、轴柱、鞭毛或弯刺等）。为此，观察者必须熟知隐孢子虫和肠贾第虫的卵囊等的内部结构。亦即，如果对隐孢子虫或肠贾第虫的内部结构不太了解，就难以辨别其真伪；也无法检测到它的存在。当然，在拍摄作为证据的显微照片时，也就不可能知道该把什么样的内部结构收入照片内。

隐孢子虫卵囊：可看到囊内有 4 个子孢子（图 2.9a、b）及一些大颗粒（残体：图 2.9b）。卵囊壁上有一条被称为缝合线的脱囊时留下的开口部（图 2.9a）。破坏的卵囊这条缝合线会打开（图 2.9c），形状变得很奇特（常常会通过荧光影像被观察到）。此外，残体（residual body）则系子孢子游出后的卵囊内残留物图（2.9d）。

c. 肠贾第虫包囊

这是通过确认包囊内立体配置着各种细微结构（4 个核和轴柱以及被称为鞭毛或弯刺等的结构）而做出的判定。

图 2.10a 系自腹部一侧看到的滋养体骨骼扫描影像，可观察到吸附圆盘和 4 对鞭毛。而且还可观察到，其轴柱束（箭头处）沿着体中央前后伸展。图 2.10b 系横断滋养体中心

60　第 2 章　原虫

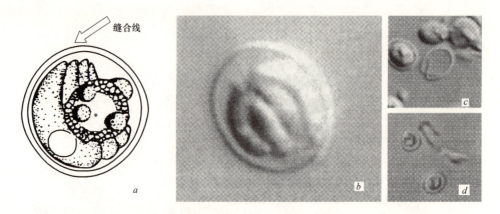

图 2.9　隐孢子虫卵囊的示意图及其微分干扰显微镜像。a：示意图。囊内满布 4 个子孢子和残体以及其他颗粒。b：通过微分干扰显微镜可观察到 4 个子孢子。c：子孢子游出后的卵囊或破坏后的卵囊可观察到其囊壁表面的缝合线。d：子孢子游出后的卵囊内残留物

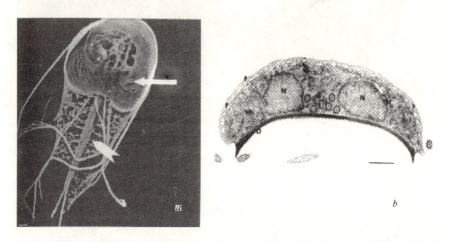

图 2.10　肠贾第虫滋养体的电子显微镜像。a：从腹部一侧看到的滋养体骨骼扫描影像。可清楚地观察到吸附圆盘（←指处）和 4 对鞭毛。而且，沿着体中央前后伸展的轴柱束（箭头处）。b：滋养体横截面（透视电子显像）。吸附圆盘成扣碗状结构，并以整齐的梳状结构形成圆盘（转载自 M. Benchimol，*Biol. Cell*，96：291-301　2004）

部的透视电子影像，其明显的特征是，经常见到有 2 个核及扣碗状结构的吸附圆盘，以及 4 对鞭毛等。吸附圆盘周围的骨骼形成整齐的梳状结构。

　　在图 2.11 中，对比显示了包囊的电子显微镜像和微分干扰显微镜像；而电子显微镜像则能够确认通过滋养体看到的细胞小器官。其不同之处在于，在包囊内观察不到吸附圆盘；取而代之的是，构成吸附圆盘骨骼的梳状结构被分解成小断片保存在细部质中。这样的结构，与通过显微镜观察确认的弯刺及其形状和分布位置等非常一致。并且，微分干扰像的轴柱束亦与轴柱和纤维的束相一致。附带说一下，所谓轴柱系指位于鞭毛等中心的轴结构；而鞭毛则指当轴柱被细胞膜包围后突出细胞外的状态。还有，肠贾第虫的滋养体会在宿主的肠道内以二分裂急剧增殖；即使被囊壁包裹着，其细胞分裂仍部分进行，细胞小器官则以被复制状态进入休眠期（成熟包囊·）。因此，在成熟的包囊内可观察到 4 个核。

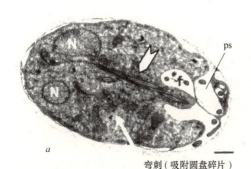

图 2.11 肠贾第虫包囊的电子显微镜像与微分干扰显微镜像比较。a：包囊电子显微镜像，可观察到细胞质内的核（N）、轴柱（箭头所指）和大量吸附圆盘碎片（箭头处）[引自（2）S. L. Erlandsen, et al. /in ＜Giardia＞, eds. B. E. Olson et al]。b：包囊的微分干扰像。与电子显微镜像比较，微分干扰像的轴柱束与轴柱和纤维的束一致。而且，弯刺与吸附圆盘的碎片一致。所谓轴柱系指位于鞭毛等中心的轴结构；而弯刺则指当轴柱被细胞膜包围后突出细胞外的状态

文　献

1) M. Benchimol, Participation of the adhesive disc during karyokinesis in *Giardia lamblia*, *Biol Cell*, **96**：291-301(2004).
2) S. L. Erlandsen, S. Weissner, C. Ottenwaelter, Investigation into the life cycle of *Giardia* using videomicroscopy and field emmision SEM. In： "Giardia", B. E. Olson, M. E. Olson, P. M. Wallis eds. (2002), pp. 3-14.

2.6　预防对策

2.6.1　预防对策的基础

a. 预防对策的重要性

为了防止因病原微生物中抗氯性很强的隐孢子虫等原虫引起的自来水感染，应把强化有关水源保护、集水区域监测、彻底的净水处理、从水源到自来水龙头全程的水质管理等预防对策作为目标，这一点非常重要。如果系抗氯性较弱的病原细菌之类，哪怕原水多少被其污染一点儿，也能够依靠彻底的加氯消毒手段使病原细菌灭活，从而解决自来水的污染问题；可是，对于即使再轻微的隐孢子虫污染，也丝毫不能抱有这样的幻想。因此，就不能完全依赖净水处理手段，而必须以综合治理的观点制定防止污染的措施。

在日本的饮用水水质标准中，关于微生物，规定以大肠杆菌浓度作为粪便污染的指标，同时亦将普通细菌作为标准项目；但并未将病原微生物本身确定为标准项目。即使在WHO有关饮用水水质指导方针[1]中，亦采取了同样做法。水中的病原微生物多种多样，按其种类而各有不同的特性和活动规律，彼此的差异非常之大，从科学角度上看，至今尚不明了的问题也很多。因此，要想给它们都制定出适当的标准亦非易事。何况，即使制定出一个临时性的标准，按照这样的标准进行日常的水质监测和管理也几乎是不可能的。

有关水质检测的问题，经常为人们所提及。可是，当检测结果判明水质真的存在问题时，检测过的饮用水早已被送到了用户那里。因此，当知道检测结果时事情已经无法挽

回。尤其是在某一时段摄取了超过一定数量的病原微生物时，介水传染病便会迅速流行起来。类似这样危及健康的现象，与那种长期连续摄入极其微量的某种元素并逐渐在生物体内蓄积、最终造成有害化学物质慢性中毒的情形有很大不同。

通过以上所述可知，为了有效防止供水系统被隐孢子虫之类原虫污染，便应强化预防对策，采取日常程序管理和水质监测等一切手段，以确保饮用水的安全；而且还应该定期确认那些可能与饮用水污染有关、却没有被人们认识到的异常现象。

b. 应采取何种预防对策

供水系统的任务，是安全便捷地为用户提供饮用水。而对供水系统的水质管理，则是一项确认饮用水安全便捷，并为此提供保证的重要业务。因此，对于供水系来说，包括水质管理在内的种种业务，都是围绕着构建一个可化解损害饮用水安全性和快捷性的因素或使其最小化的系统而进行的，并且还将日常可靠地运转这一系统作为目标。有关预防隐孢子虫等原虫污染对策，不能仅停留在水质管理上，而要涉及到所有层面，需要建立一个对顺利实施对策起到支持作用的体制。

饮用水中的污染物质，按照其起源，通常可做以下的分类。
1）含在原水中、在净水过程中未除去的
2）净水过程中混入或新生成的
3）给配水过程中混入的

从过去的案例来看，凡由隐孢子虫等原虫引起的饮用水污染事故，几乎无一例外地都起因于原水污染。在净水过程中发生的原虫污染，如果除去故意行为，尚未发现。至于给配水过程中的污染，虽然从前曾发生过平塚市的储水槽污染事故[2]等，但说起来都属于意外。据上所述，为了防止隐孢子虫等原虫对饮用水的污染，便应将防止原水污染当做头等重要的大事，只要能做到这一点，就可以防患于未然，使大半的污染事故不致发生。

由饮用水引起的隐孢子虫集体感染事件的主要原因及其对策　　表 2.10

过　程	事件发生的主要原因	对　策
取水	【(对人具有传染性隐孢子虫)给饮用水原水造成的污染】 ・集水区域存在污染源 ・隐孢子虫进入取水点 等等	【防止饮用水原水污染】 ・找到集水区域所有的污染源 ・对取水设施周围及集水区域进行监测 等等
净水处理	【净水处理设备不完善】 ・设施不完善 ・运转管理水平低 等等	【强化净水处理】 ・完善净水设施 ・对净水设施采用最佳管理手段 等等
给配水	【饮用水的再污染】	【防止再污染】

调查一下过去发生过的由饮用水污染导致的隐孢子虫集体感染事件的主要原因，加以整理后，便能够将其归纳在表 2.10 中。如果不算在给配水过程中产生的饮用水再污染现象，剩下来更多的是，因原水污染和净水处理不善这 2 个条件叠加造成的集体感染事故。因此，为了防止发生这样的事故，显而易见，就应该将设法防止原水污染以及进行可靠的净水处理作为重要的对策。

由隐孢子虫造成的饮用水原水污染，往往都发生在集水区域有污染源或自污染源排出的隐孢子虫进入供水系统取水点的时候。因此，作为对策之一，需要在集水区域找到所有的污染源，并在此基础上加强对取水设施和集水区域的监测。与此同时，还应考虑在净水处理方面都存在哪些设施不完善和运转管理不周到的地方。万一原水受到隐孢子虫的污染，为了发挥净水处理彻底阻断污染扩散的作用，便应该事先配置用于过滤等可彻底除掉隐孢子虫或使其灭活的设施，并保证这些设施经常处于正常运转状态。通过实施以上的对策，便能做到防患于未然，基本上不会再发生隐孢子虫导致的污染事故。

在表2.10中，特意附上了"（对人具有传染性的隐孢子虫）给饮用水原水造成的污染"这样的注释。这是因为不同种类的隐孢子虫对人所具有的传染性也存在很大区别的缘故。过去，人们一直认为，可对人感染的隐孢子虫是 $Cryptosporidium\ parvum$；而免疫功能缺陷者也会被 $Cryptosporidium\ muris$ 感染[3]。在隐孢子虫中，既有可感染人的，也有不会感染人的。关于这一点，最新的研究成果让人们有了更多的了解[4]。不过，在此为了避免产生混淆，对这一问题将不再进一步做扩展阐释。详细内容，可参看本书"2.1 构成威胁的原虫种类及其生物学特征"等相关章节的讲述。

c. WHO 制定的"水安全计划"

为了防止由隐孢子虫之类原虫造成的污染，实现确保饮用水安全的目标，以下措施将是不可或缺的：对从水源至水龙头的饮用水整个流程采用适当的综合性手段进行水质管理。从这一观点出发，在 WHO 饮用水水质指导方针第3版第1卷[1]中，大力推广"水安全计划"，而且在计划中引入了危害程度分析重要管理点方式（Hazard Analysis and Cyitical Control Point，HACCP），并建议供水事业体制定实施这一计划的办法并在实践中加以运用。作为推动这一计划出炉的背景之一，便是在不少发达国家相继发生了饮用水的隐孢子虫污染事故。

在"水安全计划"中，首先将基点放在如何对从水源到水龙头的整个供水系统潜在的危害因素（hazard）进行分类和可能造成危害的评价上，然后要求制定出供水系统的监测计划，实施体系化的水质管理，建立起紧急情况下的反应机制，并完善其他各种支援计划等。供水事业体通过将这些内容形成文件，并纳入到综合性管理中去的做法，主要是为了达到防患于未然的目的，不再发生因饮用水造成健康危害的事故。

在对潜在的危害因素进行分类和对可能产生的危害加以评价时，了解水源及集水区域的现有状况应居于重要位置。有关这些情况，应与净水处理和配水过程结合起来，具体地指出以下内容：为进行评价而应该收集的信息、设想的危害及其控制方法等。

上面讲到的 WHO 的观点，不仅顾及到由隐孢子虫之类原虫造成的污染问题，而且在制定一般性供水系统安全对策等广阔的领域内都极具参考价值。

d. 对饮用水进行安全性评价的国外事例

在此，作为以确保饮用水安全为目的的新支援对策的一个案例，我们向读者介绍新西兰在公共卫生方面对供水事业体的等级划分[5]。

在新西兰，为了对优质饮用水的持续安全供给真正做到了什么程度做出公正的评价，卫生保健部从公共卫生角度对供水事业体实施了分级管理。这样的等级划分，早从10年前即已开始进行。但以近来的饮用水水质标准修订和隐孢子虫污染问题作为背景，又对其重新进行了全面的审查。类似这样的等级划分，与关于表示水质最低要件的水质标准及水质检测的各项规定不同，作为对这些规定的补充手段，可以对供水事业体做出以下判定：被当做将因可能的污染给健康造成的风险控制到最小程度的一道屏障，供水事业体到底是否具备满足这一要求的条件。

水源和净水处理等级划分[5]　　　　　　　　　　　表 2.11

等级划分	内　　容
A1	可完全满足要求——风险低至可忽略的程度,较高的水质正在实现
A	可满足要求——风险程度极低
B	可满足要求——由净水厂供给的水,其风险程度很低
C	风险程度勉强满足要求——从净水厂供给的水,含有微生物风险低;但化学性风险程度不能满足要求
D	风险程度不能满足要求
E	风险达到不能允许的程度

配水过程的等级　　　　　　　　　　　表 2.12

等级划分	内　　容
a1	可完全满足要求——风险低至可忽略的程度,较高的水质正在实现
a	可满足要求——风险程度极低
b	可满足要求——水的风险程度低
c	风险程度勉强满足要求
d	风险程度不能满足要求
e	风险达到不能允许的程度

不同供水规模的最低要求[5]　　　　　　　　　　　表 2.13

供水人口	水源净水处理	配　　水
10000 人以上	B	a
5001~10000 人	B	b
5000 人以下	C	c

等级划分系以水源、净水处理和配水过程作为对象，由卫生保健部的评价负责人使用指定的调查单，每年进行现场调查，并将调查结果采用 Aa（大写字为对水源和净水的评价，小写字为有关配水过程的评价）等字体公布。等级划分的顺序则如表 2.11 和表 2.12 所示，根据饮用水污染的危险程度，总共分为 6 级。而且值得注意的是，即使平时的水质很好，一旦出现的污染具有发生事故的很大危险时，仍然会做出较低的评价。为了避免由隐孢子虫等原虫引起的健康风险，哪怕只是短暂的污染也不能让它发生。此外，如表 2.13 所示，根据供水事业体规模的大小，规定了水中应最低限度清除的对象物的先后顺序，与小型供水事业体相比，给大型供水事业体规定的标准更加严格。

在新西兰进行的这种尝试，由于引入了外部评价机制，因此对于提高饮用水的水质管理水平是可以期待的，而且对日本也具有重要的参考价值。

2.6.2　水源对策

a. 对自来水水源的保护

自来水系以河流、湖泊、水库和地下水等作为水源。这些水源都没有被隔离开，而是开放的水环境，多多少少都存在被隐孢子虫等原虫和其他有害化学物质污染的危险。现实中由隐孢子虫等原虫造成的饮用水污染，如前所述也几乎都起因于自来水原水的污染。仅从这一点看，就知道保护自来水水源是多么重要。

由日本厚生劳动省制定和颁布的《关于饮用水中隐孢子虫暂行对策方针[6)]》（下略称《暂行对策方针》）明确指出，隐孢子虫等原虫寄生于人畜体内，并可使人畜共同感染，然后随着人畜粪便排出体外，因此作为水源对策，

当地表水或地下水取水设施附近的上游处以及浅井周边配置了有排出隐孢子虫可能性的污水处理设施等的排水口时，应将该排水口移往取水口等的下游处；而且至关重要的是，将取水口等设在这样的排水口上游处作为一项永久性对策，应在与相关部门协调的基础上实施之。

○虽然在正常情况下很少有在接近污水处理设施等的排水口下游处设置自来水原水取水口的，但是在配置特别有可能被隐孢子虫污染的污水处理设施的情况下，仍有进一步提醒的必要。

○此外，假如不得不考虑在原水取水口上游附近配置污水处理设施的话，也应该将其排水口安置在原水取水口的下游处。有关类似的问题，作为供水事业者均需要与相关部门充分协商。

如表 2.10 所示，集水区域存在污染源，再加上从污染源排出的原虫进入取水点，是形成因原虫所致的自来水原水污染的重要条件。由于隐孢子虫卵囊在环境中的存活率很高，因此当集水区域存在污染源时，即使这一污染源与取水点之间尚有一定距离，也应该做出存在原水污染可能性的判断。何况，污染源就在原水取水口附近，将会直接受其影响，原水污染的可能性就更要高得多。因此在这种情况下，一个较好的办法是，尽可能变换取水口或排水口的位置，逆转其上下游配置关系，以使取水口不受来自污染源的排水的影响。

b. 对污染源的把握和检测

饮用水的水质在很大程度上取决于原水的水质。对原水水质产生很大影响的是集水区域的状况。因此，对集水区域的污染源分布和污染物质排放状况的把握，成为供水系统中水质管理的第一步。

人畜共有的寄生性原虫的发生源是人和动物。在集水区域内有城市和村落的情况下，家庭排水处理设施或下水道终端处理场、农村集中排水处理设施、粪尿处理场、公共厕所和家庭用粪尿净化槽等，都可能成为污染源。另外，如果还有牛、猪等家畜饲养设施的话，则是威胁更大的污染源。其他如医院、动物园和宠物店等，作为原虫排放源亦应引起人们的重视。再有就是各种野生动物，同样是原虫排放源之一。

尽管供水事业体对自来水水源保护所拥有的权力受到一定限制，但至少应该做到以下各点：主动收集有关污染源存在及分布等集水区域状况的信息，对污染源状况进行日常监测，并及时把与监测结果有关的信息对外公布，同时根据实际情况提出整改的请求等。譬如，仅仅以每年 1 次的频度对原水和净水进行隐孢子虫检查，当发现水质异常才开始行动，这绝不能满足水质管理的需要。为了真正落实原虫污染的预防对策，必须在集水区域的信息收集和监测方面投入更多的精力。

2.6.3 对供水系统采取的措施

a. 对供水系统应采取何种措施

当需要对供水系统的原虫污染采取措施时，最重要的是，首先要真正了解污染的危险程度有多大，并以此为根据来改造供水系统以及使净水设施的运转管理更加合理化等。

此外，虽然对隐孢子虫等原虫已采取了充分的对策，亦绝不意味着由这类原虫造成污染的现象不再发生。因此，为了防备事态真的发展到那种程度，便要事先编制出隐孢子虫污染对策手册，供技术管理人员等所有现场负责人参照，以便临场进行相关信息的收集，冷静地判断形势，迅速采取适当的行动，并随时将事态发展情况通报给相关人员。

这样的污染对策手册中所包含的主要内容，可列举出以下几点。
1) 对自来水用户的通报和饮用指导
2) 供水设施的应急预案（停止供水、变更水源、水质检查以及对被污染设施的清洗等）
3) 与都道府县等供水行政管理部门的协调

其中特别是水质检查，其结果将会对事后的应对措施产生很大影响，因此十分重要。何况，对水中隐孢子虫等的检查系水质检查中的特殊一项，直至得出正确的结果之前，始终需要熟练地进行操作。因此实验操作必须按照国家规定的实验方法[7]慎重进行。当认为实际已存在污染时，除了要参照国家制定的《饮用水隐孢子虫等检查结果交叉核对实施要领》[8]等对同一标本迅速进行交叉核对外，还要事先建立起与附近可信任的检测机构协作的体制。

b. 供水设施的改造

当判断自来水原水存在被隐孢子虫等原虫污染的危险时，应该尽可能改变水源，从没有污染危险的水源处取水，或者需要提前对净水设施进行改造，即使万一事态真的发展到原水被原虫污染的程度，亦可通过净水处理除掉原虫或使其灭活。

在暂行对策方针中，对供水系统设施改造提出以下要求，

> 其自来水原水有被隐孢子虫污染危险的净水厂，必须进行可除掉隐孢子虫的净水处理。无论是否存在污染的危险，在尚未实施这些处理的净水厂中，都应尽快地对净水处理设施加以改造，或者改变水源位置，从不存在隐孢子虫污染危险的水源取水。

在此基础上，又对净水处理和水源变更做出如下规定，

> 依据水道法第 5 条第 4 项之规定制定的供水设施技术标准的省（即部。——译注）令（2000 年 2 月 23 日厚生省第 15 号）明确指出，"当存在原水中混入抗氯性病原微生物的危险时，必须安装可除掉这些微生物的过滤设施等"。在据上述 2（指对自来水原水存在隐孢子虫污染危险的判断。——笔者注）判断自来水原水有被污染危险的净水厂中，应该采取以下措施中的任意一种。
> ・为了除掉隐孢子虫，采用快滤法、慢滤法或膜滤法等各种手段做净水处理。
> ・变更成不存在隐孢子虫污染危险的水源。
> 并且，即使是平时不使用的水源，在判断其存在污染危险时，同样要采取上述措施。

规定了供水设施技术标准的省令（下略称为设施标准）规范的对象，包括从自来水原水取水到配水的所有设施，自 2000 年 4 月起重新执行。鉴于 1996 年发生在埼玉县越生町的隐孢子虫集体感染事件的严重性，这个设施标准特别规定了当存在隐孢子虫污染危险时，净水处理所应采取的对策。

另外，在暂行对策方针中亦做出类似规定，无论是否存在隐孢子虫污染危险，凡必需的清除设备不完善的净水厂，在应该停止取水时，都必须采取如下措施。

> 正在安装可去除隐孢子虫设备的净水厂，按照平时规定测量原水浊度，并及时了解其计测结果和变动情况，如因枯水等导致原水浊度值高于正常值时，在原水浊度恢复至正常值之前，原则上应停止取水。
>
> 不过，在因上游的河川工程施工使自来水原水浊度上升时，尽管有些施工并不一定会将河中沉淀物翻搅起来，但未必就不会出现隐孢子虫造成的污染，因此应该视其施工种类、场所及其他情况做出是否有必要停止取水的决定。

c. 日本供水设施改造现状

关于日本供水系统隐孢子虫对策的实施状况，厚生劳动省已将其综合调查结果公布在自己的官方网站上[9]。根据这一调查结果，按照暂行对策方针实施预防对策的状况如表 2.14 所示。从 2004 年 3 月末至现在，在以地表水、地下水、浅井和深井为水源的 19931 座净水设施（全部以净水为受水的设施除外）中，存在自来水原水隐孢子虫污染危险的设施（需要采取预防对策的设施）总计有 4811 座（占总数的 24.1%）；这其中的 2751 座设施，已经采取了增加过滤装置等预防对策，但其余的 2060 座设施，对增加过滤装置等议题尚在研讨当中。还应该指出的是，在这样的设施中，有 1593 座、即约 77% 都属于采用简易供水系统的小规模供水事业者。

按照暂行对策方针实施预防对策状况　　表 2.14

	供水事业		饮用水供给事业	专用供水系统	合　计
	供水系统	简易供水			
调查对象净水设施数[*1]	5139	9487	173	5132	19931
供水人口	117038764	6124014	—	590200	123752978
需要实施对策净水设施数[*2]	1514	2877	153	267	4811
实施对策已经完成的净水设施数[*3]	1050	1421	150	130	2751
对增加过滤装置正在研讨中的净水设施数[*4]	464	1456	3	137	2060
供水人口（人）	3656354	857413	(14016)[*5]	45783	4559550

（据厚生劳动省水道课调查结果）

[*1] 所谓"调查对象净水设施"，系指以地表水、潜流水、泉水和地下水（浅井及深井）为水源的净水设施（即净水受水以外的设施）。

[*2] 所谓"需要实施对策净水设施"，系指从自来水原水中检出隐孢子虫、肠贾第虫或作为其指标的细菌那样的设施。

[*3] 所谓"实施对策已经完成的净水设施"，系指在需要采取对策的净水设施中，按照暂行对策方针已经采取了永久性预防对策的设施。

[*4] 所谓"对增加过滤装置正在研讨中的净水设施"，系指在需要采取对策的净水设施中，对按照暂行对策方针采取增加过滤装置等永久性对策尚在研究阶段的设施。并且，目前这些设施正把对自来水原水浊度的监测当做应急手段，一旦发现因渴水导致原水浊度高于平时水平时，立即停止供水。

[*5] 为避免与终端供水事业重复，饮用水供给事业的人口数被统计在括弧内。

供水系统中检出隐孢子虫等原虫的有关情况及其对应事例[9]（2005年12月至今）

表 2.15

年度	停止供水次数	都道府县市町村	类别	净水处理	长期对策	备 注
1996	1	埼玉县越生町	供水系统	快滤	设膜滤装置	从净水中检出隐孢子虫,全部居民14000人有8800人感染
1997	2	鸟取县鸟取市	简易供水	仅做加氯处理	与供水事业合并	从原水中检出隐孢子虫,无人感染致病
		兵库县山崎町	简易供水	仅做加氯处理	设膜滤器	从原水中检出隐孢子虫,无人感染致病
1998	2	福井县永平寺町	简易供水	快滤	加强对净水处理的管理	从原水中检出隐孢子虫,无人感染致病
		兵库县梦前町	简易供水	仅做加氯处理	设膜滤装置	从原水中检出隐孢子虫,无人感染致病
1999	1	山形县朝日村	供水系统	仅做加氯处理	从大型供水事业受水	从净水中检出隐孢子虫及肠贾第虫,无人感染致病
2000	3	青森县三户市	简易供水	仅做加氯处理	设膜滤装置	从净水中检出肠贾第虫,无人感染致病
		冲绳县名护市	小型供水系统	简易过滤及加氯处理	与供水事业合并	从净水中检出肠贾第虫,无人感染致病
		岩手县平泉町	简易供水	仅做加氯处理	变更水源,设快滤装置	从净水中检出肠贾第虫,无人感染致病
2001	5	爱媛县今治市	供水系统	仅做加氯处理	中止使用现有水源	从净水中检出隐孢子虫,无人感染致病
		岩手县釜石市	简易供水	慢滤	加强对净水处理的管理	从净水中检出隐孢子虫,无人感染致病
		兵库县山崎市	简易供水	仅做加氯处理	设膜滤装置	从净水中检出隐孢子虫,无人感染致病
		鹿儿岛县财部町	供水系统	仅做加氯处理	计划设膜滤装置	从净水中检出隐孢子虫,无人感染致病
		爱媛县北条市	供水系统	快滤,活性炭处理	更换滤材,拟加强净水管理	从净水中检出隐孢子虫,无人感染致病
2002	1	山形县新庄市	简易供水	仅做加氯处理	作为应急对策设膜滤装置,长期拟与供水事业整合	从原水中检出肠贾第虫,无人感染致病
2003	2	大分县别府市	供水系统	仅做加氯处理	中止使用现有水源	从原水中检出肠贾第虫,无人感染致病
		山形县米泽市	小型供水系统	仅做加氯处理	作为应急对策设膜滤装置,长期拟变更水源	从净水中检出肠贾第虫,无人感染致病
2004	0	大阪府丰能町	简易供水	慢滤	2006年实现净水受水目标,并正在与供水事业整合	从原水中检出隐孢子虫,无人感染致病 *虽停止取水,但有来自其他系统的临时供水,故供水尚未停止
		兵库县宝塚市	供水系统	快滤	确认安全前限制饮用,强化净水处理	从原水及净水中均检出肠贾第虫,但无人感染致病
计	17					

如上所述，尽管存在着隐孢子虫污染的危险，但至今尚有许多净水设施没有采取设过滤装置等必要的整改对策。因此，如表 2.15 所示，差不多每年都从数个供水系统中检出隐孢子虫，并不得不以停止取水之类的手段应对之。在诸如此类的事例中，尤为引人关注的是，不仅仅在原水中，甚至也从做了过滤处理的过滤水里检出了隐孢子虫等原虫。因此像这种即使做了过滤处理，因各种条件使然，仍会有少量隐孢子虫等混入过滤水中的现象，必须引起我们的警觉。不过，自 1996 年埼玉县越生町发生集体感染事故以后，迄今为止在认为已被隐孢子虫等污染的自来水供水区域里，尚没有确认出现过起因于饮用水的隐虫病之类的传染性病人。

此外，虽然在暂行对策方针中没有做出明确规定，但不妨这样认为，对于供水系统中由隐孢子虫以外的原虫、特别是肠贾第虫给供水系统造成的污染，亦完全可以采取应对隐孢子虫的各种措施，不存在什么特别的问题。其理由如下：在暂行对策方针中，作为对策具体列举出防止原水污染和进行过滤处理等。其中关于防止原水污染的问题，隐孢子虫和肠贾第虫的污染源均为人及动物，二者存在许多相同之处，甚至各自的卵囊和包囊在环境中的活动状况等亦无显著区别。而且，在进行过滤处理时，由于肠贾第虫包囊要比隐孢子虫卵囊大些，因此如果能够彻底除掉隐孢子虫卵囊，可以认为肠贾第虫包囊的清除率一定会只高不低。不过，类似过滤这样的机械筛分处理毕竟不算是精细的净水处理技术，而且即使在使用臭氧处理和紫外线照射之类的物理化学净水处理技术时，也同样需要对个别的处理效果及清除率进行评价。

d. 认为存在原虫污染时的应急措施

关于确定饮用水等的原虫污染实际存在时供水系统该采取何种应急措施，参照"暂行对策方针"的相关规定阐释如下。在由饮用水中原虫等导致的传染病实际流行的情况下，应该采取的应急措施则如本书"第 6 章 应急预案"所归纳的内容。

供水系统的预防对策不够充分，这是不言而喻的事实。即使事先制定的预防对策很完备，有时也会由隐孢子虫等原虫造成饮用水的污染。当从饮用水中检出隐孢子虫等抗氯性病原微生物时，必须按照《饮用水健康危机管理实施条例》的要求，迅即向厚生劳动省报告，与此同时还要根据"暂行对策方针"的相关规定，采取停止供水等必要措施。对只做加氯消毒处理的供水系统，不要幻想会彻底除掉隐孢子虫等原虫，因此即使不是在饮用水中、而是在原水中检出了这类原虫时，也有必要采取相同的措施。

"暂行对策方针"关于饮用水存在隐孢子虫污染时供水系统的应急措施做了如下阐述：

> 当饮用水存在被隐孢子虫污染的可能性时，应该在采取停止供水手段的基础上，再进一步加强对净水处理的管理，或者中止在有污染危险的水源取水以及变更水源等，然后对配水管道进行彻底冲洗，通过检查其中有无隐孢子虫来决定是否影响其作为饮用水利用，在得出肯定的结论后再重新供水。

以此为基础，还对采取停止供水等必要措施做出如下规定：

〇实施停止供水等

当存在饮用水被隐孢子虫污染可能性时，应迅速采取可靠的停止供给饮用水的措施。为此，应该在平时经常维护所用的阀门，使其处于正常工作状态。

○强化净水处理

净水厂运转过程中，调整净水用药剂的添加率和过滤速度，创造适宜的净水条件，让净水的浊度保持在0.1度以下。

○停止取水和变更水源

在无法进行正常净水处理的情况下，应停止在有隐孢子虫污染危险的水源取原水，尽可能变更成没有被粪便污染的其他水源。

此外，关于一旦发生停止供水的情形该如何满足人们日常生活需要的问题，则做了下面的考虑：

○确保供水

因断水给生活带来的重大影响以及缺少洁净水造成的诸多不便是想而知之的，因此应该事先就选定没有受到污染的备用水源，以供紧急情况下使用。而且还要提前对设备进行改造，使之更加完善，必要时可增加自来水供给事业的供水量。

作为一个现实的问题，供水系统的效能也依赖于规模的大小。要想将一个大型供水系统的供水停止下来或变更其水源，也不是一件轻而易举的事。停止供水，必将会给用户的日常生活及社会经济活动带来重大的影响。而且不仅如此，如果真的停止了供水，待确认问题得到解决后再顺利地恢复供水，这对于规模越大的供水系统其困难也越大。然而，即便不这样做，一旦隐孢子虫等原虫的污染成为显而易见的事实时，就会像我们在过去的污染事例中看到的那样，给更多自来水用户的健康造成伤害的危险增大，并因此不得不停止供水。供水事业体应该充分理解这些问题，事先制定出切实可行的应急预案，以免事态发展到不得不停止供水的程度。

另外，当万一需要停止供水时，作为一种紧急措施，可考虑使用移动式膜过滤装置进行净水处理，或者以水槽车供水等。

在日本，检查隐孢子虫所需要的采水量，以原水约10L，饮用水20L作为标准[7]。需要注意的是，这些采水量是判定其中有无隐孢子虫污染时的前提。即使是相同的试料，只要采水量稍多一些，就将增加检出隐孢子虫的可能性。上述的采水量，不仅考虑到检测作业的效率，而且从健康风险的经验性观点看来，这一设定也基本上是合适的。

e. 恢复供水时的措施

一旦发现隐孢子虫污染停止供水，又通过采取变更水源等措施使问题得以解决之后要恢复供水时，需要按照事先制定的程序慎重地进行。

在"暂行对策方针"中，对恢复供水时应该采取的必要措施做了如下陈述：

○清洗被污染的设施

在排出被污染的配水系统内的自来水的同时，使用没有被污染的自来水彻底清洗配水管及配水池等设施。合理地布置排水系统，检修配水管网。

○实施水质检测

对从供水阀门流出的水、配水池和净水池内的水进行与隐孢子虫有关的检测，分别从供水阀门、配水池和净水池中各采集水样 20L，以确认其中检查不出隐孢子虫（为了提高可靠程度，在做水质检测前，可将各种采集的样品增加到 3 份，每份 40L［亦即在同一地点取样 3 次，每次 40L，合计 120L］)。

在通过采取变更水源的措施使污染问题得到解决后要重新供水时，按照新的规定，亦必须与自来水原水同时进行水质检测。

2.6.4 对净水处理采取的措施

这里所说的净水处理中的隐孢子虫等原虫对策，主要列举出了快滤、慢滤和膜过滤等处理方式；至于从除掉原虫的观点看来在运转管理上应该注意的重要事项，则系根据"暂行对策方针"进行阐释的。除此之外，多多少少也涉及一点儿臭氧处理和紫外线照射的话题。

下面与各种净水处理技术有关的讲述是作为基础信息，主要依据 WHO 饮用水水质指导方针[1]中的相关内容，对各种原虫去除率数值所做的汇总和整理。尽管如此，希望在对待和处理这些数值时要格外谨慎。关于通过净水处理手段除掉隐孢子虫等原虫这一课题，从室内实验到现场调查，迄今为止在各种各样条件下已经做过相当多的研究，通过这些实验得到的去除率数值在有关论文中亦多有报告。并且，根据这些研究结果编写的科普类书籍，其中亦记载着具有代表性的去除率数值。本书亦不例外。可是，有关去除率的信息，如果能够在从除掉原虫角度对净水处理技术做出评价的同时，相互之间再进行比较的话，其意义确实非常之大。不过与此相反，假如对这些去除率数值一味采取生吞活剥的态度，那是很危险的。在未经深思熟虑的情况下，便将这些去除率直接应用于各种净水处理技术，并不会自动地得到任何保障。必须充分考虑到，即使适用于某种净水技术的去除率，在不同现场条件下，原虫的去除率也是不一样的。何况，实际的原虫去除率，亦因其在原水中的浓度以及不同时间段的运转条件而存在差异。因此，即使本书中涉及到的去除率数值，说到底也只能将其当做一种参考信息。

另外，在"2.6.5 维护管理重点项目"一节还将详细介绍快滤、慢滤和膜过滤等各种方式在维护管理方面的注意事项。

关于采用这些过滤方式的净水处理技术以及臭氧处理技术的详细情况，请参看《供水系统设计指导方针》[11]和《供水系统维护管理指导方针》[12]等。

a. 过滤方式概述

在供水系统的净水处理中，用来除掉隐孢子虫等原虫最具代表性的技术是过滤。过滤是一种主要靠机械筛分作用清除杂质的技术，作为对这一原理的应用，有快滤（或称快速砂过滤）、慢滤（或称缓速砂过滤）和膜过滤等净水处理方式。如前面讲过的，日本的许多净水厂往往采用砂过滤的处理方式，"暂行对策方针"还规定，作为去除隐孢子虫等原虫的一种技术手段，过滤是标准的处理方式。

在"暂行对策方针"中，要求供水事业者在从有隐孢子虫污染危险的水源取水后，必须将过滤等净水处理方式作为应对措施，为了使净水处理更彻底，还应做到以下几点：

(1) 经常了解过滤池出口水的浊度变化,将过滤池出口水的浊度保持在 0.1 度以下。

(2) 对每种过滤方式都需要实施切实的净水管理;尤其是在采用快滤时,即使原水浊度很低,亦应以混凝剂进行处理。

(3) 诸如混凝剂添加量和过滤池出口水浊度等,凡与净水设施运转管理相关的事项,都应留下记录。

进而对快滤、慢滤和膜过滤方面的共同注意事项,则提出以下要求:

• 将过滤池出口水的浊度保持在 0.1 度以下。为此,应该做到能够将原水水质变化及时地反馈到净水处理操作中去。而且,此时仅靠目测已不能判断净水处理效果,必须使用浊度计。

• 过滤池出口水的浊度,应在各个过滤池逐一测得;当无法做到这一点时,亦应对各个处理系统进行检测,并要全部留下记录。

上述关于将过滤水浊度保持在 0.1 度以下的要求,系以美国从公共卫生风险观点出发应该实现的目标值作为参考提出的,而且只要过滤是在正确管理的基础上进行的,要达到这一水平高度在技术上亦被认为是完全可能的[13]。自 1996 年制定"暂行对策方针"以后,先不说过滤水是否一直保持在 0.1 度以下,至少迄今为止在供水范围内再未出现过 1 例可以确认的由饮用水污染引起的隐虫病患者。从这样的意义上讲,上述规定亦可以说是此前正确经验的一个证明。

b. 快滤方式

快滤方式,即设置混合、絮凝、沉淀和快滤等程序的方式,是日本在净水处理中应用最广泛的一种方式。根据 WHO 饮用水水质指导方针[1],在通常的混合、絮凝和沉淀过程中,原虫去除率的基准值为 30%,如果能够在良好的条件下进行运转管理的话,其最大值可达 90%。此外,高速混凝沉淀过程中的原虫去除率基准值达 95%;如果采用合适的高分子混凝剂进行处理,其最大值达到 99.99%($4\log_{10}$)。而快滤的原虫去除率基准值为 70%;但在最佳混凝条件下的最大值则可达 99.9%($3\log_{10}$)。

可作参考的一个例子是,平田等人[14]在以河水为水源、采用快滤方式做净水处理的某净水厂中,以每月 1 次的频度采集原水 50L、过滤水 1500~3000L,对其中是否含有隐孢子虫和肠贾第虫的情况做了长期调查,并将调查结果列在制成的图 2.12 和图 2.13 中。从图中可以看出,各种原虫的阳性率如下:隐孢子虫在原水中为 100%(30/30),在过滤水中为 47%(28/60);肠贾第虫在原水中为 93%(28/30),在滤后水中为 12%(7/59)。而且,看图便可一目了然,隐孢子虫和肠贾第虫二者在原水中浓度的去除率都在 2~$3\log_{10}$ 左右。此外,据报告称,这座净水厂对由隐孢子虫等造成的原水污染早有思想准备,因此对滤池运转严格进行管理,所有检测日的滤水后浊度通常都保持在 0.02 度以下,最大也没有超过 0.03 度。

接下来,在"暂行对策方针"中,又对快滤的注意事项做了以下阐述。原文较长,这里只能引述其中的梗概。

a) 混凝用药剂的添加

• 即使原水的浊度很低,如果仅用快滤池过滤,也不要期望能够彻底除去包括隐孢子虫在内的胶质

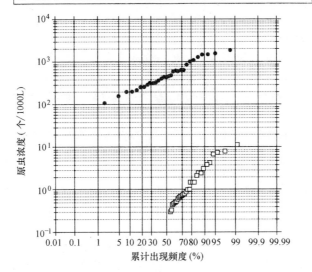

图 2.12 原水和滤后水中隐孢子虫浓度累计出现分布

物及悬浮物质等，因此必须使用混凝剂进行处理。

- 配备必要的检测仪器，精心维护使之经常处于良好状态，以便可以根据原水的浊度、pH 值、水温和碱度等的检测结果，添加适量的混凝剂，而且能够将 pH 调整至适当值。

- 因为混凝剂的添加率基本上是通过待处理原水的烧杯试验确定的，所以应该定期地做这样的烧杯试验。并且，为了确认混凝剂的添加率及 pH 值是否合适，便应充分掌握原水水质以及与其连带的混凝沉淀处理水及过滤水的浊度之间的相互关系，然后再将这一信息反馈给混凝剂添加率及 pH 的调整。

- 当原水水质发生剧烈变化时，需要做烧杯试验；但在将该试验结果用于混凝剂添加率之前肯定会有一段滞后的时间。

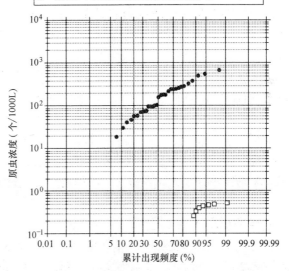

图 2.13 原水和滤后水中肠贾第虫浓度累计出现分布

因此，应该事先将浊度成分（上游的河床底泥等）加入原水中使其变成人工高浊度水，以这样的水做试验，并根据试验的结果及过去的实际测得值来设定高浊度水的混凝剂添加率。此外，当在水源地发现污染源时，则应对设定的投加率做出修正。

- 混凝剂和碱性剂之类的净水用药剂，必须遵守其使用期限的规定，有关添加率等事项要留存记录。

b) 混凝操作

- 添加混凝剂后立即进行搅拌，使混凝剂均匀地扩散到全部原水里。

- 当须改变混凝用药剂的投加率时，必须对多个絮凝池和沉淀池的处理结果进行确认。

c) 沉淀操作等
- 应在细心观察沉淀池的停留时间和池内流速的基础上，进行充分的沉淀处理。
- 当有必要提高沉淀效果时，应设置斜板。

d) 快滤操作
- 不应骤然改变过滤池的过滤速度。
- 在过滤池即使很少出现堵塞的情况下，亦应定期进行清洗。
- 过滤池的清洗，应采用适当的反冲洗速度。
- 在一般情况下，过滤池的反冲应以反冲排水的最终浊度降至 2 度以下为目标。如果可能，最好将其降至 1 度以下。
- 由于过滤池在反冲后其过滤功能不会立刻恢复，因此在过滤池出口浊度降至 0.1 度以前的水都要排放掉。

e) 对返回原水中的过滤池反冲水的管理
- 凡与返回原水有关的运输和管理都应给予充分重视，以确保饮用水原水水质不发生剧烈变化。
- 尽可能维持排水地等区域的减低浊质功能，并保证在过滤池已被捕捉的隐孢子虫不再重新回到净水厂去。

在采用快滤方式做净水处理时，进行适当的混凝操作是其中的重要环节。这一操作就是要选择合适的混凝剂种类，为了将 pH 调整至适当值，便需要添加适量的混凝剂。在混凝处理方面，近年来不仅用碱来做碱度调节；而且通常也使用酸调节 pH 值。这从取得最佳混凝效果的观点来看，无疑是件好事。通过将 pH 调整至适当值，在混凝沉淀等过程中彻底除掉原虫似乎已经不再是一件可望而不可即的事了。另外，在进行快滤时，过滤的操作要十分谨慎细致。尤其是在过滤的开始和结束阶段，细心观察滤后水的浊度是很重要的；而且必须做这样的考虑：根据情况将过滤开始阶段的滤后水全部排放掉。

在对快滤池定期进行反冲洗时，需要选择合适的冲洗方式和设定反冲条件，以确保蓄积在滤层的浊质被彻底除掉。而且，当反冲结束时，还要注意到反冲排水的浊度情况，一定要在浊度下降到很低之后再停止清洗。另外，在采用快滤方式做净水处理时，多半会将过滤池反冲排水的一部或全部作为原水的一部分回收再利用。因此，本来已经在过滤池里被除掉的原虫，有可能随着返回水重新进入原水中。为了能够彻底避免发生这种现象，应该在排水池等处尽可能将污泥分离，只把上面的澄清水返回。

c. 慢滤方式

以慢滤方式做净水处理，主要是一些原水清澈的小型净水厂等。按照 WHO 饮用水水质指导方针[1]的要求，采用慢滤做净水处理的原虫去除率基准值为 50%，但运转管理适当的话，可达到 99%（$2\log_{10}$）。

在"暂行对策方针"中，关于慢滤提出以下几点注意事项。

- 为防止生物过滤膜破损，过滤速度不应超过 5m/d，并且过滤速度不要发生剧烈变化。
- 假如要再利用捞出的过滤砂，必须进行彻底清洗，直至清洗水的浊度降到 2 度以下为止，其清洗水不可作为饮用水原水利用。
- 在捞取过滤砂后，一边排放过滤水，一边从较低的过滤速度开始一点点地提高速度，直至重新形成生物膜及净水浊度降到 0.1 度以下。

在慢滤过程中，特别是在捞取滤层表面的过滤砂之后过滤池要重新运行时，对上面提到的过滤速度的设定以及过滤水浊度的管理等方面，应给予充分的重视。

d. 膜过滤方式

日本在净水处理中一般采用的膜过滤方式，主要有微滤（microfiltration；MF）和超滤（ultrafiltration；UF）。根据WHO饮用水水质指导方针[1]中的数据，使用MF的原虫去除率，在做适当的前处理、并且膜过滤装置不存在特殊问题的情况下，可达到99.9%～99.99%（3～4$\log_{10}$）。通常MF的公称孔径（即名义上的孔径，通常用以表示可获得90%去除率的颗粒直径）最大也只有0.2μm左右。因此，通过采用MF膜过滤，几乎能够完全除掉隐孢子虫等原虫。由于UF膜的细孔径比MF膜的细孔径更小，因此可以认为实际的原虫去除率甚至比这还要高些。

另外，最近日本正在开发一种以除掉隐孢子虫为目的的大孔径MF膜，并已开始在实际中应用。这种大孔径MF膜的孔径约2μm，比普通的MF膜要大得多，尽管指望其去除率达到水质浊度的要求几乎是不可能的，但有报告称，如系大小5μm左右隐孢子虫，则可清除6$\log_{10}$以上。如果与隐孢子虫等原虫的高效率去除相结合，便有这样的优点：因膜滤阻力小，故可设定更高的膜滤流速。

在此想要提醒读者的是，采用膜滤方式时的原虫去除率，并非只取决于膜的公称孔径。还有一个与公称孔径同等重要的因素，那就是细孔径的分布状况。滤膜表面的无数个细孔，通常是以某个孔径为中心近似百分比分布的。问题在于这种分布的程度乃至范围。譬如说，即使公称孔径小到与隐孢子虫卵囊的尺寸相比也足够小的程度，但细孔径分布的范围太大，其去除率照样也不高。并且，与之相反的是，即便公称孔径与隐孢子虫卵囊尺寸非常接近，只要细孔径分布在一个狭小的范围内，隐孢子虫的去除率仍然很高。前面提到的大孔径膜，便是一种具有后者特点的滤膜。

无论是采用MF膜还是UF膜，在膜滤运行过程中都应该防止发生因滤膜破损造成的原虫泄漏事故。只要正确组装滤膜，经常保持其处于密封可靠的正常状态，便可以认为要实现前面讲的去除率是有把握的。但假如由于某种原因造成滤膜破损的话，随着水的浊度提高，原虫的去除率也会下降。通常配备的膜滤装置，都预想到了发生这种情况的可能性，并设定了一旦真的发生意外会立刻启动警报装置的程序；不过，在平时亦不能放松对装置运转正常与否的监测。

至于采用膜滤法做净水处理时的注意事项，"暂行对策方针"的要求大致如下。

- 为了防止滤膜破损酿成事故，在仔细监测和检查有无异常的时候，一旦发现异常应立刻停止该膜滤装置的运行。

在膜滤装置中，必须设有可自动停止装置运转的机构，以备在万一因滤膜破损导致膜过滤水浊度急剧上升的情况下，使装置立刻停止运转。对破损的中空类滤膜可以补修，必须在确认其已不存在问题的前提下，才可以恢复装置的运转。

e. 臭氧处理

臭氧处理被用于日本供水系统的一部分净水厂中，目的是为了分解和清除消毒副产物前驱物质及臭氧氧化物等有机物。臭氧处理虽然没有被列入"暂行对策方针"中，但据现在所掌握的情况，其对隐孢子虫等原虫的灭活是有效果的。据WHO饮用水水质指导方针[1]提供的数据，在进行臭氧化处理时，为了能够使99%（$2\log_{10}$）的隐孢子虫灭活所需要的CT值，22℃时为4.4mg·min/L；1℃时为40mg·min/L。而在pH值6～9的条件下，使99%（$2\log_{10}$）的肠贾第虫灭活所需要的CT值，15℃时为0.63mg·min/L；1℃时为1.9mg·min/L。其中当水温接近常温时的CT值，差不多刚好相当于日本臭氧处理的一般条件。因此，在采用臭氧处理的情况下，基本可以认为处理结果会使$2\log_{10}$左右或更多的原虫灭活。

只要将臭氧处理当做隐孢子虫等原虫的一项对策，就没有什么特别需要注意的事情。只是因臭氧是一种强氧化剂，故需要按处理臭氧的一般原则加以留意。

此外需要注意的还有，作为设施标准，在进行臭氧处理时，都要求后续必须做粒状活性炭处理。这是因为通过采用臭氧处理产生的副生成物，可以期待利用活性炭处理去除。

f. 紫外线照射

紫外线照射在日本的供水系统中尚无使用的先例（但已被用于排水系统），即使在"暂行对策方针"中也未建议将其用做使隐孢子虫等原虫灭活的处理技术。然而，紫外线照射作为一种以灭活病原细菌为目的的饮用水消毒技术，在欧美却得到了长足的发展，并取得很大成绩。特别是最近的研究表明，该技术对于使隐孢子虫灭活具有显著效果[例16]。有关详细情况可参看后面的"2.6.6 消毒"。据WHO饮用水水质指导方针，在进行紫外线照射时，为了使99.9%（$3\log_{10}$）的隐孢子虫灭活所需要的照射量为$10mJ/cm^2$；而使99%（$2\log_{10}$）的肠贾第虫灭活所需要的照射量为$5mJ/cm^2$。不会像其他处理场合那样在水中残留药剂及副产物，这是紫外线照射的一大特点，也是一个优点。因此，紫外线照射作为在净水处理中使隐孢子虫等灭活的一项很有前途的技术，正在引起人们的关注。

当在净水处理现场采用紫外线照射时，对其效率产生很大影响的是以浊质为主、含在处理水中可吸收紫外线的各种成分及其含量。因此，实际应用中的重点是，应该先将浊度降下来，然后再进行紫外线照射；或者先了解清楚处理对象水吸收紫外线的特性，然后调整装置使其确保性能要求，以充分得到所需要的照射量。另外需要注意的是，如果在现场长期使用紫外线照射装置的话，由于处理对象水污染程度的关系，污染物会附着在灯泡表面上，大大地降低紫外线照射的效率。

2.6.5　维护管理重点项目

a. 净水厂中的水质监测

为了能够供应安全性很高的饮用水，必须对净水厂中最终处理水的水质进行经常性的检测。而且，为了使净水处理的运行安全可靠，还应对每道处理工序的水质进行监测，不放过任何一点点处理水质恶化的蛛丝马迹，及时采取应对措施。

为了能够在净水厂对是否已彻底清除了具有抗氯性的微生物及时做出判断，在一般性的水质项目中，主要指标是滤池出口水（下称滤后水）的浊度。

在旧的《关于饮用水中隐孢子虫暂行对策方针（厚生劳动省，2001年修订）》中，有以下规定:"经常掌握滤池出水的浊度变化情况,将滤池出口的浊度维持在 0.1 度以下"。

这意味着,在使用"浊度"这一实时的、可自动计测的指标,对与浊度有关、混入滤后水中微生物的多少进行评价时,只要在 0.1 度以下,就被认为能够大概率地防止供水系统成为发生集体感染的原因。

此外,除了浊度仪,也可以使用粒子仪,以更严密地监测浊质的泄漏。

下面要讲述的,是有关这些监测仪器的种类和特征以及维护管理方面的注意事项等内容。

(ⅰ) 监测仪器
(1) 浊度仪的种类和特征

为了测定浊度,除了采用"比浊法"、"透过光测定法"和"积分球型光电光度法"等人工分析方法求得结果之外,还可以采用通过仪器连续自动测定的方法,其中包括"散射衍射光方式"、"前向散射光方式/光遮断方式"、"透过散射方式"和"表面散射方式"等。

为了对净水程序进行管理,最好使用连续自动仪器监测水的常态浊度,并将有关数据记录下来。关于浊度仪的种类和特征,如表 2.16 所示。

(2) 粒子仪的种类和特征

为了检出饮用水中所含的浊质,除了浊度仪之外,也可以使用粒子仪。由于粒子仪能够检测出水中浊质的大小和数量,因此作为一种应对病原性原虫类的手段,具有极其重要的作用。关于粒子仪的种类和特征,如表 2.17 所示。

(3) 浊度仪和粒子仪的特性

图 2.14 系通过采用 2 种方式(扩散放射法、激光散射衍射法)的浊度仪和粒子仪,同时检测同一个滤池的出口水所得数据的比较结果。可以看出,即使都使用浊度仪,亦会因仪器种类的关系使测定值存在差异;而粒子仪则会比浊度仪更快地检测到浊度的上升倾向。

在选择测定仪器时,应留意浊度仪的特征(表 2.16)和粒子仪的特征(表 2.17)等。

(ⅱ) 设置场所

从取样地点角度说,滤后水浊度的测定方法,可分为①在位于所有滤池出口的净水管采集水样的"逐池测定"(图 2.15A 地点)和②在净水渠等每个系统内集中采集水样的"系统测定"(图 2.15B 地点)。

另外,如果从测定仪器的设置场所角度划分,则有设置在采样地点旁边的"现场设置方式"和用取样管将水样送至水质化验室等处、并利用设在那里的测定仪器集中测定的"中央集中设置方式"[17]。

滤后水最理想的采样地点,应该是像图 2.15A 所示的那样涵盖各池;但因所需仪器台数过多的关系,或许会有一定困难,这时也可在 B 地点对各处理系统进行监测。

将浊度仪设在现场的现场设置方式,测得数据的滞后时间很短,药剂的添加控制可以更加稳定可靠,因此是一种最理想的方式[17]。不过,由于将每台测定仪器都摆放在现场,显得分散而又凌乱,因此在维修作业和环境的温度及湿度的设置方面也存在一定问题。

第2章 原虫

表 2.16 浊度仪的种类和特征

测定方式	散射衍射光方式	前向散射方式/光遮断方式	透过散射方式	表面散射方式
测定原理	将粒子投影面积之和换算成浊度	将粒子的大小和数量换算成浊度	将透过光与散射光强度之比换算成浊度	当光投射水面时,将其散射光强度换算成浊度
光源	半导体激光	半导体激光	光源灯	光源灯
测定范围	0～2度	0～2度 *微粒子 0.5～100μm 0～10000个/mL	从0～0.2度起 0～2000度	从0～0.2度起 0～2000度
特性	最小分解能:0.0001mg/L 可重复性:±3%FS以下	直接线性:±2.5%FS 可重复性:±2.5%FS	直接线性:±1～3%FS 可重复性:±2～2.5%FS	可重复性:±2%FS
试料流量	50mL/min	50mL/min	0.5～20L/min	1.5～2L/min
特征	·即使是浓度极低的微细浊质颗粒亦可检出 ·不需要进行归零调整等日常维护 ·必须使样品流量保持稳定	·有粒子仪功能 ·即使是浓度极低的微细浊质颗粒亦可检出 ·不需要进行归零调整等日常维护 ·必须使样品流量保持稳定	·较早的测定方式 ·需要进行归零调整等日常维护 ·不易适应样品流量的变化	·较早的测定方式 ·需要进行归零调整等日常维护 ·不易适应样品流量的变化

表 2.17 粒子仪的种类和特征

测定方式	光遮断方式	前向散射光	前向散射光/光遮断方式（混合型）
测定原理	光束被颗粒遮断，根据遮断光强度测定粒径	只聚集由颗粒造成的散射光，再根据散射光强度测定粒径	将光遮断与前向散射结合起来测定粒径
光源	半导体激光	半导体激光	半导体激光
测定范围	2～400μm 0～15000 个/mL(2μm)	0.5～7μm 0～100000 个/mL(2μm) *浊度 0～2 度	0.5～100μm 0～10000 个/mL(2μm) *浊度 0～2 度
测定区段	2～100μm(任意 8CH)	0.5,1,3,7μm(固定 4CH)	0.5,1～100μm(任意 10CH)
特性	可重复性：规定值±5%以内	可重复性：规定值±5%以内	可重复性：规定值±5%以内
试料流量	100±5mL/min	50±5mL/min	50±5mL/min
特征	·即使是不散射光的颗粒亦可测定 ·不能测定 2μm 以下的颗粒 ·需要使样品流量保持稳定	·有的机种附带浊度仪功能 ·可测定微细颗粒 ·需要使样品流量保持稳定	·有浊度仪功能 ·可测定较大范围的粒径 ·需要使样品流量保持稳定

80　第 2 章　原虫

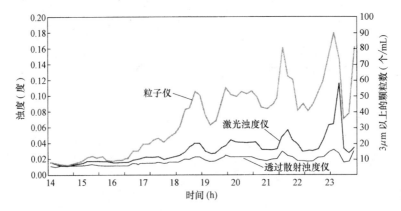

图 2.14　浊度仪和粒子仪的特性（横滨市水道局小雀净水厂［试验中心］）

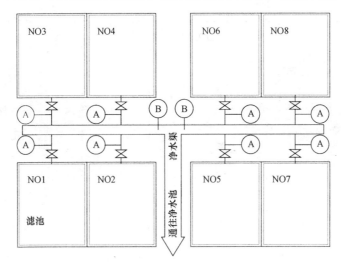

图 2.15　滤后水浊度测定地点

中央集中设置方式的优点是，可以将仪器的设置环境控制在良好的条件下，维护和检修起来也比较方便；但有时会因在取样管内停留时间过长而产生滞后现象，造成控制系统的障碍。而且，在取样管内停留时间过长、水质变化，除了是产生测定误差的原因之外，往往还可能导致取样管破损和取样泵出现故障，直接给检测作业带来影响[17]。

（ⅲ）维护管理注意事项
（1）精度管理
为了保持自动计测仪器的精度，应该定期以人工分析等可信赖的方法进行水质检测，并与自动计测仪器的测定值相互对照，再根据对照结果对仪器加以调整。

尤其是作为一项病原性原虫类的对策，甚至能够看到这样的例子：相对于数座滤池，却只配备了 1 台高灵敏度浊度仪或粒子仪，依靠反复开关取样管阀门的间歇式（图 2.16）操作来取样和检测，借此提高滤后水的监测精度。

（2）维护检修
日常的维护检修，主要是清洗浊度仪的测定槽和去除有机玻璃窗上的污渍，每月还应进行 1～4 次的归零调整。

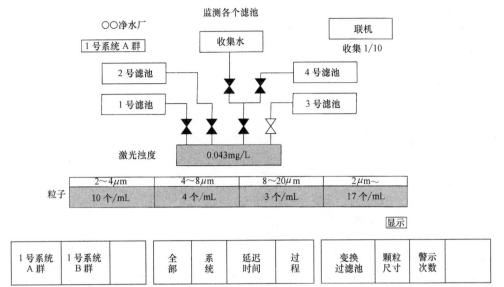

图 2.16 使用高灵敏度浊度仪和粒子仪同时进行监测。在该监测画面的例子中，只开启由 3 号滤池伸出的取样管阀门采集水样。在使用激光浊度仪和粒子仪自动计测的过程中，仪器显示浊度为 0.043mg/L；2μm 以上的颗粒数为 1mL 里 17 个。通过手动或程序控制来变换阀门的操作，依靠高灵敏度浊度仪和粒子仪各 1 台对 4 座滤池和收集水同时进行检测

为了防止取样管中间的浊质沉淀，应该调整取样量，使管内的流速充分大。特别是在进行原水和沉淀处理出水的浊度监测时，更要注意对取样管路做适当的清洗。

b. 净水设施的维护管理

一般的净水处理方法，大致可分为①只采用加氯消毒的方式、②慢滤方式和③快滤方式等。本节按照不同的净水方法，分别讲述考虑到抗氯性病原微生物对策的净水设施维护管理方面的注意事项。

（ⅰ）对只采用加氯消毒方式的维护管理

这一方法仅适用于以地下水为水源等原水水质良好、依靠加氯消毒的单一手段便能够经常得到符合水质标准的净水的场合。

在取水设施周围及其上游处有处理人或哺乳动物粪便设施等排出源的情况下，有必要对其做出存在隐孢子虫污染饮用水危险的判断。这时，假如通过对自来水原水的检测，发现里面有指示菌（大肠杆菌及厌氧性芽孢菌），即应判断存在被隐孢子虫等污染的可能性，必须迅速采取适当的过滤措施。

（ⅱ）对慢滤方式的维护管理

慢滤作为净水方法的一种，主要是依靠在砂层中生长的好氧性微生物形成的皮膜的作用捕捉水中的悬浮物和一部分溶解性成分，然后进行氧化分解。由于慢滤池只在砂层表面部分截留悬浊质，容易增大水头损失，因此在应用方面受到原水水质的制约；而在维护上，则需要进行沙层的耙平作业。不过，作为一种基本的生物处理手段，它无需添加任何药剂便能够获得稳定的净化功能。因此，生物膜的管理应该是维护管理上的重点。

(1) 运行水位
尽量使滤池水位经常保持在规定水位（沙面以上 90～120cm）以上[18]。

(2) 过滤速度
过滤速度以 4～5m/d 作为标准。为了防止微生物泄漏，不要将过滤速度提得过高。

(3) 水头损失
滤池的水头损失应该是掌握滤池状况的最重要信息，因此必须经常加以关注。譬如，当水头损失急剧上升或下降时，便是滤膜或滤层出现异常的征候，应该立即中止过滤进行检查[19]。

(4) 清池作业[20]
虽然水头损失会因连续不断的过滤作业而逐渐增大，但只要一达到允许限度便可以通过清池作业使过滤能力得到恢复。水头损失的允许限度，即是在滤层内不产生负压的限度，约为 90～100cm；不过在实际操作中为安全起见，最好给这一限度留出一定的余地。

在进行清池作业时，要将砂层表面（包括生物膜）均匀地刮去 10～12mm 左右厚的一层。

清池处理后，应以缓慢的速度（3m/d 以下）过滤排水，直至发现生物净化功能后再逐渐提高过滤速度。过滤功能的恢复，在夏季约为 1d，冬季则需 7d 左右（图 2.17）。

(5) 补砂作业[21]
为了使滤池的功能得到恢复，在经过反复的清池作业（池内砂层减少 1～2cm/次）使砂层变薄后，其净化功能已不充分，因此当砂层厚度减至 40～50cm 时即应该进行补沙作业。

补砂作业前的清池作业与一般的清池作业没有什么区别，应该分 2～3 次挖取上面的砂层，将已经不干净的约 5～10cm 厚上层滤砂全部清除掉。

先在下层铺敷净砂（新砂），再将挖出的旧砂铺在新砂上面（上下颠倒），要使砂层厚度一致，并将砂面耙平。原则上，补充新砂后砂层应该恢复至规定的厚度。由于当放入的水漫过砂层表面后会使砂层收缩下沉，因此应在规定厚度的基础上再增加 5～10cm。

(6) 滤池开始使用[22]
在新建或补砂作业刚结束的滤池中，因没有生成微生物群，故尚不能发挥正常的过滤功能。为了能够启用滤池，应该一边不断排水一边进行连续的过滤，以待重新生成生物膜（约需 30～40d）。在操作上，过滤速度从 1m/d 开始，再使其阶段性地提高，目标是 1 个月后达到规定值。在启用时，必须先对过滤水的水质进行检测，以确认其符合安全标准。水质检测的项目有，浊度（0.1 度以下）、色度、一般细菌和有机碳总含量（TOC）等。

(7) 洗砂作业[23]
在对挖出的滤砂进行清洗以备再利用时，一直要清洗至其排水浊度达到 2 度以下为止，清洗的排水不得作为饮用水原水使用。清洗后的过滤砂应符合"*JWWA A* 103：2004 供水系统用滤砂"之规定。

(iii) 对快滤的维护管理
快滤是一种用药剂聚合水中悬浮物质、使其附着在砂等过滤材料表面再进行固态分离的方法。因其滤材间隙的规格上下相差数百 μm，故即使原水的浊度很低，如果不使用混

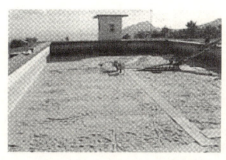 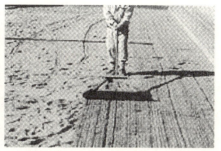

图 2.17 慢滤池的维护作业。左：清理滤砂的情形。右：滤砂清理后的平整作业（扇山净水厂，大分县别府市水道局）

凝剂的话，对去除隐孢子虫卵囊（4~6μm）和肠贾第虫包囊（5~12μm）也不起什么作用。因此，凡是采用快滤方式的净水厂，都要采用后面将讲到的药剂添加管理以及沉淀池和过滤池的运行管理等制度。

(1) 沉淀池的运行管理

快滤系以混合及絮凝程序作为管理上的最大重点。为此，不仅要利用检测仪器等做运行监测控制，而且还必须以目测方法对絮凝池和沉淀池的状况（流速分布、泥浆区状态、沉淀的泥浆是否又浮起等）进行监测。

(a) 沉淀处理出水的目标值

沉淀处理出水的优劣，将会直接影响到滤池中的处理水水质。图 2.18 显示出沉淀处理出水浊度与滤后水浊度之间的关系，随着沉淀处理出水浊度的上升，滤后水的浊度也会升高。而且，从同一幅图中可以看出，假如能够将沉淀处理出水浊度保持在 2~3 度的话，滤后水的浊度也稳定下来，并始终维持在不超过 0.05 度的水平。

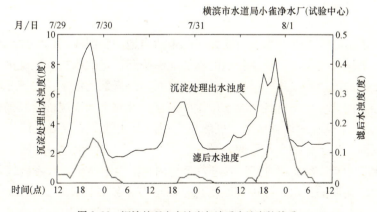

图 2.18 沉淀处理出水浊度与滤后水浊度的关系

图 2.19 是根据过去积累的数据所做的归纳和整理，显示出当滤后水浊度升到 0.1 度以上时，沉淀处理出水的浊度会达到怎样的程度。从中能够看出，在沉淀处理出水浊度升至 3 度以上时，滤后水的浊度达到 0.1 度的概率为 7.5%；而沉淀处理出水的浊度不到 1 度时，其概率竟低到 0.1% 的极端程度。

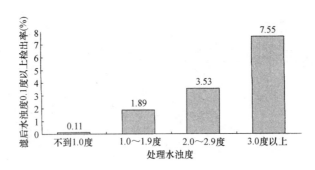

图 2.19 处理出水浊度与滤后水浊度 0.1 度以上检出率的关系。横滨市水道局小雀净水厂（调查期间：1996 年 4 月～8 月）

沉淀处理出水浊度的目标值　　　　　　　　　　　　　表 2.18

事业体	净水厂	沉淀出水目标浊度
东京都水道局	金町净水厂	1.0 度以下
横滨市水道局	小雀净水厂	1.0 度以下
名古屋市上下水道局	大治净水厂	小于 1.0 度
仙台市水道局	中原净水厂	0.5 度以下
东京都水道局	朝霞净水厂	0.5 度以下
神奈川县内大型水道企业集团	西长泽净水厂	0.5 度以下
横滨市水道局	川井净水厂	0.5 度以下
大阪府水道局	村野净水厂	小于 0.5 度

从以上所述可以看出，为了确保滤后水处于良好状态，便一定要从沉淀处理程序开始实施恰当的水质管理。为此，关键是应该经常检测沉淀处理出水的水质（如浊度等），设定表 2.18 那样的目标值，并围绕这一目标实施运行管理。

(b) 关于添加混凝剂

如果采用快滤，则必须添加混凝剂进行处理。混凝剂添加不良系造成滤后水浊度上升的原因之一，因此必须根据原水水质变化状况来适当地调整混凝剂的添加率。此外，还应该定期检修药剂注入设备，以确保药剂的添加能够按照设定的添加率准确进行。

除了混凝剂的添加率以外，搅拌强度及其时间、混凝剂的添加地点等亦同样会对混凝造成很大影响，因此应事先对各个净水厂做些调查，针对不同情况确定其最佳条件。

图 2.20 显示了这样的调查结果：虽然采用相同形式的高速混凝沉淀池，但因混凝剂添加地点不同而产生了处理水水质的差异。在 1995 年、1996 年这一期间，A 系统将混凝剂注入到原水管中；B 系统则将其注入进各个池内。图表中显示，A 系统经常位于基准线之上，而相对于同期的原水，处理水浊度总是高于 B 系统。因此，到了 1997 年，开始对 A 系统加以改造，使其亦能向各个池内注入混凝剂，1997 年以后就消除了 A、B 系统处理性能之间存在的差别。

■确定投加率的方法

确定投加率的基本方法是使用待处理的原水做烧杯试验。烧杯试验除了要定期做以外，还应该根据原水水质变化情况（浊度、pH 值、水温、碱度和 TOC 值等）随时进行。

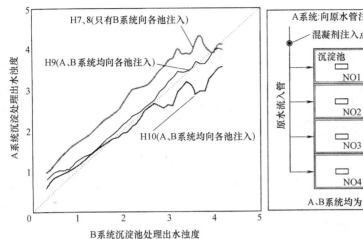
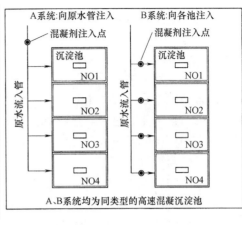

图 2.20　因混凝剂注入点不同导致的混凝效果差异（1995～1998 年横滨市水道局小雀净水厂数据）

如果根据过去的数据事先编制出表示原水水质与正确投加率关系的混凝剂投加率换算表，对于迅速处理瞬间出现高浊一类的问题将会十分便利。另外，近年来又开发出自动烧杯试验仪和混凝传感器等仪器，如果将其组合到注入控制装置中去，便有可能实现混凝剂添加的自动化。

■对投加设备的保管和管理

混凝剂与水或其他药剂发生反应后，析出的不溶性沉淀物有时会堵塞注入设备及配管内孔。这也往往成为发生混凝剂添加不良事故的原因，因此在对药剂储存槽和配管设备进行清洗以及存放药剂时都要格外小心。

尤其是在混合混凝剂和氯剂时，因有产生有毒气体的危险，故应事先采取适当措施，以防止将两种不同药剂放在一个储存槽内发生接触。

在同时采用硫酸铝和聚合氯化铝的净水厂内，在更换药剂时必须先彻底清洗投加设备，再用拟更换的药剂冲洗一遍。

存放已久的混凝剂，其处理效果会大大降低，故应注意其使用期限。

（c）排泥作业

■平流式沉淀池

在使用污泥耙机清除污泥时，将耙板的速度设定为 12m/h（在浊度高、絮体易沉降时设定为 36m/h），使絮体翻卷上来，以防止其沉淀。而且，为了保证功能发挥处于正常状态，还应该对排泥阀及污泥耙机定期进行维护和检修[24]。

■高速混凝沉淀池

剩余的污泥，则从通常使用的浓缩器抽出；并通过定时器来调整抽出量的多少。由于原水的浓度较高，仅从浓缩器排泥则难以满足要求，可能会将部分污泥留给下一个循环，因此也需要从底部的排泥阀排泥，以保持适当的污泥浓度和污泥区位置。为了尽量减少排泥时对池内的影响，最好采用短时间频繁排泥的方式[25]。

(2) 滤池的运行管理

(a) 滤速

如果在连续过滤中使滤速骤然提高的话，便会让已在滤层中被捕捉到的絮体剥离流失，有使滤后水水质恶化的危险，因此必须避免。

在滤池清洗之后，当要重新开始过滤时，应该缓缓打开清水阀门，直至经过一段时间达到设定的开度为止，这对防止初期的浊度泄漏有一定作用。出于同样的目的，也可以采取花上一定时间排掉滤后水（弃水）的方法。[参看"(4) 故障原因及其对策 (a)"]

(b) 何时反冲洗

在快滤池中，假如不将反冲洗作为日常的维护操作项目，便会引起滤后水水质的恶化。通常情况下，在下列 3 个条件中，必须采用其一部或全部，并在满足这些条件的前提下，事先设定可进行自动反冲洗的控制程序。

① 水头损失达到设定值时（通常为 $1\sim2m$[26]）

② 过滤持续的时间达到设定值时（通常为 $24\sim72h$[27]）

③ 有超过目标值的浊质混入滤后水（按照水质项目为 0.1 度以下）

此外，当要重新启动已长时间停止运行的滤池时，必须消除运行停止时残留在水中的氯素，并要进行彻底的清洗，以清除在滤层内生成的微生物[27]。

(c) 反冲洗方法

反冲洗作业时，要将表面清洗或空气清洗与反冲洗结合起来使用。只用反冲洗方法不一定洗干净，并易产生泥球。原则上，清洗时必须使用残留氯素的净水。

反冲过程中的流速和所需要的时间以及采用的方式，都应该以充分取得反冲效果而设定。判断反冲效果最简单的方法，就是看反冲排水的好坏。一般可将 2 度以下定为反冲排水的最终浊度，如果可能最好定在 1 度以下[28]。作为反冲洗的流速标准值，适当的做法是按照反冲洗过程中滤层膨胀率达到 20%～30% 那样设定。而且，还要采用目测方法确认过滤砂的流动状况，随时调整反冲洗的流速。此外，滤层的膨胀率会因水温导致的水黏度改变而产生很大变化。当夏冬两季的水温差在 10℃ 以上时，由于夏季水的黏度（水温差在 10℃ 时的水黏度约相差 50%）低，滤层的膨胀率下降，因此需要加大反冲洗的流速。

表面清洗不彻底是产生泥球的主要原因，因此还应定期确认滤层表面没有残留絮体和微小的泥球。

图 2.21 系反冲洗程序的例子之一。为了提高表面清洗效果，可以在降低水位至接近砂层表面处以及设定表面清洗与反冲清洗组合实施的时间等方面下些工夫。

〔参考〕

· 流动化清洗：在最佳反冲洗速度状态下，过滤砂颗粒最为频繁地相互撞击，依靠摩擦和水流的剪切力使附着的浊质剥离，并使之顺利地离开滤层。

· 空气-水清洗：利用气泡在滤层中上升时产生的振动，将截留在滤层中的悬浊物从滤料上抖落；以水流冲洗的方法，则不应使整个滤层形成流动化状态。

(d) 滤层管理[28]

假如滤层一直处于不适当的状态下，将会影响到滤后水的水质，因此应该定期检查滤层状况（滤层的粒度分布、滤料及滤砂的污染状况和砂层凹凸不平等），一旦发现异常即应改善反冲方法或采取补砂等适当措施。

■ **滤层检查**

对滤层粒度分布、滤料及滤砂污染状况和砂层凹凸不平状态所做的调查，原则上应以全部滤池为对象，每1~3年进行1次。

■ **滤层治理**

通过将下面的①和②结合起来，便可使滤层始终保持良好状态。并且，在进行这些作业的同时，还要维护和检修下部集水装置及清水渠。

① 更新滤层：将滤材全部换成新的。
② 再生滤层：将滤材自过滤池中取出，经清洗和筛分后再重新放回原处。
③ 补砂：根据滤层厚度减少的程度补充新砂。

（3）排放处理水的返回

从原水中除去的原虫类，混在沉淀池的排泥及过滤池的反冲排水内，被输送至排水处理设施中。可以认为一部分已被除掉的原虫类仍然存在于排水池上部的澄清液中，因此从病原微生物对策角度说，最好不要将上部澄清液返回到原水中而直接排放掉。然而，出于"净水厂为封闭型（closed type）"或"水利权不充分，须优先考虑水资源的有效利用"等理由，上部澄清液又都被返回到落水井中。

在排水处理程序的处理水（上部澄清液）要返回原水的情况下，给原水的药剂添加管理带来许多不便，因此无论在其质和量方面都要尽可能地均匀。另外，为了提高返回水的水质，也有一些附加"膜分离"和"悬浮分离"等处理手段的例子。

阪神水道企业集团（图2.22[29]）为了除去返回水中的高浓度浊质、高色度物、藻类等微小生物、铁和锰等，正在采用悬浮分离方式（气浮法）来处理返回水。

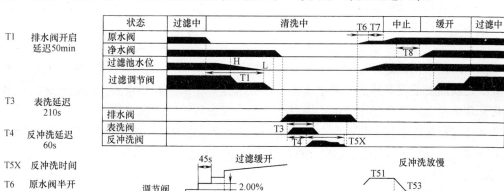

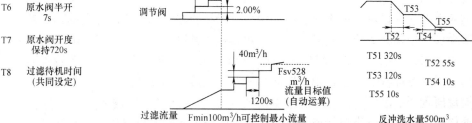

图2.21　过滤池反冲洗程序示例

(4) 故障原因及其对策

(a) 反冲洗后初期浊度泄漏对策

快滤池在反冲洗后重新开始过滤时，其滤后水浊度往往会骤然上升。

这时，可以单独采取下面①～③的对策，或将它们组合应用来加以抑制。

① 实施过滤排水（弃水）

假如滤池的排水阀采用电动控制，且可与反冲洗程序联动，在开启净水阀之前应先将过滤排水阀打开一段时间，当其流速与设定的滤速相等时即可进行弃水。

② 逐渐减少清洗水量

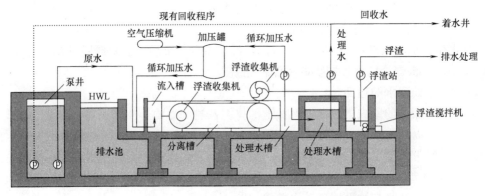

图 2.22 悬浮分离设备处理流程（以阪神水道企业集团为例）

这是一种当滤池反冲洗结束时阶段性减少反冲洗水量的方法。在滤池内的砂层和砾石层比较稳定的情况下，这种方法对于最大限度地从滤层内的滤料上剥离杂质会起到一定作用。

③ 缓开净水阀

这种方法是在开始过滤时缓缓开启净水阀，约需用 30～90min 的时间慢慢增加滤速，直至其达到设定的滤速为止。

(b) 低水温及低浊度的对策

在冬季浊度很低的情况下，水中悬浮物凝聚状况也很差。在有些实例中，可见到添加大量混凝剂硬要使其凝聚成大块絮状物以降低沉淀处理水浊度的做法。可是，这样的絮状物几乎都是由铝的水合物形成的，因其密度低、膨润性差，故很容易自滤池流出，同时还给排水处理带来很大的负担。类似这种情况，应该采取的对策是，"要让形成的絮状团小而坚固"，或"添加带负电荷的胶质物，以维持适当浊度"。

① 添加助凝剂

添加活性硅酸、高岭土、膨润土或活性炭粉末等的方法，因其设备简单、效果好，故一些小型净水厂亦乐于采用。但在引入这一方法时，必须事先做烧杯搅拌试验，以确认其效果如何。

② 微小絮状物凝聚法

将混凝剂减少至根据烧杯搅拌试验求得值的 50%～60%，用较短时间运转搅拌强度很大的絮凝机，通过这样的操作形成粒径只有数十微米、密度很高的均匀絮状物。这是一种对沉淀池的去除效果几乎不抱任何期望，而完全在滤池进行去除的方法。

③ 两级混凝

这是一种将混凝剂补充添加到沉淀处理出水中，使之再次形成絮状物，然后在滤池中将其去除的方法。

验证两级混凝处理效果的试验结果如图 2.23 所示。过滤开始后约 30min，亦将残留的反冲洗水进行了过滤，两者在这一点上没有区别。但在沉淀处理出水中添加混凝剂（PAC 2mg/L 左右）的方式，随后却能够将滤后水浊度的上升幅度减少 1/2 左右。

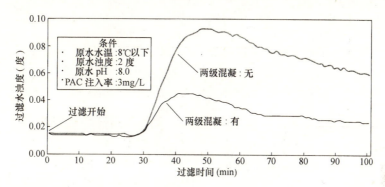

图 2.23　二段凝集处理的效果（横滨市水道局小雀净水场）

〔低温时的混凝剂〕

在水温很低的冬季使用硫酸铝做混凝处理时，由于 10℃ 左右即是絮状物形成变差的临界点，因此需要同时使用助凝剂或聚合铝做混凝处理[30]。在聚合铝中，亦有用于低水温、低碱度原水的高碱度成品。

(c) 原水水温每日变动对策

在以地表水为水源的净水厂里，晴天时的原水水温往往会有很大的变动。尤其是在向上流动式的沉淀池中，如果在室外气温下降时段从下部流入水温较高的原水，便会产生温度密度流，使污泥区上升，从而引起夹带效应。这时即使减少处理量也无法防止密度流的产生，因此应该考虑采取下面的对策。

① 增设倾斜式沉降装置

增设倾斜式沉降装置（斜板和斜管），对于减少表面负荷率是极其有效的。而且，设置的阻流壁可防止产生热对流，更增强了这样的效果。

图 2.24 所显示的是，在同一系统、相同类型（去除悬浮微颗粒用）的 4 座沉淀池中，在 2 座池内设斜管，将其与未设置斜管的沉淀池的处理水进行比较的结果。沉淀处理出水浊度则随着原水水温的上升而出现周期性的反复上升；但与未设置斜管沉淀池中的峰值达到 5 度左右相比，设置斜管的沉淀池则可将浊度控制在 2 度以下。

② 两级混凝

在处理水中追加注入混凝剂，使其再次形成絮状物，并在滤池中除掉［参看"(b)低水温及低浊度的对策③"］。

(d) 原水 pH 值高/低及每日变动对策

添加的混凝剂经加水分解后，会生成金属氢氧化物。通过测定 pH 值便可以知道这种氢氧化物的表面电荷和溶解度，因此混凝作用在很大程度上依赖于 pH 值。

当原水偏碱性或酸性时，可分别加入酸性或碱性药剂来调节 pH 值，使混凝剂用量控

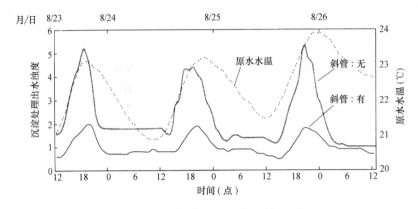

图 2.24 设置斜管的效果（横滨市水道局小雀净水厂）

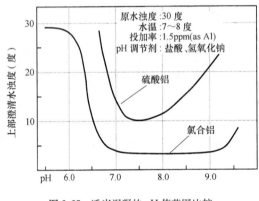

图 2.25 适当混凝的 pH 值范围比较

制在维持适当的混凝范围（图 2.25[31]）的程度。

另外，以地表水为水源的净水厂，晴天时在藻类的二氧化碳同化作用（光合作用）下，往往会使原水的 pH 值每天发生变动，有时也对混凝效果产生很大影响。

① 酸性和碱性药剂的加入

当 pH 值过高时，加入酸。酸性药剂中包括硫酸、盐酸和二氧化碳等。

当 pH 值过低时，加入碱。碱性药剂中包括供水系统用的液体苛性钠、熟石灰和碱石灰等。

② 组合使用混凝剂处理[30]

在藻类的影响等因素作用下，原水的 pH 值升高时，即使使用混凝范围广、混凝效果优异的氯合铝，其投加率也多半会很高。假如同时使用硫酸铝和氯合铝的投加设备，通过二者的组合应用，往往会使混凝效果得到更好的发挥。

(iv) 对膜滤方式的维护管理

采用膜过滤方式，即使孔径较大的精密过滤膜（MF 膜），其可分离的粒径亦只有 $0.05\sim0.1\mu m$，尚不足隐孢子虫卵囊大小的 1/40，因此作为具有抗氯性病原微生物的对策，这是一种可靠性极高的处理方法。

但是，为了防止膜的破损，必须配备可发现膜有异常的系统。当发现膜有异常时，立即停止该系列（或机组和组件）各部分的运行，并毫不迟延地采取应对措施。

(1) 运行管理上的监测项目

为了使膜滤设施正常运转，应该对膜压差、流量（膜滤水量）和滤后水浊度等进行经常性的监测，以确认这些值均在正常范围以内。

在膜滤设施运行过程中，流量和膜压差是非常重要的监测项目。在膜滤连续进行过程中，由于浊质在膜表面的堆积，使膜滤的阻力增大，因此导致所需要的膜压差亦变大。膜压差在运行刚刚开始时是缓慢上升的，但随着生垢现象的发生，产生的浊质便越来越多地附着并固结在膜的表面，使膜压差骤然增大。对此必须注意。而且依据上述，还可以这样断定：当膜压差上升或流量下降时，就表明到了该对过滤膜进行清洗的时候了。另外应该特别注意的是，无论流量还是膜压差都不能超出由膜的标准所确定的允许范围。

当系统内的膜出现破损时，过滤水浊度（或颗粒数）的观测值将会上升。有鉴于此，必须做经常性的监测，以防发生意外。此外，最好对与水的黏性阻力有关的水温和影响到生垢现象的原水水质等也加以监测。

（2）物理清洗

为了维护过滤膜的性能，必须以适当的频度对其进行物理清洗。所谓物理清洗，是指这样一种操作：将与过滤水流向相反的压力水输入系统中，通过利用气泡使过滤膜振动等物理性作用，清除附着在膜表面的物质。

物理清洗方式可分为逆压水清洗、逆压空气清洗、空气清洗和冲洗等，这些方式即可单独采用，亦可组合运用。

物理清洗的频度，则因原水水质、膜的种类和运行条件等的不同而各异；但通常情况下，应该间隔 10～120min 进行 1 次。为了达到提高物理清洗效果，防止生物性劣化的目的，有时还应根据过滤膜的种类及规格，使用含有数 mg/L 余氯的水作为清洗水。

（3）药剂清洗

药剂清洗的操作，系将采用物理清洗方式不能复原的垢类物质以药剂分解，通过使其低分子化并具有可溶性等化学作用加以清除后，过滤膜的性能亦随之得以恢复。

按照是否将组件移出设施之外处理来划分，药剂清洗的方式有停止运行清洗和运行中清洗 2 种。如果采用运行中清洗方式，不用将滤膜组件从设施上拆下，只通过阀的切换操作便可让其浸入药液中；而停止运行方式则需要拆下滤膜组件进行清洗。

在药剂清洗中所使用的药剂，除了硫酸和盐酸之类的无机酸、柠檬酸和草酸之类的有机酸外，还有碱（氢氧化钠等）和氧化剂（次氯酸钠等）。

在采用运行中清洗方式时，考虑到安全性，最好使用那种供水系统专用药剂和食品添加剂等。

（4）膜破损的检测[32]

膜滤虽然是一种具有很高除浊性能的先进的水处理技术；但从另外的角度看，由于材质和事故的关系，过滤膜也存在破损的危险。为了使其安全性达到可对具有抗氯性的原虫类无虞的程度，一个可检测膜损伤的系统便成为不可或缺的。

要确认过滤膜完好与否，基本上采用直接法和间接法这 2 种方法。

直接法的操作过程是，做压力保持试验、扩散空气量试验和起泡点试验，按照振动音感知法等的要求将加压空气输入过滤膜一侧，测定从膜的损伤部分是否有超过正常量的空气漏出。

间接法则是通过检测因膜损伤而造成的浊质向滤后水泄漏状况，间接地了解过滤膜是否发生异常。利用高灵敏度的浊度仪和粒子仪，可以在膜滤设备运行过程中进行连续的监测。目前在很多净水厂中，似乎平时都是采用间接法做运行中监测，只有在发生异常情况时，才会用直接法停止运行，维修或更换损伤的滤膜组件。

图 2.26[29]显示的是，当中空纤维过滤膜发生人为断裂事故时水的浊度变化。中空纤维一旦断裂，被捕捉在中空纤维内的浊质等将会混入净水中，使水的浊度急剧上升。接下来，还会有更多的原水流入净水里，与中空纤维断裂前相比，水的浊度将持续处于较高状态。从图 2.26 中可以看出，即使只有 0.05%（2060 根中的 1 根）的中空纤维断裂，用高灵敏度浊度仪也能检测出来。

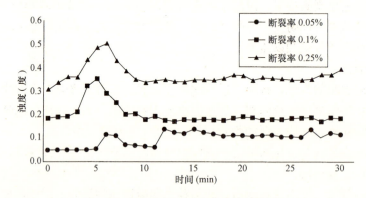

图 2.26　中空纤维过滤膜断裂时的浊度变化

2.6.6　消毒

a. 概述

在以河流和湖沼等地表水作为水源的供水系统中，为了确保饮用水的安全，迄今为止对水中微生物所采取的主要对策是，把以混凝沉淀和砂滤为代表的物理性清除和加氯消毒等化学性去除（灭活）那样、至少具有 2 种不同功能的处理手段结合起来，作为阻断微生物的层层屏障。并且，在水源为优质的地下水或泉水的情况下，便可以将其看做是已在自然条件下做过充分的物理性去除处理的水，只需采用加氯消毒一种方式就可以确保饮用水在微生物方面的安全性。已经采用上面提到的各种手段的净水系统，即使在 1996 年、1997 年日本全国范围群发病原性大肠杆菌感染事件、并演变成严重的社会问题的情况下，亦未发生因供水系统造成的事例。这再一次证明，只要进行正确而恰当的管理，现有的供水系统对于预防细菌传染病是非常有效的。

可是，从另外一方面看，自 20 世纪 80 年代后半期开始，世界各地经由供水系统中的 *Cryptosporidium parvum*（隐孢子虫）和 *Giardia lamblia*（肠贾第虫）发生的集体感染事件日益增多；日本因 1994 年和 1996 年通过供水系统发生的隐孢子虫集体感染事件等，也对现行的供水系统是否足以防止发生介水感染充满了疑虑，使得如何防范饮用水中病原微生物的问题又被提到日程上来。

导致一系列集体感染事件发生的直接原因是原生动物具有感染性的形态——包囊和卵囊，而虫体则被卵囊壁或包囊壁包裹着，因此对化学性消毒剂表现出明显的抵抗能力，要想使用消毒水平的氯使其灭活，几乎是不可能的。于是，开发有效的消毒剂和消毒方法便成为一个紧迫的课题。特别是隐孢子虫，因比肠贾第虫的抗氯性更强，从 20 世纪 90 年代后半期开始，在研制针对隐孢子虫的有效消毒剂和开发消毒方法方面投入了巨大的人力和物力，并取得一定的成绩。据此，在本节中将就给全世界带来介水传染病的隐孢子虫和肠贾第虫两种原虫的各种消毒剂所具有的灭活能力的最新知识加以归纳和整理。

至于隐孢子虫灭活的评价方法，大致可分为通过脱囊法及在活体染色法中具有代表性的细胞的生死进行评价的方法（下称生长活性评价）和根据在小鼠感染法及培养细胞感染法具代表性的感染性进行评价的方法（下称感染性评价）。因使用不同的消毒剂，两种方法关于灭活能力的评价结果存在很大差异。当采用普通的生长活性评价时，与感染性评价相比，便会得出灭活所需的消毒剂量更多的结论。在使用氯和臭氧等做消毒剂时，亦会见到类似的情形。而当使用紫外线时，则如本书在紫外线项下所讲的那样，这种倾向更为明显。假如基于以脱囊代表的生长活性评价的结果，对公共卫生是否安全做出判断的话，从安全角度说应该比感染性评价更加可靠；但在二者都呈极端开放状态的前提下，有时得出的结论往往会超出安全所需的程度。换言之，根据生长活性评价的要求，实施起来可能在设备或资金方面有困难的消毒技术，如果能够采用感染性数据的话，就可能成为在各方面都能够充分利用的技术，作为一种具有优异性价比的消毒技术，一定会对公共卫生的改善做出贡献。在类似情况下，如果能够证明，介水感染的危险性一旦被降低，后来在同样的环境中再也看不到卷土重来的迹象，那么站在防止人被感染为公共卫生第一宗旨的角度看，便可以认为在消毒效果判定中采用感染性评价方法是妥当的。因此，本小节亦如同后面讲述的那样，从判断感染性没有实质上的恢复出发，把对小鼠感染性和培养细胞感染性的评价结果作为中心内容加以概括和总结。

b. 氯

表 2.19（上部）汇总了以小鼠感染性评价的氯致隐孢子虫灭活的报告值。最早使用小鼠感染定量评价氯致 *C. parvum* 灭活能力的是 Korich et al （1990），评价报告中的主要条件是，27℃，pH7.0，自由性余氯约 80mg/L，与 $2\log_{10}$（99%）以上的灭活接触 90min（CT 值 7200mg·min/L）[33]；1997 年，Gyurek et al（1997）的报告称，在 22℃，pH6.0 和自由性余氯浓度约 78mg/L 的条件下，接触 120min（CT 值 9400mg·min/L）时，其灭活程度达到 $3\log_{10}$（99.9%）以上[34]。由于频频发生隐孢子虫集体感染事件，通过以上的试验报告可知，在采用加氯消毒的净水厂中，单纯依靠适用于供水系统的消毒级的加氯手段无法达到彻底使隐孢子虫灭活的目的。

化学消毒剂的 *Cryptosporidium parvum* 灭活能力　　　　表 2.19

消毒剂	浓度	接触时间 (min)	CT值 (mg·min/L)	灭活能力 ($\log_{10}$)	评价方法	水温 (℃)	pH (—)	作者	文献
氯	80	90	7200	>2	动物感染 (C3H/HeN 小鼠)	25	7.0	Korich 等	33
	78.2	120	9400	>3	动物感染	22	6.0	Gyurek 等	34
	0.86~1.00 2.9 20.4 100	800	720-880 920 1260 2910	1 2 2 2	动物感染	20	7.0	志村等人	35
二氧化氯	1.3	60	78	1	动物感染	25		Korich 等	33
	2	30	60	0.99	动物感染	22		Lalith	36

续表

消毒剂	浓度	接触时间 (min)	CT值 (mg·min/L)	灭活能力 ($\log_{10}$)	评价方法	水温 (℃)	pH (—)	作者	文献
臭氧	0.16-1.3	5-15	7	2	动物感染	7		Finch 等	37
	0.17-1.9	5-15	3.5	2		22			
	1.16-1.22	7	8.3	2	动物感染	3		Joret 等	38
	0.78-0.82	6	4.8	2		7			
	0.42-0.46	6	2.6	2		20			
	0.3	143	43	2	动物感染	3	7.0	Hirata 等	39
	0.3	40	12	2		10			
	0.3	27.3	8.2	2		15			
	0.3	11.3	3.4	2		20			
	0.3	2.4	0.72	2		30			
	0.3	137	41	2	脱囊	3			
	0.3	46.6	14	2		10			
	0.3	26.6	8	2		15			
	0.3	8.3	2.5	2		20			
	0.3	2.5	0.74	2		30			

另外，志村等人（2001）则采用了 Korich 等（1990）和 Gyurek 等（1997）的研究中没有采用过的极高的浓度，以可应用于包括供水系统级别在内更大范围的氯浓度（1~100mg/L）进行隐孢子虫的灭活试验，最后得出以下结论：①小鼠感染性随着CT值的增加呈函数递减，亦即如氯浓度一定，其灭活 $\log_{10}$ 数相对于接触时间成线性增加；②$2\log_{10}$ 灭活 CT 值，在 20℃、pH7.0 和游离余氯浓度 1.0mg/L 时约为 1600mg·min/L，与 Korich 等（1990）和 Gyurek 等（1997）的结果相比要小得多；③灭活 CT 值的大小依赖于氯浓度（更准确地说恐怕是依赖于 HOCl 浓度），在 20℃、pH7.0 条件下的 CT 值如算式（2.2）所示；④如果把单纯的次氯酸（HOCl）看做是一种对灭活有效的氯化学形态，当组成（2.3）的算式时，则更会使人一目了然[35]。

$$[CT]n = n \cdot (21.3C + 793) \quad (R^2 = 0.995) \quad (2.2)$$

$$[C_{HOCl}T]n = n \cdot (21.3C_{HOCl} + 624) \quad (2.3)$$

式中

C：总自由氯浓度（mg/L）

C_{HOCl}：次氯酸浓度（mg/L）

$[CT]n$：$n\log_{10}$ 灭活所需要的总自由氯浓度时间总和（mg·min/L）

$[C_{HOCl}T]n$：$n\log_{10}$ 灭活所需要的次氯酸浓度时间总和（mg·min/L）

n：灭活 $\log_{10}$ 数（—）

T：接触时间（min）

按照供水设施设计指南之要求，在必须确保净水池内停留 1h、配水池内停留 12h 的供水系统中，当 pH 值为 7.0、水温 20℃ 和自由性余氯浓度约 0.5mg/L 时，自由氯的 CT 值则为 400mg·min/L 左右；次氯酸的 CT 值约为 300mg·min/L。由于其分布发生在停留时间内，因此假如取有效停留时间的一半（6.5h），游离氯的 CT 值便为 200mg·min/L（次氯酸的 CT 值则为 150mg·min/L）。根据志村等人（2001）的研究结果[35]，在 pH 值 7.0、水温 20℃ 条件下氯的 $1\log_{10}$ 灭活 CT 值，如系全自由性余氯，可从 2.1 算式得出约 800mg·min/L（从 2.2 算式可得出次氯酸约 630mg·min/L）。因此，在供水系统中，即使以现有的加氯消毒水平进行处理，亦可达到 $0.25\log_{10}$（灭活率 40％）左右；如果能够在前加氯处理和中间加氯处理阶段延长接触时间，降低水的 pH 值，提高次氯酸的含量比率，甚至仅用加氯处理手段使目前的供水系统达到 $1\log_{10}$ 灭活（90％）水平也不是不可能的。不过，要实现 $2\log_{10}$（99％）或 $3\log_{10}$（99.9％）这样的灭活目标，具有非常高的难度、如超过 5mg/L 的自由氯做长时间的接触，这在实践上是无法做到的。因此，就不能将加氯消毒技术作为应对隐孢子虫的一种主要手段。

至于氯应对肠贾第虫的效果，利用沙鼠感染性进行评价的细致研究表明，是具有一定作用的。表 2.20 中列出的，是 $4\log_{10}$ 灭活（99.99％ 灭活）的 CT 值[40]。从表中可以看出，如在 pH 值为 7.0、水温 5℃ 条件下，$4\log_{10}$ 灭活的 CT 值为 161mg·min/L。此时，与隐孢子虫所呈现的情形一样，CT 值与灭活 $\log_{10}$ 数之间亦成线性关系〔即，将 CT 值 40（=161/4）mg·min/L 时设为 $1\log_{10}$ 灭活〕，如将自由氯浓度设为 0.5mg/L，当 pH=7.0 时，在有效接触时间 30min（CT 值=15mg·min/L）的情况下，可达到 $0.37\log_{10}$（=灭活率 58％）；在有效接触时间 6.5h（CT 值=195mg·min/L）的情况下，灭活值则一跃成为 $4.84\log_{10}$（=灭活率 99.9986％）。由此看来，只要在供水系统内能确保足够长的接触时间，便可以考虑将加氯消毒作为应对肠贾第虫的手段。不过，像那种除了消毒设备以外没有别的净水设施的简易供水系统，其接触时间往往都很短，采用此方法则须格外慎重。

Giardia lamblia 的 $4\log_{10}$ 灭活所需要的游离氯 CT 值　　　　表 2.20

温度 (℃)	pH					温度 (℃)	pH				
	6.0	6.5	7.0	7.5	8.0		6.0	6.5	7.0	7.5	8.0
	CT 值(mg·min/L)						CT 值(mg·min/L)				
0.5	185	237	289	316	342	3.0	143	188	234	252	270
1.0	174	227	280	302	324	3.5	144	180	216	244	273
1.5	164	217	271	288	305	4.0	144	171	197	237	275
2.0	153	207	261	274	287	4.5	145	163	179	229	278
2.5	142	197	252	260	268	5.0	146	154	161	221	280

〔转载自《Drinking Water Microbiology, Eb. by McFeters G. A. (1990), p.290〕

c. 二氧化氯

与氯相比，二氧化氯具有很多优点，如氧化能力更强、生成三卤甲烷等有机化合物的可能性很小、pH 值很少会影响到灭活能力以及不与氨发生反应等。因此，二氧化氯作为一种替代氯的消毒剂正引起人们的关注。在表 2.19（中段）中，列出了小鼠感染性评价的二氧化氯致隐孢子虫灭活能力的报告值。从中可以看出报告的以下数据：Korich 等 (1990) 在水温 25℃、二氧化氯浓度 1.3mg/L 的条件下接触时间 60min（CT 值 78mg·min/L），达到 1.0$\log_{10}$[33]；Lalith 等 (1997) 在水温 22℃、二氧化氯浓度 2mg/L 的条件下接触时间 30min（CT 值 15mg·min/L），只实现 0.99$\log_{10}$灭活[36]；报告还称，二氧化氯所具有的灭活能力则是次氯酸的 10 倍左右。当二氧化氯浓度为 0.5mg/L、接触时间为 30min（CT 值约 15mg·min/L）左右时的灭活只停留在 0.2～0.25$\log_{10}$（＝灭活率 40％～50％）的水平上。由此可以知道，停留时间过短是没有效果的。假如实际能够在供水系统中确保 6.5h 的有效停留时间，并在二氧化氯浓度为 0.5mg/L 的情况下保证 CT 值为 200mg·min/L，便有望实现 2.5～3$\log_{10}$的灭活。而且，在由于二氧化氯具有残留效应，因此作为消毒剂完全取代氯得到认可的情况下，但凡能确保足够的停留时间的供水系统，都可以将二氧化氯消毒当做隐孢子虫对策的选项之一。

不过，据目前掌握的资料所知，二氧化氯的消毒副生成物是有毒的。因此，在 2004 年颁布的饮用水水质标准中，将作为水质管理设定目标项目的二氧化氯、次氯酸离子和氯酸离子的目标值都确定为 0.6mg/L。据此，虽然二氧化氯已被确认可以完全取代氯作为消毒剂使用，可是却很难将其应用于含有大量二氧化氯消耗物的水中；仅限于在二氧化氯消耗量原本非常少、通过前期的臭氧及活性炭等处理使水中的二氧化氯消耗物含量大大降低、并且可确保足够的有效停留时间的供水系统中使用。

d. 臭氧

臭氧不仅具有非常强的氧化力，而且在分解过程中还会生成比自身氧化力更强的氢氧化根。因此，臭氧被看做是一种能够高效率地使水中微生物灭活的消毒剂。在表 2.19（下段）中列出的是，由感染评价得出的致隐孢子虫灭活能力的报告值。根据报告，作为 2$\log_{10}$ 灭活的 CT 值，分别为 3.5mg·min/L（20℃）[37]、2.6mg·min/L（20℃）[38]和 3.4mg·min/L（20℃）[39]；臭氧的致隐孢子虫 2$\log_{10}$灭活的 CT 值，在水温为 20℃左右的条件下，可以认定为 3.5mg·min/L 左右。而且还了解到，灭活 $\log_{10}$ 数与臭氧的 CT 值成比例[39]，不受 pH 值的影响[65]，在供水系统应用范围内的臭氧浓度没有浓度依存性[39]等，可以将其作为应对隐孢子虫的手段之一。不过需要指出，臭氧也存在一个很大的缺点，即对温度的依存度非常高。

一般情况下，化学消毒剂的微生物灭活效果受到水温的影响，当温度上升 10℃时，反应速度将提高 2～3 倍。虽然氯及二氧化氯的灭活效果也会在这样的范围内变化，但是臭氧的致隐孢子虫灭活则受温度的影响更为强烈，当温度下降 10℃时，其灭活能力会减少至 1/4[38,39]。换句话说，当水温下降 10℃时，要实现相同水平的灭活需要约 4 倍的臭氧 CT 值。这说明，在水温 20℃时需要 CT 值 3.5mg·min/L 的情况下，要在水温 10℃时获得同样效果所需要的 CT 值为 14mg·min/L，水温 0℃时需要的 CT 值竟高达 56mg·min/L。

在供水系统中，臭氧早已被用于分解和去除异臭物质及色度成分。只要基本保证约 3～10mg·min/L 左右的 CT 值，水温不低于 15℃，便可以实现 (1～3)$\log_{10}$ 的隐孢子虫灭活。因此，臭氧也是应对隐孢子虫的有力手段。但是，因为在水温下降到 0℃左右的时候，需要 50～60mg·min/L 那样大的 CT 值，所以在实际应用上还有一定困难。加之按照设备标准的规定，净水过程后半段完全依靠活性炭处理工序，因此作为隐孢子虫对策再新增加臭氧处理，从成本角度上看也不太现实。可是，那些原本出于其他目的已经安装了臭氧处理设备的供水系统，便可在现有运行方法的基础上，再进一步仔细测算究竟该将臭氧的 CT 值维持在一个怎样的水平上更合适，并根据具体情况对臭氧的注入量及其停留时间等运行条件做部分调整，以确保致隐孢子虫灭活所需要的 CT 值，使其成为有效的隐孢子虫对策。

e. 紫外线

紫外线是一种比可见光的波长要短的电磁波，其波长 100～280nm、280～315nm 和 315～400nm 分别被称为 UV-C、UV-B 和 UV-A。在这些紫外线中，接近于 DNA 最大吸收波长（260nm）、由低压紫外线灯发出的波长 254nm 的所有杀菌光线，很早以前就被用于消毒。紫外线在清澈的水中有很强的穿透性，很少会像在加氯消毒中那样产生有害副生成物，所需装置的维护管理也比较简单。除了具有基础费用及运行成本低等廉价优势外[41]，还有容易做到小型化、更便于将其引入小规模净水设施中去的长处。而且，在下水系统中采用紫外线照射技术对排放水消毒收到的效果尽人皆知，紫外照射已经成为一项水消毒的基本技术。然而，此前人们一直认为紫外线并不适用于隐孢子虫的灭活。这是因为，试验结果表明，在以脱囊评价隐孢子虫的灭活时，为实现 $2\log_{10}$ 的灭活必须要进行多达 $100mJ/cm^2$ 以上的大量紫外线照射的缘故[42]。直到最近，通过小鼠感染性评价和培养细胞感染性评价才搞清楚，低压紫外线对隐孢子虫灭活是极其有效的[43~48]，紫外线作为应对隐孢子虫的一种非常有效的消毒手段开始逐渐为人们所关注。

表 2.21 所示，系此前曾报告过的有关低压紫外线灭活的试验结果。图 2.27 显示的，只是在表 2.21 的试验结果中获得定量值的小鼠感染性评价数据。所有研究者得到的数据关于下面的结果都是一致的，当紫外线照射量为 $2mJ/cm^2$ 时可实现 $1～4\log_{10}$ 的灭活率，与脱囊评价结果相比要高 50～100 倍。不过，对于照射量与灭活 $\log_{10}$ 数之间的关系（dose-response），研究者的看法却并不相同；即使是同一位研究者，既有虽然增加照射量但灭活 $\log_{10}$ 数却没有增加的例子，也有与此相反的例子；而感染试验的数据也大多无规律可循。为人们提供了较为清晰明了的数据的，是 Morita 等（2002）[48]。他们用于试验的卵囊是具有很高纯度的 *C. parvum* HNJ-1 株，采自作为试验动物使用的、具有生物学意义上均质严重免疫缺陷的小鼠（Scid 鼠），通过其粪便中有无卵囊排出对感染做出评价。而且还了解到，在能用小鼠感染性进行评价的 $0～4.5\log_{10}$ 的范围内，其灭活 $\log_{10}$ 数基本上与照射量成比例；每 $1\log_{10}$ 的照射量约为 $1mJ/cm^2$。另外，按照 Clancy 等（2000）[46] 和 Craik 等（2001）[47] 得出的数据，明显地表现出这样的倾向：随着照射量的增加，灭活效能也慢慢地达到顶点。研究者彼此在数据方面之所以相差悬殊，主要是由以下原因造成的：隐孢子虫株不同［其中 Morita 等（2002）采用的是 HNJ-1 株，其他人全都用的是 I-OWA 株］、小鼠的种或系的区别和小鼠与细胞灵敏度的差异等；除此之外，卵囊提纯程度的高低也有一定影响。即可做出如下推断：Morita 等（2002）所使用的做灭活试验的卵囊，其提纯度很高，而且呈良好的分散状态；而 Clancy 等（2000）和 Craik 等（2001）用于试验的卵囊，其中一部分已经结块。

低压紫外线对 *Cryptosporidium parvum* 灭活能力（1）　　表 2.21

照射线量率 (MW/cm²)	照射时间 (s)	照射线量 (mJ/cm²)	灭活能力 ($\log_{10}$)	评价方法	卵囊株种	水温 (℃)	液性 (—)	作者	文献 No.
		1	0.4	培养细胞感染 (HCT-8)		冷藏温度	0.01M PBS*2	Landis *et al*	43
		2	1.2						
		4	1.4						
		6	1.2						
		8	1.5						
		10	3						
		20	>3.6						
		1	1.5*1	培养细胞感染 (HCT-8)	Iowa		0.01M PBS*2	Zimmer *et al*	44
		3	>3.2*1						
0.06		2	1.7	培养细胞感染 (MDCK)	Iowa	23~25	PBS*2	Shin *et al*	45
0.06		2	1.7						
0.06		5	>2.7						
0.06		5	>3.2						
0.06		10	>2.7						
0.06		10	>3.2						
0.06		2	1.2	动物感染 (BALB/c 小鼠)					
0.06		2	1.9						
0.06		5	2.7						
0.06		5	>3.9						
0.06		10	>2.6						
0.06		10	4.3						
		3	3	动物感染 (CD-1 小鼠)	Iowa		脱离子水	Clancy *et al*	46
		6	3						
		8	4.1						
		9	3.5						
		16	4.3						
		33	>4.9						
0.1	8.9	0.9	3.2	动物感染 (CD-1 小鼠)	Iowa	20~22	0.05M PB*3	Craik *et al*	47
0.11	22	2.4	1						
0.11	43.2	4.9	2.8						
0.11	86.3	9.5	4						
0.11	86	9.7	>3.7						
0.11	259	29.3	>3.7						
0.11	266.1	29.3	4.3						
0.11	1034	116.9	3.6						

续表

照射线量率(MW/cm²)	照射时间(s)	照射线量(mJ/cm²)	灭活能力(log₁₀)	评价方法	卵囊株种	水温(℃)	液性(—)	作者	文献No.
0.1	5	0.5	1						
0.1	9	0.9	1.6						
0.1	10	1	1.9						
0.1	15	1.5	2.9						
0.1	18	1.8	3.4						
0.1	20	2	3.8						
0.048	25	1.2	2.4						
0.048	38	1.8	3			20			
0.12	10	1.2	1.9						
0.12	15	1.8	2.3	动物感染(Scid小鼠)	HNJ-1		0.15M PBS*²	Morita et al	48
0.12	20	2.4	4.5						
0.6	2	1.2	1.3						
0.6	3	1.8	3.6						
0.6	4	2.4	3.2						
0.24	5	1.2	1.9			5			
0.24	7	1.7	2.9						
0.24	5	1.2	2.4						
0.24	7	1.7	3			10			
0.24	10	2.4	4.5						
0.24	5	1.2	2.6			30			
0.24	7	1.7	3.2						

*¹ 多次试验的算术平均值
*² PBS：磷酸盐缓冲液
*³ PB：磷酸缓冲液

这样一来，在研究者之间便对照射量与灭活的关系产生了歧见。由此原因亦导致在对实际设施所需要的照射量进行推定时，出现了如表 2.21 中数据的现象，有的数据对应某个照射量的 $\log_{10}$ 数前面加上 ">" 或 "<"，当把包含 1 个以上这种现象的数据作为定量数据使用时，从可靠性的观点看来就应该将其删除。并且，以培养细胞感染性进行评价、从整体倾向上有着明显不同的 Landis 等（2000）的数据被置于评价对象之外，而是以其余的数据作为基础，采取了如图 2.27 那样抽象概括的方法。这样便可以做出以下判断：以低压紫外线使隐孢子虫 $2\log_{10}$ 灭活所需要的照射量为 $4mJ/cm^2$；而要达到 $3\log_{10}$ 灭活所需要的照射量则为 $7mJ/cm^2$ 左右。

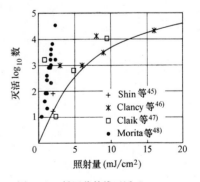

图 2.27 低压紫外线灭活 *C. parvum*

功率较大的中压灯对灭活也同样有效。表 2.22 所显示的，即是过去试验中得出的中压紫外线致隐孢子虫灭活能力的报告值[44,46,47,49-52]。同低压紫外线的情形一样，在删除不够准确的数据之后，将其余的数据概括成图 2.28 的形式。这里要说到的是，由中压灯发出的紫外线，一般都采用以线量仪测定的波长 200～300nm 的紫外线照射量来表示。从图 2.28 中可以看出，把感染性降至 $2\log_{10}$ 所需要的紫外线照射量，在 20℃ 的条件下约为 $6mJ/cm^2$（如系低压紫外线则为 $4mJ/cm^2$）；无论低压紫外线还是中压紫外线，只要用其接近 DNA 吸收波长的照射量加以比较，二者的对 C. parvum 灭活效能并没有太大差别。不过，从图 2.28 中看出，中压紫外线要达到 $3\log_{10}$ 灭活所需要的紫外线照射量为 $12mJ/cm^2$，这一数值较使用低压紫外线时（$7mJ/cm^2$）要稍稍大一些。尽管尚不清楚 $3\log_{10}$ 灭活所需要的照射量二者为什么会有这样的差别；但正如我们在前面有关低压紫外线部分讲过的那样，即使都是采用中压灯做试验，卵囊的结块程度也可能因不同的研究者存在很大差异，加之获取的数据太少等，因此为了得到关于中压紫外线效果的准确值，则有必要对过去做过的一系列试验重新加以审视。

中压紫外线的致 *Cryptosporidium parvum* 灭活能力（1）　　　表 2.22

照射线量率 (MW/cm²)	照射时间 (s)	照射线量 (mJ/cm²)	灭活能力 ($\log_{10}$)	评价方法	卵囊株种	水温 (℃)	液性 (—)	作者	文献 No.
		19	3.9	动物感染 (CD-1 小鼠)	Iowa	Iowa	净水厂滤后水	Bolton 等	49
		66	>4.5						
		41	>4						
		10	2.7	动物感染 (CD-1 小鼠)	Iowa	20±2	0.22μm 滤膜过滤的净水厂滤后水	Belosevic 等	50
		10	>3.5						
		60	4.5						
		60	4.5						
		120	>4.5						
		120	>4.5						
		3	3.4	动物感染 (CD-1 小鼠)	Iowa		去离子水	Clancy 等	46
		6	>4.0						
		9	3.6						
		11	>4.8						
		20	>4.8						
		4	1.6*1	培养细胞感染 (HCT-8)	IAMU, Moredun		PBS*2	Rochelle 等	51
		4	1.4*1	动物感染 (CD-1 小鼠)					
		3.3	1.2*1	培养细胞感染 (HCT-8)	Iowa		以小型试验设备做前处理的水	Mofidi 等	52
		1	>3.3*1	培养细胞感染 (HCT-8)	Iowa		0.01M PBS*2	Zimmer 等	44
		3	>3.6*1						

续表

照射线量率 (MW/cm²)	照射时间 (s)	照射线量 (mJ/cm²)	灭活能力 ($\log_{10}$)	评价方法	卵囊株种	水温 (℃)	液性 (—)	作者	文献 No.
0.71	1.1	0.8	<0.5						
0.68	1.4	0.9	0.9						
0.68	2.7	1.8	1.3						
0.76	3.7	2.9	2.5						
0.69	4.5	3.1	2.1				净水厂滤后水		
0.73	5.5	4	2	动物感染 (CD-1 小鼠)	Iowa	20～22		Craik 等	47
0.71	9.4	6.6	3.1						
0.72	18.3	13.1	2.5						
0.70	40.2	28.2	3						
0.70	156.1	108.5	3.5						
0.76	5.5	4.2	2.2						
4.98	0.84	4.2	3.7				0.05M PB*3		
0.43	10.4	4.4	3						
0.43	10.9	4.7	2						

表 2.22 中压紫外线的致 *Cryptosporidium parvum* 灭活能力 (2)

照射线量率 (MW/cm²)	照射时间 (s)	照射线量 (mJ/cm²)	惰性化能力 ($\log_{10}$)	评价方法	卵囊株种	水温 (℃)	液性 (—)	作者	文献 No.
				动物感染 (CD-1 小鼠)			0.05M PB*3	Craik 等	

*1 多次试验的算术平均值
*2 PBS：磷酸盐缓冲液
*3 PB：磷酸缓冲液

除此之外，虽然见到的报告不多，但有关发出高线量率紫外光的脉冲氙灯的研究亦在进行之中。据相关报告称，在以培养细胞感染性做评价时，使用 3.0mJ/cm² 的照射量可达到 $1.0\log_{10}$ 灭活[53]；如果照射量为 500mJ/cm²，其灭活水平可达 $4.2\log_{10}$[54]。由于线量率极高的紫外线能够直抵深处，因此将其应用于高浊水消毒的可能性亦在研究之中。

为了使紫外线消毒实用化，还应该对如何完善可修复紫外线给生物造成损伤的机能（光恢复和暗恢复）进行研究。所谓光恢复，系指光恢复酶利用 300～500nm 的光能使嘧啶二聚物等的共价键解体、又变成原来单体的机能；暗恢复系指不利用光能，主要依靠损伤部位的切除和置换进行修复的机能。一旦要考虑采用紫外线消毒，以上这些机能，对确认是否发现被紫外线灭活的隐孢子虫和肠贾第虫具有关键性的作用。假如因紫外线照射而

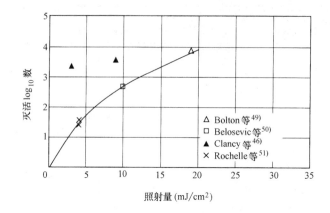

图 2.28 低压紫外线致 *C. parvum* 灭活［注：Craik *et al*（2001）的数据不仅模糊混乱，而且剂量-反应关系也不明确，因此被从此图中剔除］

灭活的生物在这些修复机能的作用下又恢复了原来的感染性，则应该对紫外线的效果打一个相应的折扣。Shin 等（2001）[45] 和 Zimmer 等（2003）[44] 在他们的报告中说，隐孢子虫的培养细胞感染性，既不可能光恢复，也不可能暗恢复。而 Oguma 等（2001）却得出了与 Shin 等（2001）和 Zimmer 等（2003）完全相反的结论[63]，他在报告中称，在紫外线照射下由核酸盐基形成的环丁烷型嘧啶二聚物明显地存在光恢复和暗恢复效应。这些结论表明，以隐孢子虫 DNA 生成的嘧啶二聚物为代表的 DNA 损伤，依靠孢子虫自身的恢复功能可修复其中的一部分，但还不至于恢复其原有的感染性。关于这一现象，Morita 等（2002）[58] 在同时对 DNA 和小鼠感染性二者加以评价之后确认，在 DNA 水平上明显地既存在光恢复又存在暗恢复效应，但其感染性却一点都没有恢复[48]。此外，Izumiyama 等（2002）[58] 也确认，肠贾第虫也具有与隐孢子虫水平大致相当的紫外线敏感性，不存在光恢复效应[58]。据此基本可以得出这样的结论：隐孢子虫和肠贾第虫在光恢复或暗恢复的作用下只能发生 DNA 水平的恢复；而已经丧失的感染性是不会恢复的。

表 2.23 显示的是，低压紫外线对于那些除隐孢子虫外也存在介水感染可能性的原虫类的灭活能力[56~61]；表 2.24 则显示了中压紫外线的致灭活能力[62、63]。肠贾第虫和微孢子虫也同隐孢子虫一样，对紫外线的敏感度很高。而且，由于紫外线是一种与氯、二氧化氯和臭氧等化学消毒剂不同的物理射线，因此其灭活能力几乎不受温度的影响，在将温度降低 10℃时，尽管也会使灭活效果下降，但下降的幅度也不过 7% 左右[49]。

低压紫外线致原虫灭活能力　　　　　　表 2.23

原虫	照射线量率 (MW/cm²)	照射时间 (s)	照射线量 (mJ/cm²)	灭活能力 (log₁₀)	评价方法	水温 (℃)	液性 (—)	作者	文献 No.
Giardia lamblia	0.164~0.194	60	9.3~11.7	2	动物感染（沙鼠）	3.5	PBS*²	Campbell *et al*	55
	0.185~0.204	120	20.6~24.5	2~3		4.2			
	0.171~0.189	240	38.7~45.3	>3		3.1			

续表

原虫	照射线量率 (MW/cm²)	照射时间 (s)	照射线量 (mJ/cm²)	灭活能力 ($\log_{10}$)	评价方法	水温 (℃)	液性 (—)	作者	文献 No.
	0.06		0.5	>3.3	动物感染（沙鼠）	23-25	PBS[*2]	Linden 等	56
	0.06		1.0	>3.6					
	0.06		1.0	>4.7					
	0.06		1.0	>4.2					
	0.06		2.0	>2.6					
	0.06		2.0	>4.5					
	0.06		3.0	>4.5					
Giardia lamblia	0.00888	43	0.30	1.49	动物感染（沙鼠）		地表水[*3]	Mofidi 等	57
	0.0257	20.3	0.41	0.59					
	0.00832	78.3	0.51	1.66					
	0.00835	155.3	1.02	1.67					
	0.00840	160.3	1.06	1.77					
	0.00932	173.1	1.27	2.28					
	0.00854	320.3	2.15	2.87					
	0.00866	477.4	3.25	1.76					
	0.0289	430.3	9.77	2.63					
			1.0	2[*1]	培养 (TIY-S-33)				
	0.05	1000	50	0.02	脱囊		0.01M PB[*4]	Izumiyama 等	58
	0.05	2000	100	0.09					
	0.05	4000	200	0.33					
	0.05	8000	400	1.72					
	0.05	16000	800	2.40					
Giardia muris	0.00635	184.4	0.92	0.17	动物感染（沙鼠）		地表水[*3]	Mofidi 等	57
	0.00660	368.3	1.91	0.83					
	0.00832	310.1	2.03	1.71					
	0.00706	553.4	2.87	3.21					
	0.00837	465.3	3.06	4.04					
Encephalitozoon intestinalis			3	1.6~2.0	培养细胞感染 (RK-13)		PBS[*2]	Huffman 等	59
			6	>3.9->4.0					
			9	>3.9->4.0					
			6	3.2[*1]					
Encephalitozoon cuniculi			14	3.2[*1]	培养细胞感染 (RK-13)		脱离子水	Marshall 等	60
Encephalitozoon heuem			19	3.2[*1]					

[*1] 多次试验的算术平均值

[*2] PBS：磷酸盐缓冲液

[*3] 地表水：以臭氧做前处理，再用生物膜处理的地表水

[*4] PB：磷酸缓冲液

中压紫外线致原虫灭活能力　　　　　表 2.24

原虫	照射线量率 (Mw/cm²)	照射时间 (s)	照射线量 (mJ/cm²)	灭活能力 ($\log_{10}$)	评价方法	水温 (℃)	液性 (—)	作者	文献 No.
Giardia muris	0.53	2.9	1.5	1.3	动物感染 (C3H/HeN 小鼠)	20～22	净水厂滤后水	Craik 等	61
	0.73	7.4	5.4	2.2					
	0.52	15	7.8	2.4					
	0.74	14	10.7	2.4					
	0.75	30	22.3	2.8					
	0.46	51	23.4	2.9					
	0.28	124	35.2	2.4					
	0.46	128	58.7	2.8					
	0.52	124	64.3	1.9					
	0.72	122	88.2	2.8					
	0.53	2.9	1.5	0.02	脱囊				
	0.52	15	7.8	0.05					
	0.69	30	20.5	0.02					
	0.46	51	23.4	0.01					
	0.28	124	35.2	0.07					
	0.46	128	58.7	0.14					
	0.52	124	64.3	0.23					
	0.73	122	88.8	0.43					
	0.74	14	10.7	0.03	染色 (Live/Dead BacLight)				
	0.75	30	22.3	0.10					
	0.46	128	58.7	0.10					
	0.52	124	64.3	0.02					
	0.72	122	88.2	0.14					
Encephalitozoon intestinalis			10	3.98	培养细胞感染 (RK-13)		PBS*	Huffman 等	62
Mycobacterium fortuitum			20	2	培养 (Middlebrook 7H10)				
			30	3					

* PBS：磷酸盐缓冲液

　　综上所述，紫外线消毒对于可导致介水感染的隐孢子虫和肠贾第虫的灭活是非常有效的，并且不受 pH 值和温度的影响，作为隐孢子虫的对策，是一种具有最佳性价比的消毒技术。另外，关于由小鼠感染性评价的致隐孢子虫灭活能力，从图 2.27 可以推断出，在使用低压紫外线灯时，相对于隐孢子虫 $2\log_{10}$ 灭活所需要的照射量为 4mJ/cm^2；而致 $3\log_{10}$ 灭活的照射量则需要 7mJ/cm^2 左右。关于紫外线致病原微生物灭活的能力，WHO 于 2004 年做出的规定是，隐孢子虫 $3\log_{10}$ 灭活的照射量为 10mJ/cm^2；$2\log_{10}$ 灭活的照射

量为 $5mJ/cm^2$ [66]。参照以前研究的结果，应该说这是一个从确保饮用水安全出发的较为稳妥的值。另外，在使用中压紫外线灯时，亦可从图 2.28 得出以下的结果：$2log_{10}$ 灭活所需要的照射量为 $6mJ/cm^2$、$3log_{10}$ 灭活则为 $12mJ/cm^2$ 左右，与采用低压紫外线相比，所需要的照射量要多一些。但因数据太少，故可信度亦不高。如果将照射的紫外线限制在 DNA 可吸收波长范围内的话，从隐孢子虫的灭活机制考虑能够确认的是，低压紫外线与中压紫外线肯定没有什么差别，实际上在以 DNA 的吸收频谱补充中压紫外线照射量时，低压紫外线与中压紫外线的致隐孢子虫灭活能力几乎是相同的（据平田君未公开发表的论文）。不过这仍需要实际验证。

f. 作为隐孢子虫对策的消毒

作为应对存在隐孢子虫污染原水危险的手段，可采用快滤、慢滤和膜滤等过滤方式将其去除。在所有的过滤方法中，由于膜滤比其他过滤方式具有更加优异的颗粒去除能力，因此作为原虫污染对策首先应该考虑引入效果最为可靠的膜滤方式。然而，在由于种种原因使得引入膜滤设备新规则和改成膜滤方式十分困难的情况下，根据原水污染危险的程度以及现有净水处理设施的原虫去除能力，也可充分考虑采用消毒手段加以应对。作为可供选择的消毒的手段，有氯、二氧化氯、臭氧和紫外线 4 种。其中氯因对隐孢子虫的消毒力较弱，故不适宜将其作为主消毒剂；可考虑使用二氧化氯、臭氧或紫外线之中的一种，亦可将它们与氯结合起来应用，即所谓组合消毒。

这其中，二氧化氯从投加后开始直至把自来水输送给用户之前，必须要经过较长时间的反应才会有效果。然而，由于副生成物的问题致使其注入量受到一定限制，因此从水质要求的角度看，二氧化氯的消耗量应该低一些。而臭氧对隐孢子虫等原虫的灭活非常有效，在安装了臭氧处理设备的供水系统中，只要设置成可应对隐孢子虫的运行条件，便能够使这一作用得到充分发挥。不过，由于在低水温环境中所需要的 CT 值会上升到数十 $mg·min/L$ 之多，加之臭氧处理后半段又应该由活性炭处理程序来承担，因此如果只是将其单纯地作为一种应对隐孢子虫等原虫的消毒设备来引进也存在很多困难。

紫外线消毒是当前最易应用的消毒技术。在采用紫外线进行消毒时，隐孢子虫 $3log_{10}$ 灭活所需要的照射量约为 $10mJ/cm^2$；肠贾第虫 $2log_{10}$ 灭活的照射量则为 $5mJ/cm^2$ 左右[66]，仅用较少的紫外线照射量就可达到使原虫灭活的目的。

紫外线消毒，是从置于照射槽内的水中或其上部的固定光源发出紫外线进行照射。由于光源在照射槽内的位置不同（距光源的远近），因此其照射的线量率一开始便存在差异。除此之外，因水质的关系，紫外线在水中有可能被吸收、散射和光路遮断，受这些因素的影响其线量率也将下降，所以在含有色度成分和悬浊成分的水中，应该根据光源在照射槽内的位置，将其线量率的范围调得更大一些。例如，根据 Hirata 等（2002）在试验报告中的结论，当水中存在分散的高浓度浊质时，到达的紫外线量会随着水层厚度的增加而成指数函数递减，其敏感度亦随着紫外线的减少而降低；而且，附着夹杂物卵囊的灭活效果亦变得低下，其灭活 log_{10} 数不超过 20%[64]。有鉴于此，在设计紫外线照射装置时，必须充分考虑到上述各种因素的影响，以确保存在于水中的微生物实际上都能够接受到足量的紫外线照射。

文　献

1) World Health Organization, "Guidelines for drinking-water quality, Third Edition, Vol. 1 : Recommendations"(2004), http://www.who.int/water_sanitation_health/dwq/guidelines/en/.
2) 相川正道，永倉貢一，"現代の感染症"，岩波新書513（1997）．
3) 金子光美編，"水道のクリプトスポリジウム対策［改訂版］"，ぎょうせい（1999）．
4) 真砂佳史，東京大学大学院博士論文，平成16年12月，4-7（2004）．
5) Ministry of Health, New Zealand, "Public Health Grading of Community Drinking-Water Supplies 2003 : Explanatory Notes and Grading Forms", September 2003, http://www.moh.govt.nz/water.
6) 厚生省生活衛生局水道環境部長通知，"水道におけるクリプトスポリジウム暫定対策指針について"，平成8年10月4日衛水第248号，平成10年6月19日一部改正生衛発第1039号(1996)．
7) 厚生省生活衛生局水道環境部水道整備課長通知，"水道に関するクリプトスポリジウムのオーシストの検出のための暫定的な試験方法について"，平成10年6月19日衛水第49号（1998）．
8) 厚生省生活衛生局水道環境部水道整備課長通知　"飲料水におけるクリプトスポリジウム等の検査結果のクロスチェック実地要領について"，平成11年1月21日衛水第3号（1999）．
9) 厚生労働省健康局水道課，"水道におけるクリプトスポリジウム対策の実施状況（平成16年3月末）について"，http://www.mhlw.go.jp/topics/bukyoku/kenkou/suido/index.html.
10) 厚生省生活衛生局水道環境部水道整備課長通知，"飲料水健康危機管理実施要領について"，平成9年4月1日衛水第162号（1997）．
11) 日本水道協会，"水道施設設計指針"，日本水道協会（2000）．
12) 日本水道協会，"水道維持管理指針"，日本水道協会（1998）．
13) 厚生労働省健康局水道課，"水道におけるクリプトスポリジウム暫定対策指針等に関する質疑回答集（平成14年2月）"，http://www.mhlw.go.jp/topics/bukyoku/kenkou/suido/index.html.
14) 平田強，森田重光，厚生労働科学研究費補助金（新興・再興感染症研究事業）「クリプトスポリジウム及びジアルジアの診断，治療及び疫学に関する研究（水道水のクリプトスポリジウム等による汚染に係る健康リスク評価及び管理に関する研究）」平成14年度総括・分担研究報告書，123-141（2003）．
15) 神保吉次，小松賢作，後藤光亀，平田強，水協誌，**71**(8)：11-18（2002）．
16) S. Morita, A. Namikoshi, T.Hirata, K. Oguma, H. Katayama, S. Ohgaki, N. Motoyama, M. Fujiwara, *Appl. Environ. Microbiol*., **68**(11)：5387-5393(2002)．
17) 日本水道協会，"水道施設設計指針2000"，日本水道協会（2000），pp. 622．
18) "用廃水管理叢書4 沪過〔Ⅰ〕清澄沪過"，工学図書（1968），p. 176．
19) 日本水道協会，"水道維持管理指針1998"，日本水道協会（1998），p. 190．
20) "用廃水管理叢書4 沪過〔Ⅰ〕清澄沪過"，工学図書（1968），p. 182-184．
21) "用廃水管理叢書4 沪過〔Ⅰ〕清澄沪過"，工学図書（1968），p. 186, 188, 189．
22) "用廃水管理叢書4 沪過〔Ⅰ〕清澄沪過"，工学図書（1968），p. 180-181．
23) "用廃水管理叢書4 沪過〔Ⅰ〕清澄沪過"，工学図書（1968），p. 189．
24) 日本水道協会，"水道維持管理指針1998"，日本水道協会（1998），p. 166, 169．
25) 日本水道協会，"水道維持管理指針1998"，日本水道協会（1998），p. 171．
26) 日本水道協会，"水道維持管理指針1998"，日本水道協会（1998），p. 175．
27) 日本水道協会，"水道維持管理指針1998"，日本水道協会（1998），p. 177．
28) 日本水道協会，"水道維持管理指針1998"，日本水道協会（1998），p. 178．
29) 金子光美，"水道のクリプトスポリジウム対策　改訂版　暫定指針の解説"，ぎょうせい（1999），p. 18．
30) 日本水道協会，"水道維持管理指針1998"，日本水道協会（1998），p. 155．
31) 伴繁雄，"水処理用凝集剤"，大明化学工業（1980），p. 54．
32) 水道技術研究センター，"環境影響低減化浄水技術開発研究，ガイドライン集"，水道技術研究センター（2005），p. 67-70．
33) D. G. Korich, J. R. Mead, M. S. Madore, N. A. Sinclair, C. R. Stering, Effects of ozone, chlorine dioxide, chlorine, and monochloramine on Cryptosporidium parvum oocysts viability, *Appl. Environ. Microbiol*., **56**(5)：1423-1428(1990)．
34) L. L. Gyurek, G. R. Finch, M. Belosevic, Modeling chlorine inactivation of Cryptosporidium parvum oocysts, *J. Environ. Eng*., **9**：865-875(1997)．
35) 志村有道，竹馬大介，森田重光，平田強，塩素のCryptosporidium parvumオーシスト不活化効果とその濃度依存性，水道協会雑誌，**70**(1)：26-32（2001）．
36) Lalith, Effect of aqueous chlorine and oxychlorine compounds on Cryptosporidium parvum oocysts, *Environ. Sci. Technol*., **31**(7)：1992-1994(1997)．
37) G. R. Finch, E. K. Black, L. Gyurek, M. Belosevic, Ozone inactivation of Cryptosporidium parvum in demand-free phosphate buffer determined by in vitro excystation and animal infectivity, *Appl. Environ.*

Microbiol., **59**(12): 4203-4210(1993).

38) J. C. Joret, J. Baron, B. Langlais, D. Perrine, Inactivation of *Cryptosporidium* sp. oocysts by ozone evaluated by animal infectivity, *Int. Ozone Conf.*, **59**: 4203-4210(1993).

39) T. Hirata, A. Shimura, S. Morita, S. Kimura, N. Motoyama, H. Hoshikawa, The effect of temperature on the efficacy of ozonation for inactivating Cryptosporidium parvum oocysts, *Wat. Sci. Technol.*, **43**: 163-166(2001).

40) C. P. Hibler, C. M. Hankock, Waterborne Giardiasis, In "Drinking Water Microbiology", ed. by MacFeters, Springer-Verlag(1990).

41) 金子光美, "水の消毒", 日本環境整備教育センター (1997).

42) M. E. Ransome, T. N. Whitmore, E. G. Carrington, Effects of disinfectants on the viability of Cryptosporidium parvum, *Wat. Suppl.*, **11**: 75-89(1993).

43) H. E. Landis, J. E. Thompson, J. P. Robinson, E. R. Blatchley III, Inactivation responses of Cryptosporidium parvum to UV radiation and gamma radiation, *Proc. AWWA WQTC*, 1247-1265(2000).

44) J. L. Zimmer, R. M. Slawson, P. M. Huck, Inactivation and potential repair of Cryptosporidium parvum following low-and midium-pressure ultraviolet irradiation, *Wat. Res.*, **37**: 3517-3523(2003).

45) G. Shin, K. G. ALinden, M. J. Arrowood, M. D. Sobsey, Low-pressure UV inactivation and DNA repair potential of Cryptosporidium parvum oocysts, *Appl. Environ. Microbiol.*, **67**(7): 3029-3032(2001).

46) J. L. Clancy, Z. Bukhari, T. M. Hargy, J. R. Bolton, B. W. Dussert, M. M. Marshall, Using UV to inactivate Cryptosporidium, *J. Am. Water Works Assoc.*, **92**(9): 97-104(2000).

47) S. A. Craik, D. Weldon, G. R. Finch, J. R. Bolton, M. Belosevic, Inactivation of Cryptosporidium parvum oocysts using medium-and low-pressure ultraviolet radiation, *Wat. Res.*, **35**(6): 1387-1398(2001).

48) S. Morita, A. Namikoshi, T. Hirata, K. Oguma, H. Katayama, S. Ohgaki, N. Motoyama, M. Fujiwara, Efficacy of UV irradiation in inactivating Cryptosporidium parvum oocysts, *Appl. Environ. Microbiol.*, **68**(11): 3029-3032(2002).

49) J. R. Bolton, B. Dussert, Z. Bukhari, T. Hargy, J. L. Clancy, Inactivation of Cryptosporidium parvum by medium-pressure ultraviolet light in finished drinking water, *Proc. AWWA*, 389-403(1998).

50) M. Belosevic, S. A. Craik, J. L. Stafford, N. F. Neumann, J. Kruithof, D. W. Smith, Studies on the resistance/reactivation of Giardia muris cysts and Cryptosporidium parvum oocysts exposed to medium-pressure ultraviolet radiation, *FEMS Microbiol. Letters*, **204**: 197-203(2001).

51) P. A. Rochelle, M. M. Marshall, J. R. Mead, A. M. Johnson, D. G. Korich, J. S. Rosen, R. De Leon, Comparison of in vitro cell culture and a mouse assay for measuring infectivity of Cryptosporidium parvum, *Appl. Environ. Microbiol.*, **68**(8): 3809-3817(2002).

52) A. Mofidi, H. Baribeau, P. Rochelle, R. ALeon, B. M. Coffey, J. F. Green, Disinfection of Cryptosporidium parvum with polychromatic UV light, *J. Am. Water Works Assoc.*, June: 95-109(2001).

53) A. Mofidi, Baribeau, J. F. Green, Inactivation of Cryptosporidium parvum with polychromatic UV systems, *Proc. Am. Water Works Assoc, WQTC*, ST 7-3-1-ST 7-3-13(1999).

54) D. E. Huffman, T. R. Slifko, K. Salisbury, J. B. Rose, Inactivation of bacteria, virus and Cryptosporidium by a point-of-use device using pulsed broad spectrum white light, *Wat. Res.*, **34**(9): 2491-2498(2000).

55) A. T. Campbell, P. Wallis, The effect of UV irradiation on human-derived Giardia lamblia cysts, *Wat. Res.*, **36**: 963-969(2002).

56) K. G. Linden, G. A. Shin, G. Faubert, W. Cairns, M. D. Sobsey, UV disinfection of Giardialamblia cysts in water. Environ. Sci. Technol., **36**: 2519-2522(2002).

57) A. A. Mofidi, E. A. Meyer, P. M. Wallis, C. I. Chou, B. P. Meyer, S. Ramalingam, B. M. Coffey, The effect of UV light on the inactivation of Giardia lamblia and Giardia muris cysts as determined by animal infectivity assay (P-2951-01), *Wat. Res.*, **36**: 2098-2108(2002).

58) S. Izumiyama, K. Yagita, T. Hirata, M. Fujiwara, T. Endo, Inactivation of Giardia lamblia cysts by ultraviolet irradiation. Proceedings of the 1st Asia Regional Conference on Ultraviolet Technologies for Water, Wastewater & Environmental Applications, in CD-R(2002).

59) D. E. Huffman, A. Gennaccaro, J. B. Rose, B. W. Dussert, Low-and medium-pressure UV inactivation of microsporidia Encephalitozoon intestinalis, *Wat. Res.*, **36**: 3161-3164(2002).

60) M. M. Marshall, S. Hayes, J. Moffett, C. R. Sterling, W. L. Nicholson, Comparison of UV inactivation of spores of three Encephalitozoon species with that of spores of two DNA repair-deficient Bacillus subtilis biodosimetry strains, *Appl. Environ. Microbiol.*, **69**(1): 683-685(2003).

61) S. A. Craik, G. R. Finch, J. R. Bolton, M. Belosevic, Inactivation of Giardia muris cysts using medium-pressure ultraviolet radiation in filtered drinking water, *Wat. Res.*, **34**(18): 4325-4332(2000).

62) D. E. Huffman, B. W. Dussert, Efficiency of mediumpressure UV light for inactivation of emerging

microbial pathogens, *Proc. AWWA WQTC*, 1229-1237(2000).
63) K. Oguma, H. Katayama, H. Mitani, S. Morita, T. Hirata, S. Ohgaki, determination of pyrimidine dimer in Escherichia coli and Cryptosporidium parvum, *Appl. Environ. Microbiol.*, **67**(**10**): 4630-4637(2001).
64) T. Hirata, S. Morita, H. Sugimoto, H. Takizawa, T. Endo, Efficacy of low-pressure ultraviolet irradiation for inactivating Cryptosporidium parvum oocysts in turbid water, Proceedings of the 1st Asia Regional Conference on Ultraviolet Technologies for Water, Wastewater & Environmental Applications, in CD-R(2002).
65) 竹馬大介,志村有道,本山信行,茂庭竹生,金子光美,藤原正弘,平田強,オゾンによる *Cryptosporidium parvum* オーシストの不活化に及ぼす pH の影響,水道協会雑誌,**70**(**7**):15-22 (2001).
66) WHO, "Guidelines for Drinking-water Quality 3rd ed. Vol.1, Recommendations", p.141(2004).

第3章 细　　菌

3.1 致病细菌的特征和水污染状况

3.1.1 病原菌

成为通过饮用水引发传染病原因的细菌，主要有病原大肠菌群、空肠弯曲菌（*Campylobacter*）、痢疾杆菌、沙门氏属细菌（包括伤寒菌以及引起食物中毒的沙门氏属细菌）和弧菌属细菌（霍乱菌及肠炎弧菌）等。其他如耶尔森氏菌（*Yersinia*）、产气单胞菌（*Aeromonas*）、威尔士菌和黏质菌（*Serratia*）等细菌亦被认为实际上会引起介水感染，或至少存在这种可能性。

在以上列举的各种细菌中，霍乱菌和伤寒菌等作为传统的介水感染菌，从19世纪后半叶至20世纪中期左右一直是水质卫生上的重要病原菌。然而，现在常见的介水感染却多由病原大肠菌群、空肠弯曲菌、产气单胞菌及伤寒菌以外的沙门氏属细菌所致。

此外，也必须考虑到这样的可能性，即不同于通过饮用水引起肠道系统发病的这些细菌，可介吸入的浮尘引发肺炎的军团菌（*Legionella*）是否亦会混入饮用水的供水系统内（参看本书3.5节）。

a. 病原大肠菌群（pathogenic *Escherichia coli*）

大肠杆菌（*Escherichia coli*）是指一群好氧及兼性厌氧的阴性无芽孢杆菌，也是构成人及温血动物肠内菌群的常在细菌，在人的新鲜粪便中约为 10^9 个/g，存在的浓度很高。尽管也发生过日和见感染之类的事件，但在通常情况下则属于非病原性的细菌。只是因其中的一部分亦可引起严重的腹泻和肠炎，故被称为病原大肠菌群（pathogenic *E. coli*）。依据其O抗原、H抗原和K抗原等3种抗原结构，又被分为多种类型。通常，大多以基于O抗原和H抗原的血清型来表示。按照致病机理的不同，病原大肠菌群被分为以下5种类型。

(ⅰ) 肠道病原性大肠菌群（enteropathogenic *E. coli*；EPEC）

可引起与沙门氏菌感染相似的急性胃肠炎，主要症状有腹泻和腹痛等。血清型为O1、O44和O127等。

(ⅱ) 肠道侵入性大肠菌群（enteroinvasive *E. coli*；EIEC）

像痢疾杆菌那样侵入肠道的细胞内，引起血便、腹痛和发烧等与痢疾近似的症状。血清型为O29、O124和O164等。

(ⅲ) 毒素原性大肠菌群（enterotoxigenic *E. coli*；ETEC）

可产生肠毒素，出现类似霍乱那样严重的水样腹泻症状。血清型为 O6、O25 和 O148 等。

(ⅳ) 肠道出血性大肠菌群（enterohemorrhagic *E. coli*；EHEC）

可产生 Vero 毒素（志贺毒素），严重者会导致有剧烈腹痛、水样腹泻和明显血便等症状的出血性肠炎，因此亦被称为 Vero 毒素产生性大肠菌群（vero cytotoxin-producing *E. coli*；VTEC）。Vero 毒素又可分做 2 种类型，即 VT1 和 VT2，现已知其中的 VT1 与志贺痢疾杆菌（*Shigella dysenteriae*）产生的志贺毒素是一致的。它往往会引发溶血性尿毒症综合症或脑病等严重的并发症。其血清型为 O26、O111 和 O157 等。

(ⅴ) 肠道集合性大肠菌群（enteroadherent *E. coli*；EAEC）

这是一种在热带和亚热带地区常见的类型，它附着在肠道上，可因肠毒素引起散发的腹泻症。

病原大肠菌群通过饮用水造成的集体感染事件发生了多起。自 1982 年至 1996 年的 15 年里，约占全部细菌介饮用水引发集体感染事件中的一半，各种血清型的病原大肠菌群也被作为病原菌分离出来。肠道出血性大肠杆菌 O157：H 7 感染，是在日本发生的最早的介水感染事例，并因 1990 年埼玉县内幼儿园发生了有 2 名儿童死亡的集体感染事件而广为人知。可是，实际上由其他血清型引发的感染事例还有很多，并且多半都是因饮用未经消毒的污染井水所致；而由饮用自来水引起的感染事例也频频出现（参看本书 3.2 节的表 3.2 和表 3.4）。

在河水和下水中曾多次检出以 O157：H 7 为代表的病原大肠菌群[1]，通过木暮和池本[2] 二人对神田川、荒川支流、多摩川、隅田川支流和鹤见川支流等河流所做的调查可知，O157：H 7 以存活却不能增殖（viable but noncalturable）的状态广阔地分布在河水中。接下来，Tanaka 等人[3] 又进一步指出，使用流量计和荧光抗体染色方法已发现O157：H 7 以可增殖状态存在于河水中。至今尚不清楚，在类似的水环境中，病原大肠菌群的常在性与发生流行之间究竟存在怎样的关系。因此，作为未来水环境领域和公共卫生领域的一个共同课题，期待通过相关部门的齐心努力和共同研究，使之早日得以破解。

b. 空肠弯曲菌（*Campylobacter*）

空肠弯曲菌（*Campylobacter* spp.）是一种体长 $0.5\sim5\mu m$、体宽 $0.2\sim0.4\mu m$、革兰氏阴性的无芽孢螺旋状杆菌，菌体一端或两端各有 1 根鞭毛。具有微好氧性，也是一种对二氧化碳表现出亲和性的细菌，在好氧状态下不发育。

许多动物对其有保菌性，广泛地常在于牛羊等家畜、鸡一类家禽以及野鸟等的肠道内的主要是 *Campylobacter jejuni*，可引起人发生肠炎。在猪体内保有率较高的 *Campylobacter coli* 也是造成人腹泻的原因之一。近几年，首先是由肠炎弧菌和沙门氏菌等，接下来便是由 *Campylobacter jejuni* 引起的食物中毒事件呈现增加的趋势，其中尤以鸡肉污染引发的感染事例最为常见。*C. jejuni* 感染的症状，主要有剧烈腹痛、腹泻（往往粪便中混有血液和白血球）、恶寒和发烧等，约需 3～7 天即可痊愈。但是，如果不进行治疗，5%～10%的患者有再发的可能性。而且近些年来，与格林巴利综合症（GBS）（初似感冒症状、接着运动神经出现障碍、四肢疲软乏力且愈益严重的末梢神经急性炎症疾患）的关联性亦日益受到人们的关注，并且确认全部 GBS 患者中三成左右的人都曾在早期被空肠弯曲菌感染过。另外，凡因 C. jejuni 感染后罹患 GBS 的病人，一概都呈重症化，也有部分病人因呼吸衰竭而死亡的例子。

空肠弯曲菌与饮用水污染的关联度仅次于病原大肠杆菌。1982 年，札幌市内的一家超市因井水不具备消毒条件被以 C. jejuni 代表的病原菌污染，致使 7751 人患病。从发生这一事件以后，在 1982 年到 1996 年总计 15 年的时间里，又先后发生了多起由饮用水造成的集体腹泻事件，全部都是因为对供水系统配水管施工（1983 年新潟县燕市）和高架水槽（1983 年神奈川县内小学）等疏于管理所致，而且其中约有两成是空肠弯曲菌引起的（参看本书表 3.2 和表 3.4）。

从河流等自然水系中检出空肠弯曲菌的报告，目前尚不多见[1]。可是，根据杉枝等人[4]从 1987 年到 1988 年所做的调查，从毗邻养鸡场的 1 条河流 8 处地点中的 3 处、流入肉食鸡处理厂排放水的 1 条河流 6 处地点中的 3 处以及市内 2 条河流 13 处地点中的 2 处都检出了空肠弯曲菌。此外，佐佐木[5]和田川等人[6,7]也从鸟取市内的河水和下水中多次检出了空肠弯曲菌。据此可以认为，其他那些许许多多未检测过的河流也已经被来自畜产排水和下水排水中的空肠弯曲菌所污染。

c. 痢疾杆菌（*dysentery bacillus*）

痢疾杆菌（*dysentery bacillus*）是一种可致细菌性痢疾（bacillary dyentery, shigellosis）的病原菌，痢疾杆菌的发现者志贺洁给其起了一个缩略的名称"*Shigella*"。*Shigella* 属具有与大肠菌群程度基本相同的兼性厌氧性，是一种革兰氏阴性、无芽孢、无鞭毛的杆菌，共分为 *S. dysenteriae*（志贺痢疾杆菌）、*S. flexineri*（福氏痢疾杆菌）、*S. boydii*（鲍氏痢疾杆菌）和 *S. sonnei*（宋内氏痢疾杆菌）等 4 个菌种（或子群），各个菌种还可根据其血清型做更细的划分。

痢疾杆菌可侵入大肠的上皮细胞致细胞坏死，使之形成溃疡，并伴有发烧、倦怠感、水样腹泻和黏血性腹泻等痢疾症状。特别是 *S. dysenteriae* type 1，因其会产生志贺毒素，故可导致罹患最严重的大肠炎，有时还可能并发溶血性尿毒症综合症，而且据报告有三成左右系在日本国内感染。另据近年来从患者体内检出病原菌的状况，其中以 *S. sonnei* 为最多，*S. flexineri* 次之，*S. boydii* 和 *S. dysenteriae* 所占比重较少[8]。

痢疾杆菌可通过粪便污染水源水进而污染食品和饮用水间接传播，此外，苍蝇也会直接将粪便中的病菌传播到生活环境中。痢疾杆菌自古以来便是一种介水感染的重要病原菌，自来水和井水被其污染的事例非常多，并频繁地发生由此引起的集体感染事件。在日本，自第二次世界大战结束以来，直至 19 世纪 60 年代中期前后，也不断发生介自来水引起的集体感染痢疾事件（参看本书表 3.1）[9]。虽然在生活环境卫生标准显著提高的今天，没有再出现曾经发生过的传染病大流行；但从 1982 年至 1996 年的 15 年间，起因于饮用水的集体感染痢疾症的发生件数，仅次于病原大肠杆菌和空肠弯曲菌的感染件数，列第三位（参看本书表 3.2 和表 3.4）。

d. 沙门氏菌（*Salmonella*）

沙门氏属（*Salmonella* spp.）是一种具有与大肠杆菌大小基本相同的兼性厌氧性、革兰氏阴性、无芽孢的杆菌，周身生有鞭毛，运动活泼。在分类学上沙门氏属由 2 个种（*S.enterica* 和 *S.bongori*）组成，其中 *S.enterica* 又可分做 6 个亚种，再根据其血清型确定菌种名称。例如，因食用鸡蛋屡屡发生中毒的事已为人们所知，其代表性的肠炎病原菌沙门肠炎菌的正式名称是 *Salmonella enterica subsp. enterica* serovar enteritidis。但因其表记过于繁琐，故通常只略称为 *Salmonella* Enteritidis（由于 Enteritidis 系血清型名称，因此以罗马字表记）。

沙门氏属菌包括只对人感染、被人的粪便污染的食物和水成为污染源并引发肠伤寒的伤害杆菌（*Salmonella* Typhi）和引发副伤寒的副伤寒 A 菌（*Salmonella* Paratyphi A）。它们因其所具有的显著的病原性，被与其他沙门氏属菌区别开来。经口传染的伤寒杆菌，从小肠至淋巴组织，进而侵入血管系统引起菌血症。菌血症的主要症状是，发烧可达 39℃ 以上、脾肿和腹泻等，严重的可发展成肠穿孔、肠管出血和脑炎等。副伤寒 A 菌引起的副伤寒症状与肠伤寒相同，但预后较肠伤寒要轻一些。

肠伤寒和副伤寒自古以来就是具有代表性的介水传染病，而且随着饮用水被污染现象的增加，在 1985 年以前，日本也发生过因自来水污染造成的肠伤寒传染事件（表 3.2）。可是，由于致病的伤害杆菌和副伤寒菌的宿主仅限于人的缘故，随着日本上下水的普及和生活环境的卫生水平的提高，肠伤寒和副伤寒介水传染事件亦骤然减少；迄今为止，再也没有发生过通过自来水传染肠伤寒和副伤寒的事。但与此同时，作为一种输入型传染病，从国外带入日本引发传染流行的事例却在增加。有鉴于此，对正在增加的自来水水源和水井等被污染的危险，必须时刻保持警觉。

现在，起因于沙门氏属的疾病，除了肠伤寒和副伤寒之外，每年发生更多的是主要表现出急性胃肠炎症状的沙门氏菌食物中毒，人们尤其是对鸡蛋的 *Salmonella* Enteritidis 污染了解更多。作为已知的沙门氏食物中毒的病原菌，此为还有 *Salmonella* Typhimurium、*Salmonella* Infantis、*Salmonella* Oranienburg 和 *Salmonella* Tompson 等。由这些沙门氏属菌感染的胃肠炎，被统称为沙门氏症。

沙门氏症的病原菌（以下简称为沙门菌）是人畜共有的，并曾多次在日本全国的河流中检出[1]。根据山田等人的报告（1992）[10]，从 1978 年至 1991 年在横滨市内河水中的检出率，最低 32%，最高 80%，平均为 59%。芦田等人（1978）[11]在 1977 年对埼玉县内河流调查的结果表明，沙门菌的检出率为 50% 以上。另外，金子等人（1988）[12]从 1980 年~1983 年及 1986 年~1989 年亦对山梨县境内的河流做了调查，其中除了小菅川外，所有调查过的河流都检出了沙门菌。还有山崎等人（1980）[13]在 1971~1972 年及 1978~1979 年也对富山县的河流进行了调查，并将调查地点选在河流的末端，结果显示有一成到三成的检出率。按照环境标准，AA 类型应该无检出；A 类型至少从 13 条河流中的 6 条检出 1 次，检出率为 9/13（14.3%）；B 类型则从 5 条河流中全部检出，检出率高达 12/28（42.9%）。进而矶部等人（1995）[14]亦是在富山县境内专门对供水设施做了调查，时间跨度从 1979 年至 1994 年长达 15 年，最后总结的调查结果是，1979 年至 1985 年的检出率高达 60%~90%；但从 1986 年开始直至 1994 年则下降到 20%~40%，估计与下水道的普及以及家畜饲养数量的减少有关。最后，田川等人[6,7]从 1984 年至 1992 年对鸟取市内的河水和下水中的沙门菌分离状况做了考查，并且指出从河水和下水中都曾频繁地检出各种沙门菌。尤其是下水，在任何季节都有大量沙门菌分离出来，成为水环境当中的常在菌种。

e. 弧菌（*Vibrio*）和霍乱菌（Cholera vibrio）

弧菌属（*Vibrio* spp.）是一种兼性厌氧性、革兰氏阴性、无芽孢的微弯杆菌，靠 1 根鞭毛运动。作为介水传染的弧菌属的一种，其中较为重要的便是很早以前即成为大规模介水传染原因的霍乱菌（Cholera vibrio）。

霍乱菌的学名为 *Vibrio cholerae*。*V. cholerae* 这一菌种根据其菌体表面 O 抗原（脂多糖体）的不同，可分为超过 200 种的血清型。其中成为霍乱原因的只有血清型 O1 和 O139，并且可带来霍乱症状的是由霍乱菌产生的霍乱毒素。因此从严格意义上讲，所谓霍乱的病原菌即霍乱菌系指那种在 *V. cholerae* 的血清型 O1 及 O139 中具有毒素（CT）生产能力的个体。过去，将菌种 *Vibrio cholerae* 或 *V. cholerae* O1 都一律称为"霍乱菌"；而把像 O139 那样不靠 O1 血清聚合的 *V. cholerae* 称为 NAG（nonagglutinable）弧菌，以与霍乱菌相互区别开来。然而，这样一来势必造成题意的混乱，即"在'霍乱菌'中既有可引起霍乱的也有不会引起霍乱的；而在'非霍乱菌'NAG 弧菌中还包括霍乱的病原菌"，为此必须做出上面那样严密的划分。*V. cholerae* O139CT（＋）霍乱菌被确认以后，对于血清型 O1 及 O139 之外的 *V. cholerae* 则不再称作"霍乱菌"，而是采用非 O1 非 O139 *V. cholerae* 这样的称呼，并且 NAG 弧菌的叫法亦被用于与其相当的菌种。此外，不产生毒素的 *V. cholerae* O1 和 *V. cholerae* O139 从行政管理的角度做了如下处理：将其从霍乱防疫对象中除掉，与 NAG 弧菌一样被看做食物中毒菌[15]。

V. cholerae O1 霍乱菌被分为传统型（亚洲型）和艾尔脱型等 2 种生物型。传统型自 19 世纪开始至 20 世纪前半叶，总计发生过 6 次世界范围的大流行。与传统型相比，艾尔脱型通常症状较轻，但从 1961 年在全世界流行以来，至今仍未停息[16]。

站在历史的角度看，霍乱与供水系统的水质卫生状况有着极为密切的关系。19 世纪末，在汉堡市霍乱流行最严重的时候，凡是饮用经净水处理（慢滤）的自来水的人都得以幸免。这一事例足以证明，利用净水处理手段能够提高饮用水对于微生物的安全性，而且日本近现代的供水系统建设，也是以明治初期的霍乱大流行为契机的。在这之后，通过普及上下水和实施水道法等使得供水系统的管理水平也日益提高，霍乱的介水传染事件急剧减少。1977 年，因自菲律宾归国的人引发的和歌山县有田市的霍乱流行，亦终未酿成大规模的介水传染事件。近年来发现的霍乱感染源几乎都出自从海外流行地归国的人，再不就是由于摄食了被霍乱菌污染的鱼贝类的缘故。

关于霍乱菌污染水环境的状况，通过武藤等人（1979）[17]对 1978 年 3 月发生的神奈川县鹤见川水系污染情况的调查，已广为人知。事件发生的第二个月、即 4 月中旬，则在鹤见川下游投放了大量的消毒剂，并对污染源的净水槽做了消毒处理，此后在河流的大部分区域再未检出霍乱菌。不过，河口的临港鹤见川桥等处，到了其后的 8 月下旬又接着检出了霍乱菌。估计这是因为消毒剂的效果无法直达底泥、而霍乱菌仍然可以在底泥中增殖的缘故。在最近的调查事例中，须藤等人（2004）[18]总结了每月在川崎市市内河流和港湾调研的结果。据其从1988～2002年所做的统计，总计2648个样本都没有检出霍乱菌。可是，他也指出，近年来各种病原菌在虽然存活却不能培养（VBNC）的状态下，仍然在自然环境中大量生存下来，并确认 V. cholerae 也同样处于 VBNC 状态下[19]。根据荧光抗体染色/Direct Viable Count 环境水的调查结果[20～22]，V. cholerae O1 甚至可以认为是常在于沿岸水域的。这尽管没有在对病原菌监测过程中被通常采用的选择培养法检出，但也并不意味着该水域就一定不存在病原菌。

与霍乱菌不同，非O1 V. chplerae（NAG弧菌）和肠炎弧菌（V. parahaemolyticus）检出的实例有很多。曾调查过鸟取市区河水和下水的佐佐木等人[5]以及田川等人[6,7]在他们的报告中说，从河水及下水里经常能够检出非O1 V. chplerae，而一到冬季便检测不出来了。他们认为，非O1 V. chplerae 应该是河水中常在菌的一种。东京都立卫生研究所多摩支所[23]于1995年梅雨期间在多摩川的羽村堰区段、1995年和1996年两年梅雨期间以及1996年冬季在关户桥处都从河水里检出了NAG弧菌。通过对川崎市的市内河流以及港湾的调查表明，每年都会从65%～22.3%的送检水样中检出非O1 V. chplerae；而每年检出肠炎弧菌的水样，亦占全部送检水样的29.4%～15.9%[18]。除此以外，还有神奈川县、横滨市及其他一些地方的行政部门，也都分别从河水或海水里检出了非 O1 V. chplerae 和肠炎弧菌[1]。这一切都充分说明，非O1 V. chplerae 和肠炎弧菌存在于范围广阔的水环境中，对此与其称为水环境被病原菌"污染"，莫如将O1 V. chplerae 和肠炎弧菌当做水环境中的常在菌更恰当。

f. 其他

成为食物中毒原因的耶尔森氏菌（Yersinia）、产气单胞菌（Aeromonas）、邻单胞菌（Plesiomonas）和威尔士菌等都具有介水感染的可能性，并且也知道一些实际发生感染的事例。

作为耶尔森属（Yersinia spp.）的病原菌，以可引起鼠疫的鼠疫菌（Yersinia pestis）最为知名。鼠疫菌传染的主要途径是受到被其污染的跳蚤的叮咬，或者吸入空气中含有带菌动物（受到感染的啮齿类和宠物）及带菌病人呼出病菌的浮游粉尘。在耶尔森属中与介水传染有关的是食物中毒菌 Y. enterocolitica 和 Y. pseudotuberculosis。这两种细菌都栖息在动物的肠道内，先是受到感染的人或动物的排泄物污染了食物和水，然后健康的人由于摄入这种被污染的食物和水亦受到感染。受到感染后主要表现为发烧、腹痛和腹泻等急性胃肠炎的症状，也可能伴有败血症和咽喉炎等。

1986年7月～9月及1987年1月～3月，古畑等人[24]对东京都内的净化槽排放水、河水、池水和井水中含有耶尔森氏菌情况所做的调查表明，净化槽排放水为48%、河水90%、池水50%，检出率都相当高；只有井水的检出率为零。而且，检出的耶尔森氏菌所具有的抗氯性与大肠菌没有太大差别。

产气单胞菌和邻单胞菌都是在水环境中广泛存在的淡水性细菌，Aeromonas hydrophila 和 Plesiomonas shigelloides 等作为可致食物中毒及腹泻症的病菌则更是广为人知。其临床都表现出普通胃肠炎的症状，主要是腹泻和腹痛。从1982年至1984年，福山等人[25]就产气单胞菌的情况调查了多摩川的8个地点、相模川的7个地点以及津久井湖的4个地点，从总计132个水样里全部检出了产气单胞菌。而且，在河流和蓄水池的底泥中也获得50%以上的检出率。至于邻单胞菌的情况，池岛等人[26]也从1974至1975年对多摩川水系 44 个地点的河水进行了调查,在 142 个水样中有 4 个(2.8%)呈阳性。1991年 5 月至 1992 年 2 月,高木等人[27]调查了爱知县境内的河流,在调查过程中发现,上面提到的 2 种细菌在夏季水温较高时增多,到了冬季便会减少。

威尔士菌(*Clostridium perfringens*)是一种革兰氏阳性的偏性厌氧性杆菌,形成具有耐热性的芽孢。这是一种人和动物大肠内的常在菌,广泛地分布在受到下水和粪便污染的河水、海水和土壤中。在 *Clostridium* 属中,包括破伤风菌 *Clostridium tetani* 和可产生肉毒素的食物中毒菌 *C. botulinum*,威尔士菌自身作为气体坏疽菌或食物中毒菌亦为人们所普遍了解。这种细菌之所以会引起食物中毒,主要是因为在高温加热烹调后又放置一段时间的食物中,具有肠毒素的威尔士菌会开始繁殖,当其在肠内形成芽孢时会释放出肠毒素的缘故。在受到粪便污染的水域中,威尔士菌芽孢可长时间生存,利用这一点,亦可将其作为水被粪便污染的指标。

3.1.2 指示菌

a. 何谓指示菌

如果调查由特定病原菌造成的水污染,可采用适合于水的检测方法对该细菌进行检出和定量分析。可是,对病原菌的检出和认定,一般需要非常专业的技术,而且在对其认定之前大都需要很长的时间和繁琐的程序。再加上通过饮用水引起介水感染的病原菌种类又极其繁多,即使是同一菌种,亦会因菌株的不同,使其在水中的活动状态和环境耐性方面压根就存在种种区别。因此,为了确认水中微生物方面的安全性,最理想的方法是,把可能存在于水中的所有病原体都作为检测的对象。当然,要进行这样的检测,无论在技术上还是在实践上都不存在合理性,也不具有现实性。而且,从饮用水水质管理和水处理效果评价的角度看,由于进行这样的检测要得到最终结果需要耗费大量的人力和时间,也无法做高频度的试验,因此作为评价手段并不具有任何意义。由此可见,为了达到以下目的,即不仅将某种特定的病原菌作为对象,并且还要对被病原菌污染的可能性做出全面判断,或者确认水处理去除病原菌的效果,通常都采用筛选的方法。这是一种更加简便的试验方法,可以在很短的时间内对结果做出判断,使用的是能够全面评价是否存在病原菌的指标。通常情况下,作为实现这一目的的指标,可以采用各种细菌,而这样的细菌就被称为指示菌。

为了能够把某种细菌作为评价水中病原菌污染的指示菌,需要几个必备的要件。这些要件大致有如下 5 个。

> ① 在污染源中比其他病原菌存在的数量更多
> ② 在没有病原菌污染的情况下不存在,在病原菌不增殖的水中不增殖
> ③ 可通过简单的试验方法做快速检测,容易判断其是否存在
> ④ 在水中的生存能力与病原菌相当或更强
> ⑤ 在净水处理和消毒等操作过程中,与病原菌的结局相同

如果还要在此基础上增加点儿什么的话,最好算上这一点,即其具有的机能能够代表范围广阔的病原菌。

实际上,作为单一的生物种,类似这样能满足所有要件的指示菌是不存在的。可是,由于引起介水感染的病原菌多半都是来自粪便的肠道系统病原菌,因此在实践中通过检测

有无粪便污染便可以替代对病原菌污染的检测。作为用于该目的的指示菌，几乎全都存在于温血动物的粪便中，其中包括具有代表性的介水感染病原菌伤寒菌和痢疾杆菌在内，也是肠内细菌组成部分的大肠杆菌，同样被认为是比较符合这些要件的。除此之外，还有几种细菌（或菌群）亦可用做水的粪便污染指标。

b. 大肠杆菌（*Escherichia coli*）

大肠杆菌是一种常在于温血动物肠道内的兼性厌氧性细菌，在新鲜粪便中存在的数量约为 10^9 个/g 左右。根据这一点，从很早开始人们就知道其可以作为粪便污染甚至肠道系统病原体的指示菌，并被放在优先位置。然而，当时的培养技术尚无法从水中直接检出大肠杆菌，而且为了给大肠杆菌分类，更需要高度的细菌学知识和经过数日的、涉及面很广的系统性培养检验。因此，如果将其作为水的化验方法的话，在日常实施起来很困难。鉴于这一点，便开始将着眼点转移到大肠杆菌所具有的几个生物化学方面的性状上来，并将表现出以下性状的菌群定义为大肠菌群："当存在胆汁酸或具有同样抑制作用的界面活性物质时增殖、在 35～37℃温度条件下分解乳糖、在 24～48h 内可产生酸、气体及乙醛的革兰阴性杆菌"。只要检出符合这一条件的细菌，便统统使其替代大肠杆菌的指标作用。在大肠菌群中，除了大肠杆菌之外，还包括 *Escherichia* 属、*Klebsiella* 属、*Enterobacter* 属和 *Citrobacter* 属等细菌。这些属的细菌的构成比例在不同的粪便污染源中是变动的，甚至常常还包括生存在与粪便污染没有任何关系的自然环境中的细菌。因此，曾屡屡受到这样的质疑：与大肠杆菌相比，对粪便污染所具有的指示价值太小。与大肠杆菌相关的状况一直到 1989 年发生了根本性的变化，这一年美国环境保护厅在 Federal Register（美国公报）上发表了在日本被称为特定酶素培养基法的检测方法。1992 年，日本借助修订饮用水水质标准的契机，也以厚生省（当时）令的形式将其引入作为对大肠菌群进行检测的方法。这样一来，无需再进行复杂的培养操作和特殊的生物化学试验，只要将培养基加入到大肠菌群中去，便能够在 24h 内推断出水中是否存在大肠杆菌。亦即，将此前因受到检测技术的制约，以大肠菌群检测代替的粪便污染评价，现在能够在实践中直接使用大肠杆菌进行了。这从保证饮用水品质的角度看，便能够以更高的精度检知有无粪便污染。基于这样的考虑，通过 2004 年 4 月对水质标准的修订，废止了已经使用很长时间的旧水质标准，并以大肠杆菌代替大肠菌群作为其中的标准项目。关于检测所需水量，亦由原来的 50mL 变为 100mL；这一点也符合 WHO 和美国等国家有关检测水量的规定。

在从饮用水中检出大肠杆菌时，则表明存在显而易见的粪便污染现象，亦即存在饮用水卫生已进入危险状态的可能性。正因为大肠杆菌的存在被认为是粪便污染明确无误的指标，而且至少在从采水样到得出检测结果这段（或自上次检测后开始的）时间里，无法否定已被病原菌污染的自来水还在连续不断地供给用户，因此必须迅速采取应急措施。

水质标准中的大肠杆菌检测原理，是通过采用特定酶素培养基培养待检水样，根据大肠杆菌中的特有酶素 β-葡萄苷酸酶有没有生成荧光物质 4-甲基伞形酮来判断其存在与否。除大肠杆菌外，痢疾杆菌和一部分沙门氏菌也含有 β-葡萄苷酸酶[29]。也就是说，β-葡萄苷酸酶阳性菌并不一定都是大肠杆菌。检验水样中是否含有大肠杆菌的目的，原本并不是要检出大肠杆菌，而是为了检测水有无粪便污染现象，再以此对肠道系统病原菌污染的可能性做出评价，这从预防病原菌感染的角度说是没有问题的。

从另外一个角度看，上面提到的酵素 β-葡萄苷酸酶在 E. coli 中具有特异性，事实上 E. coli 中的 5％都呈 β-葡萄苷酸酶阴性[30]，其中最具代表性的则是肠道出血性大肠杆菌 O157：H7。即污染是由极少（例如 100mL 中有大肠杆菌 1 个左右）的大肠杆菌造成的；当为 β-葡萄苷酸酶阴性株时，也许在未判断是大肠杆菌的情况下就将其忽略。虽然都认为实际发生类似现象的几率微乎其微，但毕竟存在这样的可能性。因为一直以来都是以大肠菌群作为检验的标准，所以即使是 β-葡萄苷酸酶阴性株的大肠杆菌，也采用特定酵素培养基法，通过 β-葡萄苷酸酶的反应来检出大肠菌群，并使上面说到的危险得以排除。不过，按照现有的水质标准要求，即使大肠菌群阳性，只要没有 β-葡萄苷酸酶反应，从法规上说就不与标准相悖。因此，必须注意到存在部分粪便污染被放过的可能性。

c. 大肠菌群 (coliform bacteria, coliforms)

大肠菌群（coliform bacteria，coliforms）作为水的病原菌污染指标，可满足其中的大部分必备要件，在长达约 1 个世纪的时间里，始终扮演着重要的角色。从 1982 年起，日本也开始将其用做饮用水的粪便污染指标，并载入相关法令。可是，由于在大肠菌群中还包含多种多样与上述性状相符的其他菌群，因此在把大肠菌群作为粪便污染指标使用时，也同样

・包括具有在河流等水系中增殖可能性的
・包括与粪便污染无关、来自自然界的

等等，所以在某些场合就未必能够满足病原菌污染指标的要件②（见 3.1.2 节），并因而遭到这样的批评：粪便污染危险的被夸大即与此有关。有鉴于此，当 2004 年修订水质标准时，便在普及特定酵素培养基大肠杆菌推定试验法的基础上，又从保证饮用水品质的角度，本着能够更精确地检测有无粪便污染的原则，把标准项目由大肠菌群变更为大肠杆菌。

然而在此不能忘记，实际上大肠菌群还含有大肠杆菌以外的一些细菌（主要包括 *Klebsiella* 属、*Enterobacter* 属和 *Citrobacter* 属等），它们也照样存在于人的粪便中[30,31]，或者在混入人粪尿的未处理下水和下雨时的未处理排放水中亦以某种程度常在[32]。而且，与人的粪便相比，在家畜的粪便中，大肠菌群内的大肠杆菌以外细菌所占的比例往往会更高[30]。当检出大肠菌群内所含的大肠杆菌以外的细菌时，要想以平时的试验水平来区分其是否出自包括人在内的哺乳动物粪便，实际上几乎是不可能的，因此也无法断定与粪便污染无关[30]。为了正确评价对河水等所做的粪便污染源调查及其污染程度，当然要用到大肠杆菌。对粪便污染最值得警觉的自来水，不管这种污染是来自人还是家畜及鸟类等动物，都必须做到不放过任何一点儿粪便污染的蛛丝马迹[33]。正因为如此，才越发说明了把被认为[34]一定与粪便污染有关的大肠菌群当做指标是何等重要[35]。另外，*Klebsiella* 属、*Enterobacter* 属和 *Citrobacter* 属等也往往被作为引起肺炎等的呼吸器官感染、尿路感染、髓膜炎、腹膜炎、败血症、胆道感染和创伤感染等的致病菌分离开来[35,36]；进而应该指出的是，在以特定酵素培养基法作为大肠菌群反应的 β-葡萄苷酸酶阳性菌中，除了大肠菌群的主要 4 属外，还包括以霍乱菌的菌种 *Vibrio cholerae* 代表的几个 *Vibrio* 属[37]、*Shigella sonnei*（痢疾杆菌）、*Salmonella* 之一部、*Yersinia pestis*（鼠疫菌）、可引发痢疾的 *Y. enterocolitica*、以在医院内传染有名的 *Seratia marcescens*（沙雷氏菌）等[29]多种病原菌。

在已经做过消毒处理的自来水中发现了大肠菌群，这表明在净水处理系统或配水系统中存在以下状况：还有一些对消毒处理具有某种程度抵抗能力的病原菌[38]仍然存活着。指示菌本来的意义在于，用以评价自来水被病原菌污染的可能性，即评价由病原菌带来的健康风险。今后则应该将重点放在现场的水质管理上，在更大范围内仔细验证是否存在这样的情形：因疏于对粪便污染的检测而低估了自来水被病原菌污染的危险程度。

d. 粪便性大肠菌群（fecal coliforms）

所谓粪便性大肠菌群（fecal coliforms）并非系指特定的细菌，从词汇的表面意义上看，似乎说的是栖息在哺乳动物肠道内、具有随着粪便排出体外这样性质的大肠菌群；而实际上则指在 44~45℃温度条件下能够增殖、并显现出乳糖发酵性的大肠菌群。同大肠菌群一样，这也是一种通过试验方法定义的菌群。最初，因温血动物粪便中的大肠杆菌一般都具有耐高温的特性，故大都提倡以高温培养手段抑制出自自然环境下的大肠菌群，从而达到只检出粪便中大肠杆菌的目的。可是，在这种条件下发育的细菌，除了大肠杆菌外还包括 *Klebsiella* 属等[31]，加之又存在来自环境中的细菌，因此未必能够说其具有粪便性。不过，由于大肠杆菌在其中所占的比例要远远高于大肠菌群，并与大肠杆菌浓度有关，而且其试验方法也比较简单，因此作为大肠杆菌试验的替代方法得到了广泛的应用。此外，鉴于这种细菌未必都出自粪便的特点，WHO 又给其冠以耐热性大肠菌群（thermotolerant coliforms）的名称[28]。在日本，它被用做判定浴场水质的标准。

e. 粪便性链球菌（fecal streptococci）和肠球菌（enterococci）

所谓粪便性链球菌（fecal streptococci）主要指存在于人和温血动物粪便中的革兰氏阳性的链球菌，从分类学角度上看，则指 *Enterococcus* 属及一部分 *Streptococcus* 属的几种细菌。这些细菌常在于人和动物的肠道内，在水中增殖的可能性很小，与大肠杆菌和大肠菌群相比，对环境的适应性和抗消毒剂的能力要更强。依据这一点可知，它更加符合病原菌污染指标要件中的②、④和⑤的要求，也因此被看做是比大肠杆菌等更可靠的指标。在粪便性链球菌中，把于 6.5％氯化钠葡萄糖肉汤培养基内增殖的粪便性链球菌称为肠球菌（enterococci），主要指 *Enterococcus faecalis* 和 *E. faecium*。肠球菌较之那些含有部分环境菌的粪便性链球菌具有更纯粹的粪便性意义，因此被认为是一种特点更突出的菌种。不过，因其在粪便中的含量较大肠杆菌要少，故从病原菌污染指标要件①的要求来说，比大肠杆菌等要稍稍差一些。另外，过去人们一直相信，在人和动物中间，粪便性大肠菌群与粪便性链球菌的存在比（FC/FS）不同，并可以将其作为推定水的粪便污染的依据；现在这一想法已被否定[39、40]。

f. 威尔士菌芽孢（*spores of Clostridium perfringens*）

威尔士菌（*Clostridium perfringens*）因从前曾使用过 *Clostridium welchii* 的学名，故如今仍被称为威尔士菌。虽然威尔士菌在粪便中的含量比大肠杆菌少，但却是常在性的。威尔士菌在环境中增殖的可能性微乎其微，不过其芽孢却可以在水中比大肠杆菌存活更长的时间，并且还具有很强的抗氯消毒能力。因此，长期以来在粪便污染评价和水处理中的物理法清除性能评价中，作为病毒或原虫卵囊等具有比细菌更强的环境适应性及抗消毒能力的微生物存活或灭活的指标等，人们对其能够起到的作用一直充满了期待。另外一方面，作为配水系统中病原菌的指标，由于威尔士菌芽孢的生存能力和抗消毒能力都强于普通的肠道系统病原菌，因此有时甚至能够检出来自过去或远方的"遗存"，必须对此加以留意，避免出现误判。此外，WHO将威尔士菌作为典型的厌氧性芽孢形成菌，称其为亚硫酸盐还原梭状芽孢杆菌属（sulfite-reducing clostridia）[28]。

g. 一般细菌

所谓一般细菌，系指在水中的异养型细菌中，那些使用标准琼脂培养基在 35～37℃ 温度条件下培养（24h±2）h 后于培养基中形成群落的所有细菌。在分类学上，并非是指特定的菌种和属，而是由以厚生劳动省令形式颁布的检测方法定义的菌群。因为采用不同的检测条件，检出的菌数及检出的菌种也会有区别，所以在脱离指定条件时，就不再称作一般细菌。例如在食品领域中，一切都按照上面确定的条件，只是把培养时间变为 48h，这样培养出来的细菌则被称为"细菌数（生菌数）"，而不叫普通细菌。另外，一般细菌应该是日本独创的词汇，在英语中尚没有完全与普通细菌这一概念相符的说法。

关于供水系统中一般细菌试验的意义及其利用等方面的内容，有许多很好的阐释[41]。被当做一般细菌检出的细菌，有好氧性的或兼性厌氧性的，都是一些没有表现出特别营养要求的异养型细菌。这些细菌能够迅速利用较高浓度的营养，在与温血动物体温相差不多的温度条件下，不超过 24h 便可以形成群落。在表现出如此性状的菌群中，除了大肠菌群外，人们认为还应包括土壤性和下水性细菌、肠内细菌、与粪便及其他有机物污染相关的细菌、或者多种与食物等的腐败有关的菌群。因此，粪便污染和病原菌的指标性最为模糊，即使检出一般细菌，也并不意味着存在粪便污染和病原菌。然而，就像我们从一般细菌那里了解到的，有机物污染越严重的水，检出细菌的可能性越大。因此，作为一般与水的清洁程度有关的有机物污染及下水中细菌群落存量的指标，还是有意义的。而且由于其存在的数量远远多于大肠菌群，加之其中还含有对消毒剂等的抵抗能力很强的菌群，因此也可以成为评价净水处理程序去除微生物效果和判定消毒效果的指标。此外，因配水系统消毒效果低下，往往会导致残留在净水中的细菌又在配水系统局部形成生物膜，或在锈斑等的内部进行增殖再生，故将其作为净水处理后配水系统内水质恶化的指标也同样具有意义。

与一般细菌相同，亦是根据培养方法定义的异养型细菌群落的一部分，但使用的培养基所含有的有机物浓度更低，并选择更低的温度（20～25℃）条件，经过较长时间（5～7d）的培养形成群落的菌群，在日本被称为异养菌。但是，"异养菌"原本指不吸收单独的营养物质，而是采取分解有机物获得能量而生存的营养形式的所有细菌，在通过使用吖啶橙等的荧光染色法检出的"全细菌"、或"全细菌"中资化酵母提取液可使菌体细胞增大的"生菌数"，较之以培养法得到的群落数显得格外多。如同我们从这一事实中所了解的那样，必须认识到，利用上述培养法计算出的异养菌数量，只不过是以异养形式存在于水中的细菌极少的一部分。

在自然环境中，存在着许多在中温条件下发育迟缓的细菌，这些细菌都具有低营养性，依靠一般细菌培养条件形成不了肉眼可见的群落。由于它们能够较多地在从属滋养菌的培养条件下检出，因此出现的群落数通常会比一般细菌多 10～100 倍的样子，在自来水中有时竟多达 1000 倍[42]。这样一来，即使从自来水中检出大量异养菌，也并不具有微生物生态学以及配水系统管理方面的意义。由此可见，只要没有检出大肠菌群，哪怕检出的一般细菌再多，从与病原菌污染的关联角度上看，几乎没有什么卫生防疫方面的价值。

WHO[28]把与日本所称的一般细菌和异养菌类似的菌群都笼统地叫做 Heterotrophic Bacteria（异养菌）；在美国的水质标准试验方法[40]中，则列入 Heterotrophic Plate Count（亦称做 Standard Plate Count）项下，并附记了培养方法：使用与日本标准琼脂培养基构成相近的培养基和 R2A 琼脂培养基，在 35℃温度条件下培养 2d，或在 20～28℃温度条件下培养 5～7d（可在这一范围内，对温度与时间做适当选择）。此外还包括使用其他培养基培养的方法。因此，尽管同样都被称为"Heterotrophic Bacteria"或"Heterotrophic Plate Count"，但由于使用的培养基不同，试验的结果及其所具有的水质管理上的意义仍然存在着显著的差异。正因为其具有的指标性质非常模糊，所以必须注意到，不能将日本所称的一般细菌与异养菌做简单的比较。

文　献

1) 国立感染症研究所，厚生省保健医療局結核感染症課，病原微生物検出情報月報，**19**(1)(No. 215)～19(12)(No. 226)(1998) の各号.
2) 木暮一啓，池本栄子，日本細菌学雑誌，**52**(3)：601-607(1997).
3) Y. Tanaka, M. Yoshimitsu, et al, *Microbes and Environments*, **13**(2)：77-83(1998).
4) 杉枝正明，仁科徳啓，塩沢寛治ほか，静岡県衛生環境センター報告，**30**：71-76(1987).
5) 佐々木陽子ほか，鳥取県衛生研究所報，**29**：37-42(1989).
6) 田川陽子，川本歩，田中真弓ほか，鳥取県衛生研究所報，**32**：40-44(1992).
7) 田川陽子，岸本直子，田中真弓ほか，鳥取県衛生研究所報，**33**：42-45(1993).
8) 国立感染症研究所・厚生労働省健康局結核感染症課，病原微生物検出情報，**24**(1)：1-2(2003).
9) 「近代水道百年の歩み」編集委員会，"近代水道百年の歩み"，日本水道新聞社 (1987)，pp. 103-107.
10) 山田三紀子，武藤哲典，北爪晴恵ほか，横浜市衛研年報，**31**：131-136(1992).
11) 芦田博之，首藤栄治，大関瑤子，埼玉県衛生研究所報，**12**：38-42(1978).
12) 金子通治，植松香星，中村美奈子ほか，山梨衛公研年報，**32**：20-25(1988).
13) 山崎茂一，荒井優実，井山洋子，日本水処理生物学会誌，**15**(2)：28-32(1980).
14) 磯部順子，井山洋子，田中大祐，富山県衛生研究所年報，**18**：131-138(1995).
15) 小林一寛，河原隆二，感染症発生動向調査週報，**3**(12)：9-11(2001).
16) 竹田美文，感染症発生動向調査週報，**2**(1)：9-11(2000).
17) 武藤哲典，母里啓子，柴田幸生ほか，横浜市衛生年報，**18**：65-68(1979).
18) 須藤始代，岡田京子，小嶋由香ほか，平成15年度地研全国協議会関東甲信静支部細菌研究部会第16回研究会講演抄録 (2004).
19) 木暮一啓，*Microbes and Environments*, **12**(4)：135-145(1997).
20) H.-S. Xu, N. C. Roberts, L. B. Adams, et al, *J. Microbiol. Methods.*, **2**：221-231(1984).
21) P. R. Brayton, M. L. Tamplin, A. Huq, et al, *Appl. Environ. Microbiol.*, **53**(12)：2862-2865(1987).
22) R. R. Colwell, *Science*, **274**：2025-2031(1996).
23) 東京都立衛生研究所多摩支所，東京衛研年報，**48**：286-295(1997).
24) 古畑勝則，金子誠二，松本淳彦，東京衛研年報，**39**：271-276(1988).
25) 福山正文，上村知雄，伊藤武ほか，感染症学雑誌，**63**(6)：565-573(1989).
26) 池島伸至，新井輝義，楠淳ほか，東京衛研年報，**26**：343-346(1975).
27) 高木一，酒井高子，林和夫ほか，愛知県衛生研究所報，**43**：1-6(1993).
28) 眞柄泰基，金子光美監訳，"WHO 飲料水水質ガイドライン 第2版―第2巻 健康クライテリアと関連情報(日本語版)―"，日本水道協会 (1999)，pp. 881.
29) 坂崎利一，日本食品微生物学会雑誌，**11**(1)：1-7(1994).
30) 上野英世，月刊下水道，**4**(5)：65-69(1981).
31) 古畑勝則，松本淳彦，東京衛研年報，**36**：326-334(1985).
32) E. E. Geldreich, "Drinking Water Microbiology", ed. by G. A. McFeters, Springer-Verlag(1990), pp. 502.
33) 上野英世，水，**23-12**：90-95(1981).
34) 上野英世，用水と廃水，**19**(5)：33-43(1977).

35) "上水試験方法解説編 2001年版"，日本水道協会（2001），pp. 1095.
36) G. C. White,"Handbook of Chlorination and Alternative Disinfectants, 4th ed.", John-Wiley & Sons, Inc. (1999), pp. 1569.
37) 井山洋子，磯部順子，富山県衛生研究所年報，**18**：143-150(1995).
38) K. Kawamura, M. Kaneko, T. Hirata, K. Taguchi, *Wat. Sci. Tech.*, **18**(**10**)：175-184(1986).
39) 金子光美監訳，J. J. Mathewson，"地下水の微生物汚染"，ed. by S. D. Pillai，技報堂出版（2000），pp. 142.
40) L. S. Clesceri, A. E. Greenberg, A. W. Eaton eds., "Standard Methods for the Examination of Water and Wastewater, 20th ed.", APHA, AWWA, WEF (1998).
41) 上野英世，水，**25-2**：35-37(1983).
42) 保坂三継，眞木俊夫，東京衛研年報，**52**：245-249(2001).

3.2 供水系统污染事故实例及其发生背景

3.2.1 自来水的普及与介水传染病

19世纪中期，全世界都在流行霍乱，日本自幕府末期至明治初年也多次爆发霍乱，尤其是1879年（明治12年）和1886年（明治19年）日本全国发生的2次霍乱大流行，死亡分别为106000人和108000人[1]。这一事件成为日本建设现代供水系统的契机，作为预防霍乱等介水感染的"传染病"的对策，诞生了一种利用铁管将经过净水处理的水加压输送的供水系统。然而，当时尚没有对供水系统以外的卫生设施进行整治，生活环境的卫生状态仍旧十分恶劣。因此，虽然自来水的普及率在缓慢提高，但介水感染病症的患者人数，从明治后半期起一直到昭和20年代（即1945年前后。——译注）期间却没有明显减少的迹象。尽管已经采取了消毒手段，可是并未将其作为一项经常性的制度，仅限于在水源上游发生"传染病"时实施之。第二次世界大战以后，占领日本的联合国军总司令部（GHQ）曾发出指示，要求对自来水进行经常性的加氯消毒，并须确保自来水中的残留氯。可是，自昭和20年代后半期开始逐渐增加的小型供水系统，经常因断水而吸入污水或维护管理不善导致自来水的污染，使痢疾等集体感染事件频频发生[2]。表3.1列出了自二战结束至1965年前后这一期间发生的以供水系统为感染源的细菌性介水感染流行事例[2]。

因供水系统成为感染源导致发生细菌集体感染事件实例
（自第二次世界大战结束至1965前后）　　　　　　　　　　　表3.1

发生年份	发生场所	病　　名	患者数	死亡数
1947	大阪市大日本纺织贝塚工厂	副伤寒	146	3
1948	长野县浅间温泉	肠伤寒	412	20
1951	岐阜县近江绢丝大垣工厂	痢疾	576	0
	岐阜县大日本纺织垂井工厂	〃	336	0
1952	福冈县粕屋郡宇美町	〃	865	3
	神户市兵库区山田町	〃	401	3
1954	广岛县贺茂郡西条町	〃	245	0
	北海道三井沙川矿业所	〃	419	0
	爱媛县东洋人造丝爱媛工厂	〃	145	0
	长崎县北松浦世知原町	〃	659	11
1955	福冈县海老津矿业所	〃	446	0
	福岛县坂下町	〃	258	0
1955	群马县沼田市	〃	220	1

续表

发生年份	发生场所	病名	患者数	死亡数
1956	佐贺县樋口矿业所新向山煤矿	〃	241	1
1957	冈山县吉备自来水公司	〃	1547	5
1958	福冈县山田市木城煤矿	〃	251	1
	静冈县烧津市	〃	821	0
1960	宫城县村田町	〃	37	1
	大分县日田市	〃	136	0
1961	长野县小诸市	〃	78	0
	爱媛县风来町	〃	277	0
	爱媛县砥部町	〃	217	0
	爱媛县伊予市	〃	274	0
1962	静冈县由比町	〃	192	0
	新潟县吉田町	〃	166	0
1966	埼玉县东松山市	〃	435	0

此后到1975年制定了《水道法》，日本全国的供水设施及其水质管理都一律施行此法；而且随着这一时期自来水普及率的迅速提高，下水系统亦开始普及起来，使污水及粪尿的排放和清洁化处理取得很大进展。与此同时，农业用肥亦由人粪便向化学肥料转变，垃圾等废弃物的清洁化处理以及保健卫生对策的加强，并与社会环境要素的改善相结合，使得介水感染患者的人数急剧减少，直至现在（参照本书图1.1)[3]。可是，即使在今天，即饮用水净水处理和消毒处理的技术十分成熟、卫生方面的水质管理已被认为是不可或缺的情况下，饮用水中含有细菌的问题也并没有完全消除，甚至还能见到由饮用水导致发生细菌感染的事例。

3.2.2　起因于饮用水的细菌性介水传染病发生状况

在这里，让我们大致看一下起因于包括自来水在内的饮用水的细菌性介水传染病发生状况。在美国，通过疾病管理中心（CDC）和环境保护厅（EPA）的合作，自1920年即开始收集和整理起因于自来水的介水传染病发生数据，并定期地在杂志等媒体上公布。只要对这些公布的资料浏览一遍，就可以了解到美国介水传染病的发生及流行趋势[4]。可是，在日本发生的类似个案，却只散见于由政府发行的《病原微生物检出信息》或各个部门的年报及杂志等；作为全面完整的信息从来都没有发表过。直至1998年施行《关于预防传染病及对传染病患者治疗的法律》之后，根据来自医疗部门的一份份传染病报告才掌握了相关动向；但那种没有可一览无余的发生集体介水感染记录的状况并无改变。

表3.2中显示了自1982年到1996年过去15年间发生介水集体感染事件的状况，其中的内容以《病原微生物检出信息》作为基本资料，并在此基础上参考了各个研究机构的年报和学会志等文献以及收录介水感染事例的报告[5]和文件[6]等，经归纳整理而成。不过，要做到对国内所有的报告都无一遗漏地进行调查是件极其困难的事，因此表3.2也不可能穷尽已发生过的全部介水感染事例。而且，即使就同一事例发表的部分报告，其中统计的患者人数彼此也存在很大差异，实际采用的最大值往往都不是普遍认为的最终确定数。根据表3.2，将不同水源的饮用水统计结果列在表3.3中，而以表3.4表示各种病原菌的统计结果。另外，据笔者判断，这里对供水系统、简易供水系统和简易专用供水系统的区分，应该出自各个概念的原始记载。

日本集体发生起因于饮用水的细菌性介水感染事例（1982年～1996年）（1） 表3.2

发生年月	发生地区	发生的设施或感染者	（上）感染源 （下）污染原因	患者数	致病菌
1982.1	北海道札幌市	滑雪场餐厅	从水池中汲取饮用水 （浊度、色度、细菌等指标均不适于饮用）	207	*Clo. perfringens*, *Sta. aureus*, EPEC
1982.2	神奈川县足柄上郡	家庭	多用途水 改成自来水后，仍使用拆掉消毒装置的旧简易供水系统	43	*Shi. flerneri* 2a
	兵库县小野市	小学校	简易供水系统	7	*Clo. perfringens*
1982.3	大分县日田市	市、县营商店	饮用水 废水混入给水设施	80	*Cam. jejuni*
1982.6	广岛县口和市	小学校	井水 消毒装置运行不正常	62	*Cam. jejuni/coli* （亦从水中检出）
1982.8	高知县	医院	井水（推测） 未消毒	117	*E. coli* O28:K73
1982.10	北海道札幌市	超市	井水（大肠菌群阳性） 排水污染、消毒装置故障（营业执照申请为自来水）	7751	*Cam. jejuni*, *E. coli* O6:K15 （亦自水中检出同型*E. coli*）
1983.1	岐阜县	饮食店	井水 消毒不彻底	53	*E. coli* O6:K15
1983.4	新潟县燕市	普通居民	自来水（大肠菌群阳性、浊度10度、未检出氯、对普通细菌不适应） 对配水管的维护管理不善	116	*Cam. jejuni/coli*
1983.5	岐阜县	普通居民	井水	12	*Shi. sonnei*
1983.6～1985.5	静冈县富山市	普通居民	简易自来水（大肠菌群阳性） 水源被下水污染加之用户讨厌氯的气味在夜间停止消毒	15	*Sal. Typhi* （亦自原水中检出）
1983.7	富山县	饮食店	井水	27	*E. coli* O6:K15 *E. coli* O27:K+ （亦自水中检出）
1983.8	山梨县忍野村	不详	饮用水	不详	*E. coli* O125:HUT
1983.9	石川县	小学校、幼儿园	井水	116	*E. coli* O6:K15
	神奈川县	小学校	饮用水 水塔被污染	228	*Cam. jejuni*
1984.1～2	石川县	家庭旅馆	井水	62	*E. coli* O6:K15
1984.4	山梨县甲府市	不详	饮用水	不详	*E. coli* O6:H—
1984.5	新潟县名立市	小学校	远足时喝的泉水	37	*Cam. jejuni* （亦自水中检出）
	东京都	小学校	自来水 或因该区域给水管补漏施工所致	37	*E. coli* O145:H—
1984.10	长野县上田市	旅馆	饮用水（井水） 消毒装置故障	132	*E. coli* O159:H20 （亦自水中检出）
1984.11	神奈川县横滨市	高尔夫球场	井水 混入污水、消毒装置故障	447	*E. coli* O148:K+
1985.6	埼玉县	学校食堂	自来水 污水自漏水处倒灌	3010	*Campylobacter*

发生年月	发生地区	发生的设施或感染者	(上)感染源 (下)污染原因	患者数	致病菌
1985.7	大阪府	市立中学	自来水 混入污水	57	*E. coli* O44;K74 *Cam. jejuni*, *Salmonella* C2 *Sal.* Litchfield
1985.8	北海道札幌市	登山队	不详(或饮用污水)	29	*E. coli* O6;K15
1985.8	大分县	餐厅	井水 净化槽混入污水、消毒不彻底	1146	*Cam. jejuni/coli* (亦自水中检出)

日本集体发生起因于饮用水的细菌性介水感染事例（1982年～1996年）(2)　表3.2

发生年月	发生地区	发生的设施或感染者	(上)感染源 (下)污染原因	患者数	致病菌
1985.9	熊本县下益城郡 山形县	小学校 中学	井水 输水管破损水被污染 误饮杂用水(池水)	214 421	*Cam. jejuni* (亦自水中检出) *E. coli* (血清型不详)
1986.5	福冈县 山形县山形市 山梨县南部町	旅馆 本泽地区 不详	水(水源不详) 井水(*E. coli* 阳性) 饮用水	49 37 不详	*E. coli* O6;K15 *Shi. sonnei* *E. coli* O128;H—
1986.7	长崎县长崎市	东部区域	泉水	46	*Shi. flerneri* 2a
1986.8	大阪府 长野县	某地区 野营地	不详(或饮用水) 泉水(大肠菌群阳性) 消毒装置故障	11 318	*Shi. flerneri* 2a *Campylobacter*
1986.12	埼玉县本庄市	饮食店	水塔的水(*E. coli* 阳性、普通细菌浓度 $1.3×10^7$/mL)	44	*E. coli* (血清型不详)
1987.3	岐阜县	饮食店	井水 无消毒装置(申请时使用独立供水系统)	237	*E. coli* O27;K+
1987.5	新潟县	中小学校	泉水	398	*Cam. jejuni*
1987.5	广岛县	村落	消毒装置失效	不详	*Y. pseudotuberculosis*
1987.6	新潟县	中小学校	井水	59	*E. coli* O126
1987.7	富山县 大阪府	当地居民 高中	饮用水 介水感染(饮用水?) 井水	19 25	*Cam. jejuni/coli* *E. coli* O1;K51 及其他各种血清型 (总计9种) *A. hydrophila* *Cam. coli*
1988.4	爱媛县	公寓	专用供水系统(井水) 消毒装置故障	105	*E. coli* O126;K71 病毒
1988.5	长野县阿南町 熊本县熊本市	小学、中学、高中 学校	上学路上喝泉水 井水(大肠菌群阳性、对普通细菌不适应) 混入雨水、未消毒	34 234	*Y. pseudotuberculosis* *Cam. jejuni*
	东京都	饮食店、豆腐坊	井水 混入雨水、未消毒	833	*Cam. jejuni*
	北海道	酱菜厂	井水 消毒装置管理不善	10476	*Salmonella*

续表

发生年月	发生地区	发生的设施或感染者	(上)感染源 (下)污染原因	患者数	致病菌
1988.6	广岛县竹原市	中学	井水(大肠菌群阳性)	146	*E. coli* O18;H7 *E. coli* O152;H4 (亦自水中检出 *E. coli* O152;H4)
1988.8	长野县	办事处	井水	75	*E. coli* O148;H4 *E. coli* O127a;K63
1989.3	岐阜县	旅馆	井水 消毒装置不起作用	48	*E. coli* O159;K+
1989.5	爱媛县松山市	茶馆	井水 被从印度归国的患者污染	18	*Shi. boydii* 5
	神奈川县	旅馆	井水、泉水、池水 消毒不彻底	98	*E. coli* O125;K70
	岐阜县	野营地	溪水、井水 动物粪便污染？未消毒	326	*E. coli* O26;K60
	广岛县	学校野外实习	野外井水	7	*Yersinia*
1989.5	长野县	旅馆	水槽水 卫生管理不善	463	*E. coli* O126;K71
1989.7	静冈县	学校食堂	水槽水 因管理不善,自水槽裂缝流入污水	675	*E. coli* O128 *E. coli* O148

日本集体发生起因于饮用水的细菌性介水感染事例(1982年~1996年)(3) 表3.2

发生年月	发生地区	发生的设施或感染者	(上)感染源 (下)污染原因	患者数	致病菌
1989.7	长野县	私宅、幼儿园等	简易自来水 流入雨水	194	*Cam. jejuni*
	新潟县松之山町	野营地	饮用水	32	*Cam. jejuni*
1989.9	长野县高远町	普通家庭等	町营自来水(大肠菌群阳性、普通细菌浓度160/mL) 原水高浊度时无法注入混凝剂、消毒剂不足 (未建立对异常现象检测制度,无运行管理记录)	680	*Sal. Enteritidis* (亦自水中检出)
1990.5	山形县	饮食店	井水	13	*E. coli* O18
1990.6	爱知县	饮食店	鱼池用井水 未经消毒直接用于烹饪	277	*Aeromonas*
1990.7	广岛县广岛市	住宅区	专用自来水(大肠菌群及大肠菌阳性) 由地下水改为地表水,未消毒	109	*Cam. jejuni* (亦自水中检出)
1990.8	熊本县阿苏郡	饭店	井水(大肠菌群阳性,普通细菌40/mL) 消毒不彻底	48	*E. coli* O27;H7 (亦自水中检出)
1990.10	埼玉县浦和市	幼儿园	井水 混入污水,未消毒	251	*E. coli* O157;H7 (亦自水中检出)
1990.12	山梨县忍野村	普通家庭	井水 污染源不详	3	*Shi. sonnei*

续表

发生年月	发生地区	发生的设施或感染者	(上)感染源 (下)污染原因	患者数	致病菌
1991.2	静冈县静冈市	普通家庭	井水 混入排水	12	*E. coli* O126:H27
1991.5	山形县	小学生	远足登山途中饮泉水和井水	53	*E. coli* O8:H11 包括其他血清型(总计6种) (亦自水中检出)
r	新潟县	中学生野外实习	泉水	105	*Campylobacter*
1991.8	群马县	饮食店店员食堂	井水		
1992.8	东京都	餐饮服务店	井水 未经消毒直接用于清洗餐具(营业执照申请为自来水)	326 234	*E. coli* O6:H16 *E. coli* O149:H41
1993.1	北海道札幌市	公共住宅	储水槽的水 因排水泵故障造成污水流入	9	不详
1993.6	东京都	小学校	饮用水 给水系统与消火栓用水槽错接	142	*E. coli* O157:H7
1993.9	静冈县	饮食店	井水 来自粪尿净化槽的污染	191	*E. coli* O6:H16
	大阪府	婚礼现场	怀疑因井水所致 未检出残留氯	1126	*E. coli* O25:H42 *E. coli* O169:H41
1994.7	青森县	旅社	泉水	42	*Y. enterocolitica*
	福井县福井市	高中	井水 消毒装置不工作	370	*Cam. jejuni* (亦自水中检出)
1994.8	富山县	山中木屋	生活用水 痢疾患者在水源地排便	10	*Salmonella*
1994.9	青森县	普通家庭	简易自来水 污染源不详	50	*Cam. jejuni*
	富山县	普通家庭、办公室、饮食店等(商住楼)	井水 因污水槽排水泵故障,致使污水流入	438	*E. coli* O148:H28 *Clo. perfringens*

日本集体发生起因于饮用水的细菌性介水感染事例(1982年～1996年)(4)　　表3.2

发生年月	发生地区	发生的设施或感染者	(上)感染源 (下)污染原因	患者数	致病菌
1994.10	群马县	饮食店	井水	11	*E. coli* O169:H41
	宫城县仙台市	寿司店	井水 因降雨流入污水,消毒装置故障	52	*E. coli* O6:H16
1995.3	秋田县六乡町	定营住宅	专用自来水(大肠菌群阳性) 污水流入水井,未注入消毒剂	73	*E. coli* O148:H28
	高知县	饮食店	井水 流入雨水,消毒装置不工作	189	不详
1995.6	福冈县北九州市	特殊设施	井水	24	*E. coli* O148:H28
1995.9	大分县	普通家庭	简易自来水(大肠菌群阳性)	118	*Cam. jejuni*
1996.4	青森县	普通家庭	井水	1	*Shi. sonnei*

A.＝*Aeromonas*, Cam.＝*Campylobacter*, Clo.＝*Clostridium*, E.＝*Escherichia*, EPEC＝*enteropathogenic E. coli*,
Sal.＝*Salmonella*, Shi.＝*Shigella*, Sta.＝*staphylococcus*, Y.＝*Yersinia*

1982～1996 年发生细菌性集体感染的各种水源统计结果　　　　　　表 3.3

饮用水水源	发生件数（件）	比例（%）	各种原因所致件数		
			处理失败未消毒	设施管理不善	其他（不详）
供水系统	5	6.0	1	4	
简易供水系统	5	6.0	2	1	2
简易专用供水系统	5	6.0		3	2
专用供水系统（地表水）	1	1.2	1		
井水（专用供水系统及个人用）	45	53.4			
泉水、池水	10	11.9			
其他（包括水源不详者）	13	15.5			
合计	84	100.0			

1982 年～1996 年发生细菌性集体感染的致病菌种类　　　　　　表 3.4

致 病 菌	件数*（重复计算）	比例（%）
病原大肠菌的各血清型（内有 *E. coli* O157：H7）	63 (2)	56.3
Campylobacter（*Campylobacter jejuni/coli* 及其他）	23	20.5
痢疾杆菌（*S. sonnei*, *S. flerneri*, *S. boydii*）	8	7.1
Salmonella spp.（内有 *Salmonella* Typhi）	6 (1)	5.4
Yersinia spp.	4	3.6
Clostridium perfringens	3	2.7
Aeromonas spp.	2	1.8
Staphylococcus aureus	1	0.9
不详	2	1.8
合计	112	100.0

* 因同一感染事件往往与多种病原菌有关，故统计的菌种数要大于事例的发生件数。

从表中能够了解到，在 1982 年至 1996 年的 15 年间，至少发生了 84 起与饮用水有关的集体感染事件，患者总数超过 3 万人。这些集体感染事件的 80%、即其中的 68 起都与个人家庭用及专用供水系统的井水（45 起）、泉水或池水（10 起）及其他水源（13 起）有关。在因混入污水等造成污染的同时，还普遍没有进行消毒，或即使配备了消毒设施，亦因没有使用和运行不正常等使得消毒处理不够彻底而导致发生感染事件。另外，与供水系统、简易供水系统等公用供水系统及以此为水源的简易供水系统有关的事例是 16 起（19%）。其中，因对原水水质变化没有追加处理、净水处理失败、消毒处理失当或故意不消毒等导致的，在供水系统的 5 起中有 1 起，在简易供水系统的 5 起中有 2 起，包括以地表水为水源的专业供水系统的 1 起，总计为 4 起。其余的 12 起的原因，主要有给水设施管理不善（供水系统 5 起中的 4 起，简易供水系统 5 起中的 1 起）、对水塔等的维护管理不当（简易供水系统 5 起中的 3 起）或其他没有记载的不明原因（简易供水系统 5 起中的 2 起，简易专用供水系统 5 起中的 2 起）等。

分离致病菌的件数，曾有过在同一事件中把许多病原菌作为致病菌分离出来的例子，类似的事例总计 112 起。其中，病原大肠杆菌包括各种血清型总计 63 件（56%）为最多，其次是空肠弯曲菌 23 件（21%）、各种痢疾杆菌 8 件（7%）。接下来，又连续检出包括伤寒菌（1 件）在内的各种沙门氏菌 6 件（5%）、耶尔森氏菌和威尔士菌等与食物中毒有关的细菌。就这样，近年来病原大肠菌和空肠弯曲菌等与食物中毒有关的细菌成了引起介水感染的主角。不过，类似霍乱和痢疾等传统传染病由海外旅行者带回国内的事例不仅没有绝迹，而且在来自海外的入境者与日俱增的今天，对海外输入传染病造成的介水感染风险更应该保持高度警觉。特别是由痢疾杆菌引起的介水感染事例已列居第3位，像这样自海外输入的痢疾杆菌引起的介水感染在1989年就发生过一次，当时在爱媛县松山市有从印度旅行归来的患者造成了水井的污染。此外在最近也发生过类似事件，1998年，作为长崎综合科技大学饮用水水源的不消毒水井被污染，由此导致本校及其附属高级中学等相关单位的821人患病，而发生这次大规模集体感染事件的罪魁祸首也是痢疾杆菌[7]。

我们在这里列出15年间发生过的细菌性集体感染事例，意在向读者说明，未经消毒的井水或泉水对于细菌污染的抵抗力是多么脆弱以及其所具有的致病危险性；而且类似供水系统和简易供水系统等公用供水系统对净水处理不适当和消毒不彻底、因管理不完善造成残留氯消失而致病的状况，在现实中依然存在。以上这些介水感染事例中的大多数，都被认为事件发生前已经出现过水质异常的征兆，如检出大肠菌群（大肠杆菌）和浊度产生变化等，表明已不再适于将其作为饮用水。由此可见，为了排除包括自来水在内的饮用水中的细菌污染风险，确保微生物方面的安全性，加氯消毒会起到很重要的作用；此外，在确认残留氯的同时还应重新认识水质监测的必要性，这在及时发现水质异常、尤其是检出大肠杆菌（大肠菌群）和防止发生污染等方面都是不可或缺的有效措施。

文　　献

1) "上水試験方法解説編2001年版"，日本水道協会 (2001)，pp. 1095.
2) 「近代水道100年の歩み」編集委員会，"近代水道100年の歩み"，日本水道新聞社 (1987)，pp. 304.
3) 田口勝久，田口眞，下水道協会誌，**32**(387)：4-7(1995).
4) 保坂三継，用水と廃水，**40**(2)：119-132(1998).
5) 笈川和男，水，**39**-4：89-95(1997).
6) 西田博，"水と食品衛生Q&A"，中央法規出版 (1994)，pp. 287.
7) 長崎市保健環境試験所，大学および附属高校で発生した *Shigella sonnei* による赤痢集団感染事例―長崎市，病原微生物検出情報，**20**(3)：3(1999).

3.3　对供水系统被细菌污染的判断

3.3.1　饮用水水质标准项目

《水道法》（下简称"法"）第4条（1957年法律第177号）对自来水的水质做出了规定，在其第1项中说："通过管道系统供给的水必须符合以下条件"；而第1项1款所说的"内中不应含有已被病原生物污染或令人怀疑被污染的类似生物或物质"，即明确规定在自来水中不仅不能含有病原生物（病原微生物）本身，而且不能含有被怀疑存在病原微生物（指标）的生物（微生物）或被怀疑存在病原微生物的其他物质。在第2项中还有如下记载："与前项各标准有关的必要事项由厚生劳动省令做出规定。"在据此制定并发布的《关于水质标准的厚生劳动省令》（2003年 厚生劳动省令第101号）中，规定了水质标准、水质标准的所有具体项目和标准值。并且，作为达到水质标准的一种保障，还明确了实施水质检测（法第20条）和采取卫生措施（法第22条）的责任。作为直接表明有无细菌污染的标准项目，主要是指大肠杆菌和一般细菌，与此有关的几个项目成为判断饮用水是否有被细菌污染可能性的有效指标。

a. 余氯

关于余氯指标,并非是《关于水质标准的厚生劳动省令》中的内容,而是依据法第 22 条(采取卫生措施),由水道法实施规则第 17 条第 3 款做出这样的规定:"供应的自来水应做加氯消毒处理,并使水中保有不少于 0.1mg/L(化合性余氯时为 0.4mg/L)的自由余氯。(下略)"

从净水厂输送出去的净水,在配水过程中余氯一时会呈减少的趋势;但通常情况下,某一配水系统内的余氯浓度,总是随着系统中水的消耗量、即配水量的变动每天在一定浓度范围内呈现周期性波动。一旦出现与这样正常的波动不同的情况,如发生余氯浓度急剧下降等骤然变化、检测不出余氯时,除了输配水系统运行失常等设施原因之外,就应该强烈意识到是否有污水流入带来了消耗余氯的物质以及其他因素造成的突发污染。在这种情况下,应该立刻怀疑到病原菌等微生物已侵入配水系统的可能性。此外,在利用储水槽或高架水槽供水的简易专用供水系统中,当原水的自来水余氯浓度降低至接近标准值时,往往由于在供水设施内的停留和外气温的上升使得余氯逐渐消失,消毒的持续作用也不存在了。类似这样的自来水,即使对于一点点细菌污染也变得很脆弱;而且由不具病原性的从属滋养菌等形成的生物膜,也照样可以营造出适于各种微生物增殖的环境。因此,有必要对保持余氯浓度等进行切实可靠的管理。

b. 一般细菌、大肠杆菌

水质标准中的第 1 项和第 2 项系指细菌污染指标,意在告诉人们,在饮用水水质管理方面控制细菌污染是最重要的课题。这些项目能够直观地显示饮用水已被粪便污染或受到估计与粪便有关的污染,对于判断细菌污染的可能性来说,这些都是最值得重视的关键项目(参照本书 3.1 节)。

c. 氯化物离子

自然界中的水含有主要来自地质的氯化物离子,其浓度如系淡水约从数 mg/L 至数十 mg/L 左右。即使是陆地上的水,在近海岸处及有咸水浸入的区域,氯化物离子的浓度往往要比这高出许多。可是,在下水、粪尿、工厂排水和生活排水中亦同样含有高浓度的氯化物离子,假如它们流入自来水中,也会使自来水的氯化物离子浓度上升。因此,在并不受到咸水等影响的地区,一旦氯化物离子的值急剧上升并超过平时的变动范围时,即使这一数值在数值标准以内,亦应怀疑其可能已受到污染,并有必要采取应对混入的病原菌的措施。

d. 有机物(TOC)

水的有机物污染,大都源于下水、粪尿或各种排放水的流入;此外,在湿地、泥炭地和土壤内腐殖质较多的水中,有机物浓度也很高。如果因这样的水流入自来水中导致有机物浓度上升的话,同时亦应怀疑其被病原菌污染。虽然含腐殖质的水并不意味着已被污染,可是由于腐殖质与氯反应消耗了氯致使其失去消毒作用,加之提高了水中的有机物浓度,因此必须警惕配水系统内因残留氯减少而形成有利于细菌再增殖的水质。另外,旧标准中关于过锰酸钾消耗量的规定亦具有同样意义。

e. 色度

自来水的色度多半取决于溶解的胶质成分，主要是由氧化铁和腐殖质产生的。与有机物的情形一样，污水、粪尿和土壤浸出水的流入亦是色度上升的原因，因此作为污染的征兆之一理应引起我们的重视。

f. 浊度

自来水的浊度，主要系因净水处理不彻底漏掉的黏土性微细颗粒、浮游生物等碎片、各种微生物、比胶质尺寸大的有机物、配管内的锈蚀粉末和沉淀物等造成的。通常情况下，这些微细颗粒会相互聚合及吸附，并将微生物包埋起来，使消毒剂很快就消耗殆尽，成为微生物与消毒剂接触的障碍。因此，浊度的上升不仅标志着混入病原微生物的可能性，而且因消毒效果低下反倒成为有助于微生物存活的重要条件。另外，由于那种来自粪尿和下水等的有机物碎片本身就是微生物絮体，因此当自来水浊度骤然上升时，无论其原因究竟是什么，首先都应怀疑系病原菌污染所致，并采取必要的对策。

3.3.2 饮用水水质标准外的项目

按照《水道法》的要求，即使是水质标准以外的项目，有时亦应作为判断具有微生物污染疑点的重要指标。因这些项目并非是《水道法》中规定的标准值，故必须将其当做是一种日常监测的义务。不过，因为其在判断水质优劣和水质有无异常方面具有很高的利用价值，所以最好亦作为日常监测的指标，通过这些来充分掌握平时的水质状况。

a. 电导率

电导率会随着水中离子性溶解物浓度的提高而增大，使电导率增大的主要因素在于来自地质的硬度成分、碳酸盐和硅酸盐等腐殖质成分以及咸水的浸入等。自来水原水亦因水源的不同而导致其中溶解成分的含量各异，通常情况下显示的含量则在一定范围之内。由于在粪尿及污水等来自人和动物的污水以及排水中含有大量的氯化物离子及其他溶解性物质，因此如果混入自来水内，其电导率亦会立刻发生变化。测定电导率非常简单，当场便可立即得到结果。根据这一特点，只要坚持电导率的日常检测，便能够及时发现因污水流入或与污水管交叉误接等导致水质异常的可能性。

b. 氨氮

氨氮通常产生于蛋白质的分解过程，因此可作为地表水被粪尿和排水污染的重要指标之一。不过，值得注意的是，在深井等成为还原状态时，则系由硝酸氮还原生成的。在自来水中，因其与游离残留氯发生化合作用而生成氯胺，使消毒效果减弱。当向存在氨态氮的水中加入氯时，随着氯添加量的增多，生成的氯胺分解，余氯浓度下降，产生所谓折点现象。如果跨过折点进一步增加氯的投加量，开始在水中出现自由性余氯，而氨氮亦变成氮气。因此，存在自由性余氯的自来水中是没有氨氮的。不过，当平常肯定存在自由性余氯的配水系统中的氯胺异常高、并且又检测不出氯时，便可能因包括氨态氮在内的污染所致，也完全应该怀疑其有被病原菌污染的可能性。

c. 生物

虽然做生物试验需要掌握有关生物分类专门领域的广博知识，但只要预先记住一些典型的污水性生物[1]，有时便足以对有无污染做出判断。所谓污水性生物，一般系指在污水处理厂的活性污泥和排水沟的沉淀物中经常看到的那种。在细菌类中有 *Sphaerotilus* 和 *beggiatoa* 那样的线状菌；在微小动物中有鞭毛虫类（*Monas* 等）、纤毛虫类（*Vorticella*、*Litonotus* 等）和肉质虫类（根足虫类）（各种阿米巴虫类和 *Arcella* 等）等原生动物以及那些以蚯蚓及摇蚊的幼虫为代表的生物。一般都认为这些生物不会在含有余氯的自来水中增殖；可是当因流入污水致使余氯消失、或者潜入生物膜那样的有机物内时，通过检测会发现仍有存活者。严重时，悬浮在检出余氯的自来水中的残渣内也包裹着污水性生物，摇蚊的幼虫竟在自来水中游来游去。这是自来水已被粪尿、污水和排水污染或者生物在配水系统内增殖的明证，必须立刻设法去除水中的生物并采取病原菌污染对策。另外，在经过净水处理之后，哪怕是生物的残骸，如果在水中遗留太多也应该看做是一种异常现象，而且有必要怀疑其是否又被污染。假如以井水作为原水，在仅以加氯消毒的供水系统内有类似的污水性生物，一开始就被看做是平时栖息着浮游性微小藻类等的地表水流入原水中的证据。因其存在病原菌污染的可能性，故应立刻着手进行细致的调查。

d. 异物

当在自来水中发现沙粒、碎木片以及被认为是其他生物残骸的异物时，应该怀疑是否由配水管漏水处进入了污水或因管道施工造成了污染。因为这些异物通常都是肉眼可见的颗粒，所以反而不会影响到浊度的测定，使得测定的浊度值大都在水质标准（2 度）以下。这样一来，在水质标准项目委托检查过程中，即使得出"符合水质标准"的结论也会被人们接受。然而，像这样的自来水中的异物，只能是从外部经配水系统的某个部位进入水中的，它本身就符合《水道法》第 4 条中所说的"被病原生物污染或令人怀疑被污染的生物或物质"的要件。因此，应该认识到，这不仅与厚生劳动省令的水质标准相悖，而且也违反了《水道法》的规定，自然就应采取必要措施以应对疑似病原菌污染的事实。

文　献

1) 建設省都市局下水道部・厚生省生活衛生局水道環境部監修，"下水試驗方法　上卷（1997 年版）"，日本下水道協會（1997），pp. 812.

3.4　对饮用水微生物群落和目标微生物监测的现状以及存在的问题

3.4.1　概述

此前，检出饮用水及原水中所含的微生物系通过以大肠杆菌或一般细菌为对象的培养法来进行的。虽然大肠杆菌数作为粪便污染的指标可以用来保证饮用水在微生物学方面的品质，可是人们还知道存在着一些用培养法不能轻易检出的病原性细菌和产生有毒物质的细菌。而且，某些虽然存活但难以培养的微生物细胞也同样不能采用过去的方法进行检出。作为解决这些问题的途径之一，在微生物遗传基因信息基础上发展起来的分子生态学手段近年来逐渐占据鳌头。在这里，我们将以原来的培养法作为基础，概略地讲述采用分子生态学手段检测的饮用水、原水中的微生物群落结构（或微生物种构成）和目标微生物监测的现状以及存在的问题。

3.4.2 以监测微生物群落和目标微生物的核酸为主的方法

对环境中存在的微生物的检测，大致分为直接法和间接法 2 种。直接法，是一种直接分析环境中的微生物细胞或提取自微生物的核酸和菌体脂肪酸等的方法（如菌体核酸染色的显微镜法、使用标志蛋白质的检出法、FISH 法、薄膜杂交法、DHA 芯片法、脂肪酸分析法、苯醌轮廓法）；而间接法则是一种放大微生物增殖特性和核酸特定部位进行分析的方法（如培养法、使用 PCR 的方法）。一般地说，直接法要比间接法的灵敏度低。反之，因间接法需要人为放大来自微生物的信号，故会产生偏置现象[1~3]。因此，应该根据其不同的目的来选择适当的方法。

图 3.1 中显示的，是利用核酸监测微生物方法的大致情形。作为目标微生物遗传基因，一般都采用信使核糖体 RNA（如系原核生物则为 16SrRNA）。这样做的理由是，1) 所有生物共同具有；2) 适于在进化速度慢、系统差异大的生物间进行比较；3) 因其保存部分和可变部分兼而有之，故能够较容易地设计出各个层级的探针和 PCR 引物；4) 因其菌体内的 RNA 复制数较多，故可很容易地获得充分的灵敏度（如 $10^4 \sim 10^5$/细胞）；5) 数据库中注册的数目多；6) 由碱基序列决定的适当大小等。然而，通常在依据 16SrRNA 对微生物进行分类和做群落结构分析时，要想推定微生物的功能是很困难的。如果要将着眼点放到功能上来，就得使用功能遗传基因。例如，要想知道氨的氧化能状况，便需要使用将氨氧化酶编码的单羟基色氨酸遗传基因（amo）。可是，功能遗传基因的数据库与 16rRNA 的数据库相比要贫乏得多。而且，作为其他遗传基因的标志的 dnaj，即用以区分传染日和见症的军团菌不同血清型的 PCR 引物也正在开发中[4]。

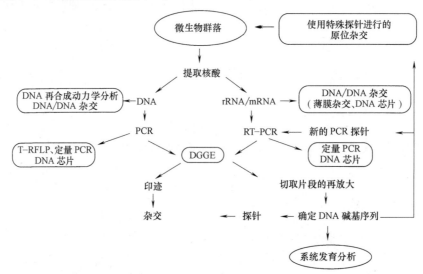

图 3.1　以分子生物学手段监测自来水及原水中微生物程序示意图

为了监测环境中的微生物群落及特定的微生物，首先要从现场采集具有代表性的试样。然后，出于在显微镜下使用以荧光染色标识的低核苷酸 DNA 探针进行标的原位核糖体 RNA 薄膜杂交（FISH）的需要，必须尽快采取稳定措施，以防止试样中的 RNA 含量减少。另外，使用提取核酸的分析方法，需要迅速地从试样中提取核酸[5]。作为一种根据提取的 DNA 来评价微生物群落多样性的手法，据我们所知有 DNA 再合成动力学法（如 Torsvik 等, 1990[6]）。要对特定的微生物做定量检测，可以采用以 DNA 作为模板的 DNA-DNA 薄膜杂交法。在微生物种较多的情况下，因为已知增殖速度与菌体内 rRNA 含量成正比[7,8]，所以要对现场表现活跃的微生物进行检测和定量分析，须使用以提取 RNA 为模板的 RNA-RNA 薄膜杂交法。

在采用 PCR 进行分析时，需要除掉干扰 PCR 的物质[9]。当以 DNA 作为对象时，要进行常规 PCR。通过将 PCR 反转复制成 RNA，便能够检出具有活性的微生物和发现遗传基因。虽然 PCR 生成物的无性繁殖也可以决定碱基序列，可是有时需要根据控制酶处理后的碎裂断片形状才能确定特殊的微生物种。目前，通过采用变性梯度凝胶电泳法，能够非常简便地对微生物群落进行监测，并且还可以确定碱基序列，设计出新的遗传基因探针（DNA 探针）。像这样设计出来的探针不仅适用于对现场微生物群落的 FISH，而且还适用于薄膜杂交法；此外，新设计的引物将被用于 PCR。

3.4.3 目前采用的监测方法

a. 培养法

MPN（most probable number）法：这是一种将稀释的样品与液体选择培养基等接种、并有选择地培养特定微生物的方法。其统计学上的菌数，是根据设定的稀释率和菌类增殖后的显微镜下数目推定的。这对特定微生物的定量检出固然有效，却无法适用于培养不出来的微生物细胞。在供水系统中，这一方法常被用于大肠杆菌（群）的定量分析。

平板稀释法：这种方法系将稀释的样品接种在使用琼脂固化的培养基中，再由培养后出现的群落推测出菌数。无论选择培养基还是异养型培养基都可使用；只是不适用于培养不出来的微生物细胞和没有形成肉眼可见程度大小群落的微生物。尽管如此，该方法仍是微生物分离所不可或缺的（如 Hattori, 1988[10]；服部 1988[11]）。而且，在供水系统中一般亦常被用来计算细菌数目。

b. 蛋白质化学法

免疫学方法：这是一种利用免疫学检出目标微生物产生的特异蛋白质的方法，须使用单克隆抗体和多克隆抗体。采用 ELISA 可检出抗原特异的抗体，并且使用荧光物质还能够在显微镜下进行观察。此外，这一方法也较少受土壤中夹杂物等非特异性作用的影响。但是，要获得抗体，便缺少不了对目标微生物的分离培养，并且还需要检测与其近缘的微生物种的特异性，因此要花费较多的时间和人力。

标记蛋白质法：这是一种预先将标记酶和显色性蛋白质导入微生物内后再进行检测的方法，可用于重组微生物的示踪。通常，被导入的蛋白质都是 GFP 和 β-葡萄糖苷酶及其显色性基质（X-gal）。利用酶活性的方法，可以对单一细胞进行直接观察和原位测定。通过与 CCD 摄影等方法相结合，能够高灵敏度地从标记细胞中探测出有关信息；不过，当细胞检出频度太低时（如相对于全部菌数在 1/100 以下）则有一定困难。

c. 核酸法

PCR-RFLP 法：这一方法，是利用与目标微生物（群）的碱基序列对应的引物放大 DNA，然后再通过由限制酶形成的 DNA 切断图形对细菌种类做出特别确定。该方法的定量性稍差，而且获得的信息也比较少。

PCR-DGGE 法（图 3.2）：DGGE（denaturing gradient gel electrophoresis）法，是一种可以利用聚丙烯酰胺凝胶 DNA 变性剂的浓度变化高效率地分离具有不同微生物遗传基因碱基序列的多个双链 DNA 的方法。目前，这也是在微生物群落检测中应用最为普遍、可靠性很高的方法[12~14]。该方法能够把从微生物群落中提取的 DNA 制成模板，利用 PCR 放大靶标。并通过在引物 5′末端附加富 GC 的碱基序列（如 40 碱基长的 GC 链接；5′-CGCCCGCCGCGCCCCGCGCCCGTCCCGCCGCCCCCGCCCG-3′），使放大后的生成物成为单侧富 GC 的双链 DNA 碎片。这个双链 DNA，随变性剂（尿素和甲酰胺）的浓度变化，使得双链 DNA 间的氢键被切断，由双重螺旋结构变成单链 DNA。被 PCR 放大的双链 DNA 会在聚丙酰胺凝胶中游动，而变性剂（尿素和甲酰胺）的浓度则从阴极到阳极逐渐升高。

游动的双链 DNA，因其相当于融点的变性剂浓度而开始分离，致使移动范围也明显变小。碱基序列不同的多个双链 DNA，亦因其 A-T、G-C 间的氢键数及序列部位不同，导致其须以不同的变性剂浓度分离，从而在移动速度方面出现差异，并可以此作为划分的依据。像这样被划分的 DNA 碎片，可以通过凝胶染色手段将其作为断片检出。当在使用附 GC 链接引物的 PCR 生成物中游动时，可以获得很高的分离度。

这样一来，便能够以良好的再现性简单地复制环境中的微生物群落，进而再通过确定 DGGE 断片的碱基序列又弄清了其系统发育关系。最后的结果是，用不着加以培养，也能够设计出新的、特异性很强的 PCR 引物和探针。不过，由于使用了 PCR，因此在定量性方面显得有些不足[1,15,16]。为了避免在采用 PCR-DGGE 法复制微生物群落过程中产生 PCR 的偏置现象，降低退火温度不失为一个好方法[17]。另外，对于在自来水水源之一的水库中出现的蓝藻之类令人讨厌的强势微生物种，可以先将水样稀释，然后再做 PCR 检测[18]。

关于在微生物生态学方面对 DGGE 法的应用，可以参照石井等人（2000）[19]的技法以及福井君的解说（2000[20]、2004[21]）。

快速 PCR 法（定量性 PCR 法）：该方法采用热循环控制与分光荧光光度仪一体化的装置，对 PCR 放大产物的生成过程进行监测和分析。由于这一方法不需要电泳，能够在放大引起的指数函数循环范围内比较产物的数量，因此在迅速性和定量性方面具有明显的优势。故而近些年来该方法亦被用做微生物监测法的一种，并得到迅速推广。虽然在使用特异性引物的情况下，这一方法对于分析目标微生物的动态是有效的；但是它并不适用于对微生物群落结构的分析。

FISH（fluorescence in situ hybridization）法（图 3.3）：这是一种让标识的单链寡核苷酸（约 20 碱基长左右）与细胞内核糖体 RNA 杂交，以特异性在显微镜下做定量检出的方法。目前，常常与 PCR-DGGE 结合，用以定量检出环境中的微生物[22~24]。实践中，

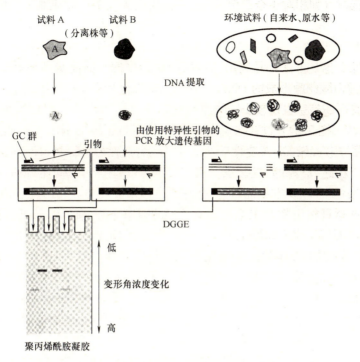

图 3.2　PCR-DGGE 法原理

一般多采用 FITC、Cye3 和 Cye5 等荧光色素修饰探针，修饰的部位在测头的 5′末端或 3′末端，然后使用落射荧光显微镜检测来自杂交细胞的荧光信号。当微生物种较多时，因普遍认为增殖速度与核糖体 RNA 含量成正比，故通过测定交杂细胞的荧光强度便可推定其在个体水平上的生理状态。

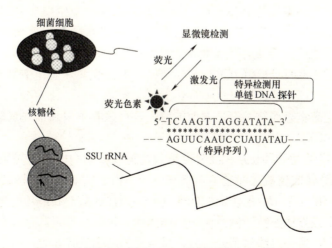

图 3.3　使用荧光色素标识 DNA 测头的原位杂交法模式图

反之，如果在样品中存在处于饥饿状态的细胞以及自身荧光强度较高的土壤颗粒，要想检出目标微生物细胞就十分困难。为了解决这一难题，又设想了以下方案：即采用一种人为放大来自测头信号的 CARD-FISH 法，它被看做是今后很有发展前途的手法。采用这一方法因系在显微镜下进行观察，故可以探明微生物极其微小的栖息处，并能够在考量微生物间相互作用的基础上进行分析。不过，该方法虽然在检测环境中强势个体群方面具有优势，却不适于检测规模较小的个体群。假如样品采自水系，通过与流式细胞仪结合起来进行分析，就能够解决这一难题。使用的探针数则取决于荧光色素的种类，但不能同时对4种以上的微生物进行检测。

薄膜杂交法：rRNA薄膜杂交法的原理是，放射性同位体（RI）或荧光物质、被报告者做有标识的核酸探针与固定在尼龙薄膜上、成为靶标的rRNA形成复合体（例如Raskin等，1994[25]）。因此，为了使其具有特异性，必须具备可洗净探针的最佳温度条件和盐浓度等。在此成为重要参数的，是T_m（melting temprature）值。低核苷酸时的T_m值，与靶标的复合体一半成离析状态，被定义为致其平衡的温度。由于T_m值表现出分子间的离合及离析的平衡关系，因此它依存于浓度的高低，而不依赖于时间的长短。另外，T_d（dissociation temperature）值在一定的清洗时间内，亦被定义为温度概念，用以表达在此温度条件下探针与靶标在50%比例时仍然可以形成复合体。因此，T_d值并非是达致平衡的温度，这一点是与T_m值不同的。T_d值可以将含有错配的复合体与不含错配的复合体区分开，亦即可作为评价探针特异性的重要参数。至于信号的记录，一般都使用X光胶片和影像分析仪。但从校正曲线的动态范围来看，X光胶片的效果要差得多。

如果采用rRNA薄膜杂交法，即使说成是定量性的分析，其实也并非指作为绝对量测得的rRNA；归根结底，其最终求出的值，还是使用特异的探针对生物整体或真正的细菌及一些传统细菌中的SSU rRNA（small subunit ribosomal RNA）量所做的检测，是与SSU rRNA量成比例的相对值。只要事先使用以生物整体作为靶标的探针去求整个SSU rRNA量，就能够通过乘以这个比例来计算出其绝对量。不过，在顾及到核酸提取效率的情况下，要想准确地求出绝对量也是一件相当困难的事。

该手法的优点是，因不用PCR，故可定量分析现场的微生物群落，经过分析而得出的数据基本可以作为活性的指标。而且，它还是一种采用时标方式监测特定微生物变动或推测给予特定微生物多大活性的有效手段。然而，这种手法比较难掌握，还需要达到一定的熟练程度；加之要在每个探针上进行薄膜杂交，因此在实际操作中顶多使用约10种探针左右。

至于薄膜杂交法在微生物生态学方面的应用，可参看小泉和福井（2003）[26]等人的相关著作。

DNA芯片法：这是一种让堆积在显微镜载片上的凝胶中的探针与从环境样品中提取的核酸杂交，再用成像仪检出信号，同时检测多种微生物的方法（如Bavykin et al.，2001[27]）。目前，用于检出环境中微生物的DNA芯片技术尚处于初级阶段，对今后的研究开发人们充满了期待[28]。

d. 脂肪酸分析法

微生物细胞膜的脂肪酸结构则因菌种而不同，利用这一点做检测的方法就被称为脂肪酸分析法。虽然亦是先从样品中提取脂肪酸，然后再采用高效液相色谱法（HPLC）等进行检测，但其灵敏度却远不如DNA法。而且，其特异性也较低，无法适用于重组微生物的定量检测。

e. 苯醌轮廓法

这是一种根据与呼吸系统有关的苯醌分子种类来做检测的方法。虽然也采用 HPLC 和气相色谱（GC），但其灵敏度不如 DNA 分析法。由于菌体内的苯醌含量是随着生理状态变动的，因此要做定量的分析十分困难。而且，因其特异性也较低，故无法适用于对重组微生物的定量检测。

3.4.4 采用分子生物学监测方法存在的问题

有报告称，根据 DNA 重组动力学法分析的结果，在肥沃的土壤和被污染的海洋堆积物中生长发育的微生物约有 3 万种以上。非常遗憾的是，目前尚没有能够对环境中的微生物整体进行检测的手段。如果是对像重组微生物那样的特定微生物进行定量检测，依靠现有的方法（如定量性 PCR 和薄膜杂交法等）基本可以办到。可是，如果想要在短时间内捕捉周围环境中微生物整体的信息，则必须开发出像 DNA 芯片那样可同时检测的技术。为此，还需要设计出这样的探针，它能够对自然界中的微生物无一遗漏地进行分析，并将这些微生物一一检出。通过对所谓无性生殖和 DGGE 法的研究，说不定会制造出未知微生物种的样本。并且，为了能够进行定量化的分析，还有必要开发从环境中迅速便捷、100 % 回收核酸的技术。当前，尽管全世界都正在对各种各样的检测法进行研究；但现实情况是，在核酸回收技术的开发方面却没有取得什么进展。

微生物系以个体存在。因此，很重要的一点便是，应对环境中的微生物个体数目给出定量的分析结论。为此，因 FISH 法能够对特定微生物的个体数目做定量分析，故而成为微生物监测中必不可少的手段。今后，还有必要进一步开发 FISH 法，使其能够以高灵敏度对种类尽量多的微生物同时进行定量检测。

目前，基因组计划正在世界范围内推行，尽管不明的遗传基因仍占大半，但关于功能遗传基因的知识却逐渐积累起来。通过对检测功能遗传基因发现量手段的开发，完全可以期待不久的将来便能够更直接地评价微生物的病原性。

文 献

1) S. Becker, P. Boger, R. Oehlmann, A. Ernst, PCR bias in ecological analysis: a case study for quantitative Taq nuclease assays in analyses of microbial communities. *Appl. Environ. Microbiol.*, **66**: 4945-4953 (2000).
2) W. Liesack, H. Weyland, E. Stackebrandt, Potential risks of gene amplification by PCR as determined by 16S rDNA analysis of a mixed-culture of strict barophilic bacteria. *Microb. Ecol.*, **21**: 191-198 (1991).
3) M. F. Polz, C. M. Cavanaugh, Bias in template-to-product ratios in multitemplate PCR. *Appl. Environ Microbiol.*, **64**: 3724-3730 (1998).
4) H. Liu, Y. Li, X. Huang, Y. Kawamura, T. Ezaki, Use of the dnaJ gene for the detection of all *Legionella pneumophila* serogroups and description of th promers used to detect 16S rDNA gene sequences of major members of the genus *Legionella*. *Microbiol. Immunol.*, **47**: 850-869 (2003).
5) D. N. Miller, J. E. Bryant, E. L. Madsen, W. C. Ghiorse, Evaluation and optimization of DNA extraction and purification procedures for soil and sediment samples. *Appl. Environ. Microbiol.* **65**: 4715-4724 (1999).
6) V. Torsvik, J. Goksoer, F. L. Daae, High diversity of soil bacteria. *Appl. Environ. Microbiol.*, **56**: 782-787 (1990).
7) E. F. DeLong, G. S. Wickham, N. R. Pace, Phylogenetic stains: ribosomal RNA-based probes for the identification of single cells. *Science*, **243**: 1360-1363 (1989).

8) P. F. Kemp, S. Lee, J. LaRoche, Estimating the growth rate of slowly growing marine bacteria from RNA content. *Appl. Environ. Microbiol.*, **59**:2594-2601(1993).
9) K. J. Purdy, T. M. Embley, S. Takii, D. B. Nedwell, Rapid extraction of DNA and rRNA from sediments by a novel hydroxyapatite spin-column method. *Appl. Environ. Microbiol.*, 3905-3907(1996).
10) T. Hattori, "The viable counts: Quantitative and environmental aspects", Science Tech Publisher (1988).
11) 服部 勉,"微生物学の基礎",学会出版センター(1988).
12) G. Muyzer, E. C. de Waal, A. G. Uitterlinden, Profiling of complex microbial populations by denaturing gradient gel electrophoresis analysis of polymerase chain reaction-amplified genes coding for 16S rRNA. *Appl. Environ. Microbiol.*, **59**:695-700(1993).
13) G. Muyzer, A. Teske, C. O. Wirsen, Phylogenetic relationships of *Thiomicrospira* species and their identification in deep-sea hydrothermal vent samples by denaturing gradient gel electrophoresis of 16S rDNA fragments. *Arch. Microbiol.*, **164**:165-172(1995).
14) G. Muyzer, T. Brinkhoff, U. Nübel, C. Santegoeds, H. Schäfer, C. Wawer, Denaturing gradient gel electrophoresis (DGGE) in microbial ecology, in "Molecular Microbial Ecology Manual", Kluwer Academic Publishers(1997) p. 3.4.4/1-27.
15) M. T. Suzuki, S. J. Giovannoni, Bias caused by template annealing in the amplification of mixtures of 16S rRNA genes by PCR. *Appl. Environ. Microbiol.*, **62**:625-630(1996).
16) 中川達功,福井 学,変性剤濃度勾配ゲル電気泳動法による微生物群集プロファイリングの有効性.日本陸水学会誌,**63**:59-66(2002).
17) K. Ishii, M. Fukui, Optimization of annealing temperature to reduce bias caused by a primer mismatch in multitemplate PCR. *Appl. Environ. Microbiol*, **67**:3753-4755(2001).
18) T. Katano, M. Fukui, Molecular inference of dominant picocyanobacterial population by denaturing gradient gel electrophoresis of PCR amplified 16S rRNA gene fragments. *Phycological Research*, **52**:7176(2003).
19) 石井浩介,中川達功,福井 学,微生物生態学への変性剤濃度勾配ゲル電気泳動法の応用.日本微生物生態学会誌,**15**:59-73(2000).
20) 福井 学,変性剤濃度勾配ゲル電気泳動法で環境微生物をモニターする.バイオサイエンスとバイオインダストリー,**57**:617-618(2000).
21) 福井 学,PCR-DGGE 法の意外な利用法:未知の生物を探る.大藤道衛編,"電気泳動なるほどQ & A",羊土社(2004),p. 82-83.
22) R. I. Amann, W. Ludwig, K.-H. Schleifer, Phylogenic identification and in situ detection of individual microbial cells without cultivation. *Microbiol. Rev.*, **59**:143-169(1995).
23) W. Manz, R. Amann, W. Ludwig, M. Wagner, K.-H. Schleifer, Phylogenetic oligodeoxynucleotide probes for the major subclasses of proteobacteria: problems and solutions. *Syst. Appl. Microbiol.*, **15**:593-600(1992).
24) W. Manz, R. Amann, W. Ludwig, M. Vancanneyt, K.-H. Schleifer, Application of a suite of 16S rRNA-specific oligonucleotide probes designed to investigate bacteria of the phylum Cytophaga-Flavobacter-Bacteroides in the natural environment. *Microbiology*, **142**:1097-1106(1996).
25) L. Raskin, J. M. Stromley, B. E. Rittmann, D. A. Stahl, Group-specific 16S rRNA hybridization probes to describe natural communities of methanogens. *Appl. Environ. Microbiol.*, **60**:1232-1240(1994).
26) 小泉嘉一,福井 学,rRNA メンブレンハイブリダイゼーション法を用いた定量的微生物群集構造解析.日本微生物生態学会誌,**18**:3-17(2003).
27) S. G. Bavyskin, J. P. Akowski, V. M. Zakhariev, V. E. Barsky, A. N. Perov, A. D. Mirzabekov, Potable system for microbial sample preparation and oligonucleotide microarray analysis. *Appl. Environ. Microbiol.*, **66**:4945-4953(2001).
28) D. R. Lovley, Cleaning up with Genomics: Applying molecular biology to bioremediation. *Nature Reviews Microbiology*, **1**:35-44(2003).

3.5 军团菌 (*Legionella*)

军团菌属是一种好氧性的革兰氏阴性菌,对铁和胱氨酸有特殊需求。一般为体长 1.3μm 左右的短杆菌,生有 1~数根极鞭毛,运动性活跃。现已查明该属中约有 50 个种 (表 3.5)。其最基本的种为 *Legionella pneumophila*,该种已知的血清型有 15 个。虽然军团菌属可从各

3.5 军团菌 (*Legionella*)   139

种温水环境中分离出来,但其原本属于寄生性菌种,系以原生动物作为宿主[1~3](图 3.4)。过去曾有报告称,*Acanthamoeba*、*Naegleria*、*Echinamoeba* 和 *Vahlramphia* 等阿米巴类以及 *Tetrahymena* 等纤毛虫亦是其宿主。此外,只要确立了培养系统便能够进行无菌分离培养。军团菌的最佳培养温度为 36℃,分裂所需要的时间约为 100min 左右。

表 3.5　军团菌属菌种及血清型一览以及与疾病的关联性*

菌种名	血清型	与疾病关联性	菌种名	血清型	与疾病关联性
L. adelaidensis		不明	*L. lansingensis*	2	有
L. anisa		有	*L. londiniensis*	2	不明
L. beliardensis		不明	*L. longbeachae*		有
L. birminghamensis		有	*L. lytica(comb. nov.)*		不明
L. bozemanii	2	有	*L. macechernii*		有
L. brunensis		不明	*L. micdadei*		有
L. busanensis		不明	*L. noravica*		不明
L. cherrii		不明	*L. nautarum*		不明
L. cincinnatiensis		有	*L. oakridgensis*		有
L. drozanskii		不明	*L. parisiensis*		有
L. dumoffii		有	*L. pneumophila*	16	有
L. drancourtii		不明	*L. quateirensis*		不明
L. erythra	2	有	*L. quinlivanii*	2	不明
L. fairfieldensis		不明	*L. rowbothamii*		不明
L. fallonii		不明	*L. rubrilucens*		不明
L. feeleii		有	*L. sainghelensi*	2	有
L. geestiana		不明	*L. santicrucis*		不明
*L. genomospecies*1		不明	*L. shakespearei*		不明
L. gormanii		有	*L. spirtensis*	2	不明
L. gratiana		不明	*L. steigerwaltii*		不明
L. gresilensis		不明	*L. taurinensis*		不明
L. hackeliae	2	有	*L. tusconensis*		有
L. israelensis		不明	*L. wadsworthii*		有
L. jamestowniensis		不明	*L. L. waltersii*		不明
L. jordanis		有	*L. worsleiensis*		不明

* 转载自 WHO,《Legionella and the Prevention of Legionellosis (in preparation)》。

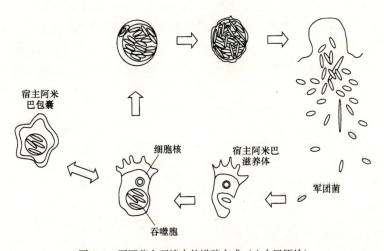

图 3.4　军团菌在环境中的增殖方式(八木田原绘)

军团肺炎多半系由 *L. pneumophila* 感染所致,其中尤以血清型 1（SG1）引起的病例最多（英国占全部分离株的 58%,美国则达 71.5%）[4,5], SG6 次之[6]。根据国家的不同,其最具代表性的致病菌也各异,有的为 *L. micdadei*,有的则是 *L. longbeachae*[7,8]。

3.5.1 军团病（legionellosis）

1976 年,美国费城的一家酒店发生了集体感染肺炎事件,这次事件便成了发现军团菌属的契机[9]。后来又弄清楚了,该属菌系引起肺炎的重要致病菌,而且估计占市区肺炎的 1%~15%[10,11];而在医院内则有 50%[11] 的病例均系由军团菌感染。尽管军团病系人固有的疾患;但实验证明,不少具有敏感性的动物也会受其感染。目前已知,因军团菌属感染引起的疾患有完全不同的两种类型,一是军团肺炎,二是庞蒂亚克热（表 3.6）。前者呈重症肺炎症状,多数患者会并发肾功能衰竭、脑障和心膜炎等疾病[12~17]。感染后的潜伏期约 2~10d 左右。军团病被认为是一种严重的疾病,并且具有很高的死亡率[18]。不过,随着检查、诊断和治疗等医疗体制的完善,目前死亡率已呈现逐渐减少的趋势[19,20]。另外,庞蒂亚克热则是一种非肺炎性轻度发烧症,常伴有头痛和肌肉痛。一般经过 1~7d 的潜伏期后发病,再经过 2~6d 左右的发烧后会自然痊愈。自患者体内无法检出病菌和抗原,但可观察到抗体价的上升[21,22]。与上面讲述的情形不同的是,尽管数量不多,但却见到这样的报告,即由 *L. pneumophila* 和 *L. dumoffii* 引起的创伤感染等[23~25]（表 3.7）,因此至今关于军团菌所致的疾患仍存有一些不明之处。

3.5.2 供水系统污染

军团菌属是从各种环境水中分离出来的环境菌,据报告可知,曾发生过经由冷却水塔、供给热水和洗浴设施等引起集体感染的事件。根据该属菌的分布状况及其在环境中的活动情形,应该考虑到其潜入供水系统并栖息在那里的可能性以及采取相应的对策。作为防止军团菌污染的对策,主要是通过消毒处理和水温调节形成生物膜。比较一致的观点是,在一般情况下,只要在自来水中保留 0.2mg/L 左右的自由氯就可以有效地抑制由军团菌造成的高度污染。另外一方面,根据相关报告,军团菌对加氯消毒表现出比大肠杆菌等更强的抵抗性,从自来水中得到的分离株与培养株相比,加氯消毒的 CT 值（浓度与时间的累计值）则要高出 1.5 倍左右[26]。要想让存于阿米巴等宿主内和生物膜中的军团菌灭活,则需要以更高浓度的氯做消毒处理[27]。作为生物膜对策的消毒剂,氯胺以其化学上的稳定性及较强的渗透性获得好评[28]。此外,对二氧化氯、臭氧、银离子和铜离子等的消毒效果也在研讨之中,但都存在一些待解的课题。

军团菌肺炎与庞蒂亚克热比较*　　　　　　表 3.6

军团菌肺炎	庞蒂亚克热
潜伏期:2~10d,偶有 20d 者	潜伏期:5h~3d(多数为 24~48h)
发病期:数周	发病期:2~5d
死亡率:医院内感染 40%	无死亡病例
发病率	发病率
市区感染:0.1%~5%	高值为(约 95%)
院内感染:0.4%~14%	
症状:(每次各有不同)	症状:
衰弱(体力消耗)	似流感症状

3.5 军团菌（*Legionella*） 141

续表

军团菌肺炎	庞蒂亚克热
高烧	衰弱
筋骨痛	高烧
头痛	肌肉痛
干咳	头痛
时见丝状血痰	关节痛
恶寒	腹泻
肌肉痛	偶见恶心、呕吐者
呼吸困难、胸痛	咳嗽
腹泻、呕吐、恶心	
意识错乱、谵妄（观察半数患者）	
肾功能衰竭	
低钠血症	

* 据 Stout and Yu，1997；2000。

非肺炎军团菌传染病* 表3.7

病例数	年龄	患病部位	菌种名	感染场所	感染途径
1	40	上颚洞	*L. pneumophila* Sg1		不明
1	62	皮肤溃疡	*L. micdadei*		由肺炎转移
1	33	脑囊肿	*L. jordanis*		不明
1	70	肠、肝、肾、腹膜炎	*L. pneumophila* Sg1		经口感染？
1	71	臀部创伤	*L. pneumophila* Sg4	院内感染	与水接触
1	51	心膜炎	*Legionella*（菌种名未分类）		不明
1	22	心内膜液渗出	*Leguonella*（菌种名未分类）		不明
1	43	心内膜液渗出	*L. pnevmophila* Sg3		由肺炎转移
1	33	心内膜液渗出	*L. pneumophila*（血清型未定）		由肺炎转移
1	27	牛动静脉瘘感染	*L. pneumophila* Sg1		由肺炎转移
1	69	人工动脉瘘感染	*L. peneumophila* Sg1		由肺炎转移
1	62	伴有溃疡的急性肾盂肾炎	*L. pneumophila* Sg4	院内感染	由肺炎转移
1	46	直肠周围溃疡	*L. pneumophila* Sg3	院内感染	与水接触
7	51（平均）	人工心瓣内膜炎	*L. pneumophila* Sg1(2 株) *L. dumoffii*	院内感染	不明
3	3 周 27、85	胸骨创伤感染	*L. pneumophila* Sg1 *L. dumoffii*	院内感染	与水接触

* 转载自《Lowry and Tompkins》1993。

由于军团菌的增殖需要 25～50℃之间的温度条件，因此仅仅通过对水温的调控来防止污染未必轻易奏效。在建筑物内的配管系统中，不可避免地残留一些水，尤其是热水供给系统的温度管理更成问题。要以温度控制来达到使军团菌灭活的目的，必须将温度调高到 50℃以上。根据对 *L. pneumophila* 所做的实验，要想使其 90% 灭活所需要的处理时间，在 50℃时为 80～111min；55℃时为 19min；60℃时为 2min[29,30]。另外，还有报告称，即使一直将热水罐内的水温保持在 60℃，也不能完全阻止军团菌的增殖；甚至需要将水温提高到77℃（配水系统整体为50～60℃）[31]。在日本，热水储罐的水温一般都保持在60℃以上，因罐底的水温较上部水温下降得快，因此应该使其处于流动状态，以尽量缩短停留时间[32]。除此之外，建议安装的热水供给设施应具有配管系统末端水温不低于55℃的能力。而且，应该将热水储罐等设计成可清洗的结构，并推荐设置排水槽，使槽底成为不会堆积淤泥的结构[33]。还有就是要让配管尽可能地短一些，在结构上不留有堵头和滞留部分，作为军团菌的一种对策，这一点也是很重要的。

3.5.3 指标

在一般情况下，我们很难找出军团菌与异养菌在数量上的相关性；虽然异养菌数以10^2 cfu/mL上下作为其阈值，但亦有报告在超过这一阈值的环境中检出了军团菌[34]。同样，根据对浴缸水的调查，异养菌数以10^2 cfu/mL为限，当超过这一限度时，以军团菌作为目标的实时PCR呈阳性，如在这一限度以下则呈阴性。因此，一般认为这二者之间存在阈值关系[35]。不过，因为军团菌属与异养菌类相比其抗氯性更强，所以在加氯消毒的供水系统中异养滋养菌的指示性是有限的[36]。

3.5.4 生物活性炭过滤（biologically activated carbon filter）

在日本的净水厂中，作为防止水源水质恶化的手段，一般都是安装深度净水设施。在深度净水设施中，在采用通常净水处理方法无法充分应对的情况下，使用臭氧和三卤甲烷先驱物，引入以消除其他污染物为目的的活性炭处理、臭氧处理和生物处理等手段。所谓生物处理系指利用微生物的异化和吸收功能起到一定的净化作用；而生物活性炭层本就具有活性炭的吸附及富集杂质的作用，这一作用与微生物的生物处理相结合可以收到更大的效果。不过，生物活性炭层等无法控制栖息增殖的微生物，在适当的温度等条件下，净水设施仍然有成为军团菌繁衍场所的危险。而且，以线虫类为主的各种有害生物从生物活性炭层内泄漏，也同样是一个不可忽视的问题。如果从水安全计划[37]这一概念出发，在净水处理程序中引入微生物增殖场所，无异于增加了有害因素，因此更有必要对此实施严格的管理。

文　献

1) T. J. Rowbotham, Preliminary report on the pathogenicity of Legionella pneumophila for freshwater and soil amoebae, *J. Clin. Pathol.*, **33**：1179-1183(1980).
2) R. M. Wadowsky, R.B. Yee, Effect of non-Legionellaceae bacteria on the multiplication of Legionella pneumophila in potable water, *Appl. Environ. Microbiol.*, **49**：1206-1210(1985).
3) B. S. Fields, "Legionella and protozoa: interaction of a pathogen and its natural host". In: J. M. Barbaree, R. F. Breiman, A. P. Dufour, eds., "Legionella: current status and emergingperspectives", Washington, DC, American Society for Microbiology(1993), pp. 129-136.
4) C. A. Joseph, J. M. Watson, T. G. Harrison, C. L. Bartlett, Nosocomial Legionnaires' disease in England and Wales. *Epidemiol. Infect.*, **112**：329-345(1980-92).
5) B. J. Marston, H. B. Lipman, R. F. Breiman, Surveillance for Legionnaires' disease: risk factors for morbidity and mortality. *Arch. Intern. Med.*, **154**：2417-2422(1994).
6) P. Tang, C. Krishnan, Legionellosis in Ontario, Canada: Laboratory aspects. In: J. M. Barbaree, R. F. Breiman, A. P. Dufour, eds., "Legionella: current status and emerging perspectives", Washington, DC, Am. Soc. Microbiol. (1993), pp. 16-17.
7) D. J. Goldberg, J. G. Wrench, P. W. Collier, J. A. Emslie, R. J. Fallon, G. I. Forbes, T. M. McKay, A. C. Ma-

cpherson, T. A. Markwick, D. Reid, Lochgoilhead fever : outbreak of non-pneumonic legionellosis due to *Legionella micdadei*. *Lancet*, **i** : 316-318(1989).
8) H. R. Luttichau, C. Vinther, S. A. Uldum, J. Moller, M. Faber, J. S. Jensen, An outbreak of Pontiac fever among children following use of a whirlpool, *Clin. Infect. Dis.*, **26** : 1374-1378(1998).
9) D. W. Fraser, T. R. Tsai, W. Orenstein, W. E. Parkin, H. J. Beecham, R. G. Sharrar, J. Harris, G. F. Mallison, S. M. Martin, J. E. McDade, C. C. Shepard, P. S. Brachman, Legionnaires' disease : description of an epidemic of pneumonia, *New Engl. J. Med.*, **297** : 1189-1197(1977).
10) D. Lieberman, A. Porath, F. Schlaeffer, D. Lieberman, I. Boldur, *Legionella* species community-acquired pneumonia. A review of 56 hospitalized adult patients, *Chest*, **109** : 1243-1249(1996).
11) J. C. Butler, R. F. Breiman, Legionellosis. In : A. S. Evans, P. S. Brachman, eds., "Bacterial infections of humans", New York, Kluwer Academic/Plenum(1998), pp. 355-375.
12) O. Oredugba, D. C. Mazumdar, M. B. Smoller, J. Meyer, H. Lubowitz, Acute renal failure in Legionnaires' disease. *Clin. Nephrol.*, **13** : 142-145(1980).
13) M. R. Posner, M. A. Caudill, R. Brass, E. Ellis, Legionnaires' disease associated with rhabdomyolysis and myoglobinuria. *Arch. Intern. Med.*, **140** : 848-850(1980).
14) S. A. Riggs, N. P. Wray, C. C. Waddell, R. D. Rossen, F. Gyorkey, Thrombotic thrombocytopenic purpura complicating Legionnaires' disease. *Arch. Intern. Med.*, **142** : 2275-2280(1982).
15) R. Mayock, B. Skale, R. B. Kohler, *Legionella pneumophila* pericarditis proved by culture of pericardial fluid. *Am. J. Med.*, **75** : 534-536(1983).
16) J. D. Johnson, M. J. Raff, J. A. Van-Arsdall, Neurological manifestations of Legionnaires' disease. *Med.*, **63** : 303-310(1984).
17) D. P. Nelson, E. R. Rensimer, T. A. Raffin, *Legionella pneumophila* pericarditis without pneumonia. *Arch Inter. Med.*, **145** : 926(1985).
18) S. Ewig, A. Torres, Severe community-acquired pneumonia, *Clin. Chest. Med.*, **20** : 575-587(1999).
19) A. L. Benin, R. F. Benson, K. E. Arnold, A. E. Fiore, P. G. Cook, L. K. Williams, B. Fields, R. E. Besser, An outbreak of travel-associated Legionnaires' disease and Pontiac fever : the need for enhanced surveillance of travel-associated legionellosis in the United States. *J. Infect. Dis.*, **185**(**2**) : 237-243(2002).
20) B. P. Howden, R. L. Stuart, G. Tallis, M. Bailey, P. D. Johnson, Treatment and outcome of 104 hospitalized patients with Legionnaires' disease. *Intern. Med. J.*, **33**(**11**) : 484-488(2003).
21) T. H. Glick, M. B. Gregg, B. Berman, G. Mallison, W. W. Rhodes Jr, I. Kassanoff, Pontiac fever : an epidemic of unknown etiology in a health department. In : Clinical and epidemiologic aspects. *Am. J. Epidemiol.*, **107** : 149-160(1978).
22) R. J. Fallon, D. J. Goldberg, J. G. Wrench, S. T. Green, J. A. M. Emslie, Pontiac fever in children. In : J. M. Barbaree, R. F. Breiman, A. P. Dufour, eds., "Legionella : current status and emerging perspec-tives", Washington, DC, Am. Soc. Microbiol. (1993) pp. 50-51.
23) P. M. Arnow, E. J. Boyko, E. L. Friedman, Perirectal abscess caused by Legionella pneumophila and mixed anaerobic bacteria. *Ann. Intern. Med.*, **98** : 184-185(1983).
24) Bauling, Weil & Schroter, P. C. Bauling, R. Weil, G. P. Schroter, *Legionella* lung abscess after renal transplantation. *J. Infect.*, **11** : 51-55(1985).
25) P. W. Lowry, R. J. Blankenship, W. Gridley, N. J. Troup, L. S. Tompkins, A cluster of *Legionella* sternal-wound infections due to postoperative topical exposure to contaminated tap water. *New. Engl. J. Med.*, **324** : 109-113(1991).
26) K. L. Cargill, B. H. Pyle, Effects of culture conditions and biofilm formation on the iodine susceptibility of *Legionella pneumophila*. *Can. J. Microbiol.*, **38** : 423-429(1992) (Erratum : Can J Microbiol, **38** : 1089(1992)).
27) J. M. Kuchta, J. S. Navratil, R. M. Wadowsky, J. N. Dowling, S. J. States, R. B. Yee, Effect of chlorine on the survival and growth of *Legionella pneumophila* and *Hartmanella vermiformis*. In : J. M. Barbaree, R. F. Breiman, A. F. Dufour, eds., *"Legionella* : current status and emerging perspectives", Washington, DC, Am. Soc. Microbiol. (1993) pp. 55-62.
28) D. A. Cunliffe, Inactivation of *Legionella pneumophila* by monochloramine. *J. Appl. Bacteriol.*, **68** : 453-459(1990).
29) P. J. Dennis, D. Green, B. P. Jones, A note on the temperature tolerance of *Legionella*. *J. Appl. Bacteriol.*, **56** : 349-350(1984).
30) R. Schulze-Röbbecke, M. Rödder, M. Exner, Multiplication and killing temperatures of naturally-occurring Legionellae. *Z. Bakteriol. Mikrobiol. Hyg.*, **184** : 495-500(1987).
31) M. Best, Legionellaceae in the hospital water-supply. Epidemiological link with disease and evaluation of a method for control of nosocomial Legionnaires' disease and Pittsburgh pneumonia. *Lancet*, **ii** : 307-310(1983).

32) 公衆浴場における衛生等管理要領等の改正について，健発第 0214004 号（平成 15 年 2 月 14 日）．
33) 厚生省生活衛生局企画課，"新版レジオネラ症防止指針"，ビル管理教育センター（1999）．
34) Guidelines for drinking-water quality 2nd Edition, Addendum Microbiological agents in drinking water, WHO(2002).
35) 平成 16 年度 厚生科学研究．循環式浴槽における浴用水の净化・消毒方法の最適化に関する研究（主任研究者遠藤卓郎），2004．
36) O. M. Zacheus, P. J. Martikainen, Effect of heat flushing on the concentrations of *Legionella pneumophila* and other heterotrophic microbes in hot water systems of apartment buildings. *Can. J. Microbiol.*, **42**：811-818 (1996).
37) WHO Guidelines for Drinking-water Quality 3rd ed. Vol. 1, WHO(2004).
38) P. W. Lowry, L.S. Tompkins Nosocomial legionellosis：a review of pulmonary and extrapulmonary syndromes. *Am. J. Infect. Cont.*, **21**：21-27(1993)．

3.6 预防对策

3.6.1 水源保护

防止自来水被细菌污染的基本对策是确保供给优质的原水，为此便需要对水源进行监测和采取防止污染的措施。其实，防止细菌污染与使用三氯甲烷、抑制异臭味和避免发生水质污染事故之类的一般性防止水源水质污染对策并没有本质上的不同。只是这时应该警惕的对象主要是一些设施，这些设施排放着含有人和动物粪尿的污水或具有成为病原菌排出源的可能性。

a. 水源监测

按照《防止水质污浊法》与成为水源水域污染源有关的特定设施、虽不违反《防止水质污浊法》但被认为排放水中已经出现因人粪尿及废弃物等造成细菌污染的小型设施、无论规模大小的畜产设施、排水路及其放流口、排水管道、泄水闸门和农田水渠等，凡与水源地区范围内所有污染源及其规模和排水方式等有关的各种信息都应悉数加以收集，并经汇总整理后发布在地图信息系统上。而且，还要定期根据有关部门收集的信息和现场调查的结果对以上情况进行确认，不断分析排放水等的水质，及时更新原有的信息，始终给公众呈现最新的内容。类似这样的对策，需要在广阔的地区内坚持长期而又灵活的连续作业，因此很少能够由单独的部门来完成。如果可能的话，最好是与某一水源有关的各个部门共同协作进行作业，并让通过作业得到的信息由参与的各方共享。

b. 排水管道的分流和改道

排水管道等对取水点产生的污染影响最为直接，假如能够消除这一影响便会收到立竿见影的效果。在整个社会都对此达成共识的情况下，可以把作为污染源的排水管道等从流入水源的位置分流或改道至不会影响取水点的地方，这就是所谓的 diversion。凡与取水有关的供水事业者、排水管道等的设置者和水源河流的管理者，都应该履行必要的行政手续，以调整与可能受到变更后排水管道影响地区的关系。作为防止水质污染的对策之一，这一做法会收到显著效果[1]。给予东京都水道局金町净水厂以很大影响、来自江户川左岸的城市排放水，不仅须经过各种净化手段的综合处理，而且还将放流点改到金町净水厂取水点的下游，成为改善原水水质比较成功的例子之一[2]。

c. 防止地下水和水井污染

地下水和水井的污染，大多数都是因来自附近的污水槽、净化槽和下水管等的污水或雨水混入水源所致。在以井水为水源的饮用水感染事例中，几乎全部系由这样的原因造成原水的污染，加之没有采取消毒措施（故意或因装置故障和运转异常而放弃等），直接将被污染的水供给用户，最终导致发生介水感染事故（表 3.2）。相当多的例子表明，在事故发生前已经从自来水中检出大肠菌群，并有人提出这样的自来水不适于饮用。其中较具代表性的例子如下。

（ⅰ）札幌市内超市发生的集体腹泻

1982 年 10 月，在札幌市内一家超市进餐的市民被致病菌 *Campylobacter jejuni* 和大肠杆菌 O6：K15：H16 感染，发生了集体腹泻症。调查发现井边积有污水，并从该超市周边排水路和井水储水槽中检出同血清型的大肠杆菌，水井原水的大肠菌群呈阳性，一般细菌浓度为 1200/mL。由于井边结构不够合理，因此容易混入来自排水路等处的污水，再加上加氯装置故障，未经彻底消毒便直接将水供应用户。

（ⅱ）旧浦和市内私立幼儿园发生的集体腹泻

1990 年 10 月，在当时的浦和市（现称埼玉市）内一座幼儿园，以园内儿童、家长和员工等为主，发生了一起大肠杆菌 O157：H7 致病的集体腹泻事件，事件直接造成 2 名园内儿童死亡。其主要症状是腹泻和粘血便，严重者则并发溶血性尿毒综合症。调查时，从幼儿园内的自来水中检出同类型大肠杆菌；并发现储存净化槽来水的金属罐接缝存在缺陷，而且污水井也有缺口，污水经缺口渗入地下污染了井水。事故发生之前，保健所在例行检查中已发现水中有大肠菌群，并提出此水不适于饮用的建议，但未得到响应，未经消毒处理的井水仍然被直接饮用。

从这样的事例中，我们至少可以在防止地下水和井水污染方面总结出以下几点经验教训。

污水设施方面
- 不要将其设置在水井等上水系统设施附近
- 在污水槽和污水管上没有裂缝、穿孔和接头松动之类的结构性缺陷
- 设备运转正常（防止发生因泵的误动作及过多汲取等造成的溢水现象）
- 对排放水要做消毒处理

上水设施方面
- 不要在净化槽、污水槽和下水管等污水系统设施附近配置水井（尤其是浅井）
- 在水井的井壁管上不应存在裂缝、穿孔和接头松动等结构性缺陷
- 水井结构应确保不致让雨水之类的地表水流入其中
- 取水量要适度（否则易吸入污水）
- 保证消毒装置平时正常运转，以确保能够进行可靠的消毒处理
- 每日检查水的颜色、浊度、气味、味道和残留氯含量等

3.6.2 对供水系统采取的措施

在供水系统中确保水质卫生的关键是净水处理，特别是消毒处理更是供水系统预防病原菌

污染对策中的中心环节。而且，为了使自来水不被污染可一直覆盖到用户的水龙头，必须进行经常性的维护管理，以极力排出自来水管路和储水槽等配水及给水系统被污染的隐患。

a. 净水处理的重要性

根据《水道法》第 5 条之规定，为了获得符合该法第 4 条水质标准的饮用水，供水系统应配置与原水的质和量相适应的净水设备，同时还必须安装消毒设备。关于净水设施的技术标准，在厚生省（现厚生劳动省）令（2000 年厚生省令第 15 号）中明确指出，对饮用水的消毒处理作为卫生方面的措施必须符合《水道法》第 22 条之规定；而在水道法实施条例第 17 条中更进一步提出具体要求：在对饮用水做加氯消毒处理时，应保持水中存在 0.1mg/L 以上的自由性余氯（化合性余氯时为 0.4mg/L）。水中的细菌本身即是颗粒，并与其他颗粒附着在一起悬浮于水中。因此，作为病原菌的对策，基本上是采取沉淀和过滤等一般的净水手段来实施彻底的除浊处理，然后再对这样处理过的水进行必要和可靠的消毒，以达到完全消灭病原菌的目的。在实践中，关于净水设施的设计和维护管理都有详细的说明，并制定了实施的指导方针；重要的是一定要按照这些原则和方针来进行设计和维护管理。然而，即使在净水技术如此发达的今天，尤其是在一些小型供水系统中，也还是无法保证拥有足够的技术管理人员，并且仍然存在不能根据原水水质做净水处理这样的现象，经常会遇到与净水处理有关的问题。1989 年，在长野县高远町，大雨造成原水浊度升高，致使混凝剂无法加入，消毒剂的加入也不足，因此原水中的沙门氏菌（*Salmonella Enteritidis*）亦不能彻底去除和灭活，结果发生了因町营自来水引起的町内居民 680 人集体感染沙门氏菌的事件。据当时的检测结果，自来水中大肠菌群呈阳性，一般细菌浓度为 160/mL。这一事件，被认为系由于未建立监测水质异常制度和没有设置运行管理记录所致（表 3.2）。凡是与供水系统有关的人士都应该有这样的认识，供水系统本来是一种向人们提供安全饮用水的公共卫生设施，可是因疏于净水处理和水质管理，一旦被污染反倒可能变成传播疾病的工具。

b. 慢滤

慢滤是净水处理方法中的一种。首先在慢滤池底满铺近 1m 厚的滤砂，再将已在普通沉淀池中经过沉降和澄清的原水引入池内，以 4～5m/d 的过滤速度进行过滤净化。在慢滤池砂层表面会形成发达的黏膜状微生物群，这些微生物主要是细微的藻类和细菌类生物。在砂层内部的砂粒表面和砂层间隙中，也同样存在以细菌为主体的生物包膜。依靠这种砂层表面及其内部发达的微生物生物膜的作用，便可以除掉比砂粒间隙更小的杂质和细菌类悬浮物，以及氨态氮、锰、铁、和臭氧物等。在连续过滤过程中，由于水头损失（过滤阻力）的上升，当水头损失到一定程度时，生物膜也会自砂层表面被刮掉 1～2cm，然后又生成新的生物膜，过滤再重新开始。

慢滤具有的防御病原菌功能，早已被 1892 年发生在汉布鲁克（Hamburg）市的霍乱流行事件所证明。与只是将易北（Eibe）河水经过短时间沉淀就直接供给用户的汉布鲁克市不同，同样以易北河水作为原水的相邻的阿尔托那（Altona）市，由于将原水经过慢滤后再供给用户，因此出现的患者极少。而且，凡在汉布鲁克市内没有出现霍乱患者的地区，都是因为从阿尔托纳市供水的缘故。与此相关，Sedgwick 和 MacNutt 二人将因供给经过滤处理的水而使当地死亡率大减这一现象称为"Mills-Reinke 现象"。这是德国的

Reinke 根据汉布鲁克市的经验，以及美国的 Mills 在同一年根据饮用过滤水不仅可减少介水传染病的发生，并使患者死亡率大大下降的事实得出的结论[5]。虽然当时尚未对过滤水再做消毒处理，但这一现象却奠定了普及供给过滤处理水的近代供水系统的基础。

慢滤的净化功能，主要依赖于滤池砂层发达的生物膜的吸附效应、捕捉作用和氧化分解反应等。当出现不畅情形时，假如使用耙子或木棒等搅动砂层表面，就会破坏生物膜，使污浊物泄漏。而且，在长时间停止过滤的情况下，高浓度的氨态氮和 BOD 成分等将导致滤层内的溶解氧减少，造成生物膜的损伤，成为过滤功能下降的原因。由此可见，要想充分发挥慢滤的净水处理功能的优越性，就必须对慢滤池即是一座生物处理装置这一点有足够的认识，并对其进行切实的运行管理。

慢滤去除细菌的性能 表 3.8

调查对象设施	细菌种类	清除（log）
试验规模设施	大肠菌群（运行初期）	0.82
	大肠菌群（生物膜形成后）	4
实际设施*	大肠菌群	0.81～2.30
	粪便性大肠菌群	0.29～0.52
	从属滋养细菌	0.47～1.05

* 因水质、处理条件和运行管理条件的不同，表中数值并非实际设施的代表值。

在经过连续多日的过滤运转后，慢滤池中的生物膜状态也会产生变化。并且，由于水温、溶解氧、浊度和氨态氮等水质方面的因素，以及砂层的砂粒径、砂层厚度和过滤速度等运行条件的原因，也会给净化能力带来很大影响。因此，要想实际定量地检测慢滤池的平均去除效果是十分困难的。不过，我们可以依据相关报告中如表 3.8 所显示的数值了解慢滤的细菌去除率情况[6]。

c. 快滤

快滤的处理方法是这样的：先将混凝剂注入原水中，使悬浮物凝聚和絮状化，再将沉淀后澄清的水放入池底铺满约 70cm 厚砂层的快滤池中，最后以 120～150m/d 的速度进行过滤处理。因其基本的处理目的在于除浊，故并不将运行管理的水平定在去除病原菌的高度上。但是，只要能够适当注入混凝剂之类的药品，哪怕是在大雨滂沱、水源水量和水质变动很大的情况下，也照样可以发挥去除悬浮物和胶体等的良好效果。而且，就连那种因含氨态氮和 BOD 成分等而耗氧较多、不适宜做慢滤的水，也可采用此法进行处理。与慢滤不同，采用这种方法时，悬浮物不是在滤层表面，而主要是在滤层内部通过沉积于滤砂表面被清除掉。因此，作为前期处理的一种手段，其前提系建立在使用混凝剂捕捉悬浮物和胶体使其相互吸附成絮状之上的，假如是未经过混凝处理的水，即使在快滤池过滤，也收不到处理效果，因此也不能指望会将病原微生物去除掉。

为了进行最恰当的混合、絮凝和沉淀处理，便应该经常监测原水的浊度、pH 值、水温和碱度等指标，再根据这些指标调节混凝剂的注入量。如果需要的话，还应该调整原水的 pH 值、添加碱性剂和助凝剂等，并根据烧杯试验结果确认处理条件是否适当。特别值得注意的是，在河水较浅的上游，因整天都暴露在日光下的缘故，河床里的藻类生长十分繁盛，在光合作用下，河水的 pH 值会显著上升，导致原水中的 pH 值也超出了混凝的适当范围。假如系以湖泊或水库等作为水源，原水中不同的浮游生物种类和数量会直接影响到混凝和沉淀的效果，必须应对此加以监测。为了能够以较高的速度进行过滤，还应坚持如下维护作业：通过对过滤池进行频繁的反冲洗等，彻底洗出截留在滤层内的絮状物等悬浮颗粒。因疏于进行这样恰当的混凝处理及过滤池管理而造成病原微生物（如隐孢子虫）泄漏、引起介水感染的例子，长期以来一直为人所知[7]。其实，只要能够正确地进行以下管理，如适当注入混凝剂、调节pH值以使混凝达到最佳状态、定期反冲滤池并将反冲洗水排出系统之外，以及在重新启动过滤装置时实施过滤排水等，利用快滤所具有的优异的除浊功能去除水中绝大部分微生物的目标就能够实现。

快滤对细菌的去除效能　　　　　　　　　　　　　表 3.9

调查对象设施	细菌种类	去除率(log)[*1]	
		混凝沉淀	混凝沉淀＋快滤
实际设施[*2]	大肠菌群	0.6～1.2	1.7～>2.9
	粪便性大肠菌群	0.3～2.1	1.1～>2.8
	肠球菌	0.1～1.3	>0.8～2.5(>2.0)
	威尔士菌	0.5～2.5	>1.7～>2.5
	从属滋养菌	0.2～1.6	0.9～>3.1

[*1] 不等号表示，因在处理水中无法检出而从原水浓度中求得的最小清除率。
[*2] 因水质、处理条件和运行管理条件等的差异，表中数值并非是实际设施的代表值。

即使采用快滤法，其处理的实际效果也会因水温及浊度等水质条件、药剂投加率、过滤速度及其他运行条件的不同而产生差异，在实践上要想做定量的检测十分困难。尽管如此，根据相关报告，也可以将快滤的细菌去除率如表 3.9 那样显示出来[8]。

d. 膜滤

以去除微生物为目的的膜滤处理，通常要使用可以除浊、带有微孔的膜，即所谓微滤膜（MF 膜）或超滤膜（UF 膜）。而纳滤膜（NF 膜）和反渗透膜（RO）的孔径要比 UF 膜的孔径小，一般是在需要去除病毒以下大小的颗粒或分子尺寸的杂质时使用。不过，使用这些种类的过滤膜并不一定能够将病原菌过滤掉。表 3.10 所显示的是过滤膜（RO 膜除外）的分离尺寸及其去除对象[3,9]。

膜的种类及其去除对象　　　　　　　　　　　　　表 3.10

膜的种类	分离孔径 或 切断分子量	清除对象
微滤膜(MF)	孔径 0.01～10μm 用做净水处理 通常为 0.1～0.3μm	悬浮物、藻类、原虫类、细菌、胶质等
超滤膜(UF)	分子量 1000～200 万 做净水处理时 通常为 1 万～200 万	悬浮物、藻类、原虫类、细菌、胶质、蛋白质等
纳滤膜(NF)	最大分子量为数百左右	消毒副产物、农药、异味物、阴离子表面活性剂、硬性成分、蒸发残留物等

从理论上说，采用膜滤应该能够彻底除去大于膜孔径的颗粒（包括微生物）。可是据相关报告，实际上即使颗粒（微生物）尺寸大于膜的公称孔径，要想完全将其去除也是不可能的。之所以产生这一现象，一般认为主要系出于以下原因：由于在制造过程中膜的孔

径大小不可能完全做到与设计的尺寸及分子量切断一样，因此肯定会存在一些尺寸大于公称孔径的孔；而膜的破损、膜的材质（尤其是 NF 膜）和膜的标准形状等，也同样会影响到过滤效果[6]。此外还有一个重要原因是，异养菌在膜处理系统内部增殖导致细菌去除率下降。尽管如此，作为一项微生物去除技术，与过去的慢滤和快滤相比，膜滤的效果还是要好上许多。在一般情况下，采用这种方法去除微生物不再需要做前期处理。为了减少因悬浮成分堆积在膜表面以及微生物增殖等造成的滤膜堵塞，防止滤膜发生物理化学性的劣化现象，有时也需要做些前处理，如添加微量的混凝剂及消毒剂和调节 pH 值等。依据相关报告[6]，现将膜滤的细菌去除率情况列在表 3.11 中。

膜滤的除菌性能　　　　　　　　　　　　　　　　表 3.11

膜的种类	调查对象设施	菌种	清除率(log)	备注
微膜(MF)	小型试验设备	大肠菌群 异养菌 好氧性芽孢菌	4.3 3.3 3.5	平均去除率 平均去除率 平均去除率
	实用规模试验设施	好氧性芽孢菌 大肠菌群 粪大肠菌群	5.6～5.9 （未检出） （未检出）	
超滤膜(UF)	小型试验设备	大肠菌群 异养菌 大肠菌群	（未检出） ＞3 ＞7	在滤后水中检出 不到 5cfu/mL 在滤后水中未检出
纳滤膜(NF)	小型试验设备	好氧性芽孢菌	2.2～4.5	螺旋形

e. 消毒

供水系统几乎都是以地下水、河水和湖泊水等天然水为水源，这些天然水的水质虽然千差万别，然而作为前提首先要将其看做已被人和动物粪便污染[10]并含有病原微生物。而且，单靠过滤而不做消毒处理是无法去除其中的病原微生物。另外，作为常识亦应知道，饮用水在配水和供水过程中也存在被病原微生物污染的危险。因此，饮用水必须要做消毒处理，并且消毒的持续效果应该一直覆盖到水龙头。

所谓消毒系指杀死对人有害的微生物（病原微生物），或使其丧失传染能力和增殖能力，这与彻底杀死微生物的灭菌概念是不同的；这是因为在饮用水中即使残存一些无害的微生物也不会对人类构成威胁的缘故。对于饮用水的消毒处理，有加热和紫外线照射等物理性方法以及使用消毒剂的化学性方法。通常情况下，凡是比较实用的方法都需要满足以下条件。

- 人饮用消毒过的水是安全的
- 对于较大范围的病原微生物，投放少量消毒剂在短时间内便可收到效果
- 具有持续效果
- 不会影响到水的味道、气味和颜色
- 可安全稳定地处理大量的饮用水
- 处理成本较低

凡是符合以上条件的消毒方法及消毒剂均可列入选项，其中与这些条件最为贴切的应

该是氯。

在日本,在《水道法》第22条(卫生上的措施)以及水道法实施条例第17条第3款中规定,"供水系统中的饮用水自由性余氯应保持在0.1mg/L(化合性余氯则为0.4mg/L)以上,并将此作为加氯消毒的指标(下略)",并把加氯(自由性氯及化合性余氯)消毒作为一项责任和义务。与此同时,根据《制定供水设施技术标准的省令》(厚生省第15号,2000年2月),二氧化氯也可以被用于净水处理工序;只是没有被作为最终消毒剂得到确认。在实际应用中,其他的消毒剂还有臭氧和紫外线。

(i) 氯(自由氯)

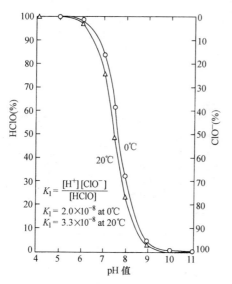

图3.5 由pH值决定的次氯酸与次氯酸离子的存在比

氯作为一种水的消毒剂,在许多方面都与以上提到的各种条件相一致。自1879年伦敦向混有伤寒病人粪尿的下水中撒入漂白粉(次氯酸钙)进行消毒处理以来,次氯酸钙作为水的消毒剂在世界范围内得到普遍应用。分子状态的氯(Cl_2)在常温常压下是一种带有刺激气味的黄绿色气体,在供水系统中进行净水处理时,主要使用将氯气加压液化后形成的液态氯或使其与氢氧化钠进行反应后得到的次氯酸钠。氯在水中会与水产生反应,以次氯酸(HClO)或次氯酸离子(ClO^-)的形态存在。根据条件,次氯酸离子约为1/80~1/300的样子,其杀菌力不如次氯酸[11]。而且,水中的次氯酸与次氯酸离子存在比的大小取决于水的pH值,在pH 7时约80%都是次氯酸;可是,在pH 8的条件下刚好相反,次氯酸离子则占约80%左右。由此可以看出,pH值越高次氯酸所占的比例越小(图3.5)[12];而且,水的pH值越高氯的杀菌力亦越弱。至于次氯酸离子的消毒力,则与下面将要讲到的化合性余氯二氯胺相当,而二氯胺因含有氯胺成分故亦具有消毒作用。即使是采用自由氯消毒,在pH值较高的情况下,其消毒力亦会下降至与化合性氯相当的程度,这一点应该引起我们的重视。另外,温度同样亦会影响到消毒效果,氯的消毒力在高水温条件下要比低水温条件下强一些。在水中含有较多诸如氨态氮、有机物等耗氯杂质及其他悬浮物的情况下,氯的消毒效果亦将减弱。这是由于氯的反应性很强,在与耗氯物质迅速发生反应后生成了氯胺,而氯却消失了的缘故,况且氯亦会在悬浮物的表面被消耗,难以对包藏在悬浮物内的细菌发挥灭活作用。

各种消毒剂可致大肠杆菌灭活的CT值

(水温5℃、灭活率99%) 表3.12

消毒剂	自由氯	氯胺	二氧化氯	臭氧
pH	6~7	8~9	6~7	6~7
CT值	0.034~0.05	95~180	0.4~0.75	0.02

用来表示消毒剂效果的指标是 CT 值。CT 值系指在某一温度（如 5℃）条件下使得一定活性水平（如 99%）的微生物灭活（或灭活）所需要的消毒剂浓度（mg/L）与时间（min）的乘积，CT 值越小意味着消毒剂对微生物的消毒作用越强。不过，各种微生物与消毒剂的匹配并非是固定不变的，需要根据灭活程度、温度、pH 值、消毒剂浓度、微生物存在状态（分散、聚合、吸附等）、是否存在有害物质以及其他条件灵活地进行调整。

表 3.12 列出了氯对于大肠杆菌的 CT 值，并与其他消毒剂的 CT 值做了对照[4]。此外，Sobsey 氏则将自由性余氯对于细菌的消毒效果归纳成表 3.13 中的内容。虽然在该图表的有些项目中并没有求出 CT 值，但我们仍然可以从中了解到氯对大肠杆菌和 *Campylobacter jejuni* 之类肠道系统菌具有非常强的灭活效果，即使对异养菌和 *Legionella* 之类的环境菌也同样有效。另一方面，我们亦可从该表中看出，耐氧菌 *Mycobacterium* 的抗氯性很强，在 pH 值较高、存在颗粒、特别是与活性炭混合的情况下，其抗氯性变得更强。

加氯消毒的致细菌灭活效果　　　　表 3.13

微生物种	水样	残留氯 (mg/L)	水温 (℃)	pH	接触时间 (min)	灭活率(%)	CT (mg·min/L)
Esherichia coli	BDF	0.2	25	7.0	15	99.998~99.996	ND
E. coli	BDF+有机氮	0.2	25	7.0	15	99.999~99.992	ND
E. coli	BDF	0.1	23	10	3.5	90	0.6
E. coli	BDF+0.1M KNO$_3$	0.1	23	10	0.8	90	0.15
E. coli	BDF, <0.7μm	0.5	5	7.0	30	ND	0.9
E. coli	BDF, >0.7μm	0.5	5	7.0	30	ND	2.7
E. coli	CDF	1.5	4	?	60	约 99.9	约 2.5
E. coli+GAC	CDF	1.5	4	?	60	≪10	≫60
HPC	CDF	1.7	4	?	60	>99.995	2.5
HPC+GAC	CDF	1.7	4	?	60	<10	≫60
HPC	treated	0.25~1.3	24	8.0	15	99.82(42~>99.99)	ND
HPC	treated	0.25~1.3	24	8.0	30	99.94(46~>99.99)	ND
Campylobacter uejuni	BDF	0.1	4	8.0	5	99.98~>99.998	ND
Leguonella pneumophila（来自水）	自来水	0.25	20	7.7~7.8	58	99	15
L. pneumophila（培养株）	自来水	0.25	20	7.7~7.8	4	99	约 1.1
L. pneumophila	自来水	4~6	25	?	52	99.9	ND
Mycobacteruum chelonei	BDF	0.3	25	7.0	60	40	≫60
M. chelonei		0.7	25	7.0	60	99.95	46
M. chelonei	BDF	1.0	?	7.0	60	96	约 80
M. fortuitum	BDF	0.15	?	7.0	60	0	>720

续表

微生物种	水样	残留氯(mg/L)	水温(℃)	pH	接触时间(分)	灭活率(%)	CT(mg·分钟/L)
M. fortuitum	BDF	1.0	?	7.0	30	99.4	约 28
M. intracellulare	BDF	0.15	?	7.0	60	70	≫480

CT：达到 99％灭活所需要的 CT 值；ND：未进行或无数据；BDF：不存在氯需要量的缓冲液；
CDF：无氯需要量；<0.7μm：含有不足 0.7μm 的颗粒；>0.7μm：含有大于 0.7μm 的颗粒；
HPC：从属滋养菌；GAC：粒状活性炭；treated：做过一般净水处理的地表水。

氯对于病原菌的消毒作用极其明显，作为一种自来水消毒剂，它具备其他消毒剂所没有的诸多优点。然而，自 1972 年荷兰的 Rook 氏从莱茵河水中检出三氯甲烷以来，伴随加氯消毒出现的三卤甲烷等消毒副产物问题，又引起了要改变加氯消毒方式的议论；而氨态氮与氯反应产生的三氯化氮所具有的石灰气味则破坏了饮用水的口感，因此更饱受非议。这样一来，人们自然就希望设法减少氯的投加量和降低余氯的浓度。

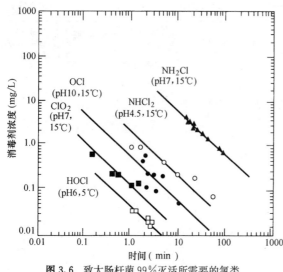

图 3.6 致大肠杆菌 99％灭活所需要的氯类消毒剂浓度与时间的关系

可是，只是单纯地减少氯的投加量或降低余氯浓度，不仅不能轻而易举地解决上面的问题，反倒可能带来损害饮用水微生物安全性的危险。这是因为，在三卤甲烷的化学反应能及氨态氮的浓度都较高的原水中，混入各种排放水而被病原菌污染的可能性很大的缘故。对于这样的原水来说，如果随随便便就减少氯的投加量或降低余氯的浓度，肯定会造成消毒不彻底的结果，也很难适当保持余氯使其覆盖至水龙头，最后将带来这样的危险：无法充分防御原水中的病原菌及其导致的二次污染。为了不致提高由细菌污染造成的饮用水风险，应对加氯消毒带来的这些问题，最为关键的是要清除三卤甲烷等消毒副产物的前驱物和氨态氮等。在此基础上，还应该在净水处理程序中改变消毒方法，适当调整氯的投加位置和投加量等，并根据对给配水系统中余氯的详细监测结果及其实际状况减少氯的投加量，采取慎重细致的处理手段和实行可靠的水质管理。此外，尽管对消毒剂氯的替代物的研究方兴未艾，但直至目前为止尚未找到一种消毒剂，既能够满足前面提到的那些条件又具有超出氯的消毒效果。因此，在未来一段时间里，应该考虑采用一种综合性方法，它不仅可以发挥氯所具有的长处，而且还能够弥补氯的短处。

(ii) 氯胺（化合性余氯）

氯与水中的氮化物、尤其是氨态氮会迅速发生反应，按照氯的结合数的多少，分别成为一氯胺、二氯胺和三氯胺等3种氯胺。

氯胺的致细菌灭活效果　　　　　　　　表 3.14

微生物种	水样	余氯 (mg/L)	水温 (℃)	pH	接触时间 (min)	灭活率 (%)	CT (mg·min/L)
Esherichia coli	BDF	1.9～2.2	5	9.0	51～59	99	113
E. coli	BDF	1.0	22	6.0	5～8	99	ND
E. coli	BDF	1.0	22	8.0	29～46	99	ND
Klebsiella pneumonia	BDF	1.0	22	8.0	8.5～22	99	ND
Salmonella typhimurium	BDF	1.0	22	8.0	12～14	99	ND
HPC	treated	1.6	24	8.0	15	95 (35～99.73)	ND
HPC	treated	1.6	24	8.0	30	95.68 (88.4～99.99)	ND
大肠菌群,*S. typhimurium* &*Shigella sonnei*	自来水 +1%下水	0.4～1.5	20	6.0	ND	90	8.5
大肠菌群,*S. typhimurium* &*Shigella sonnei*	自来水 +1%下水	0.4～1.5	20	8.0	ND	90	40
Mycobacterium fortuitum	BDF	3.25	20	7.0	50	90	2267
M. fortuitum	BDF	3.0	17	7.0	约 116	90	ND
M. avium	BDF	3.0	17	7.0	1320	90	ND
M. intracellulare	BDF	3.0	17	7.0	660	90	ND

CT：99%灭活所需要的 CT 值；ND：未进行或无数据；BDF：不存在氯需要量的缓冲液；
HPC：异养菌；treated：做过常规净水处理的地表水。

氯与氨的反应十分复杂，并且深受 pH 值和氯与氨的存在比等的影响。在通常情况下，则会发生下面的可逆反应。

$NH_3 + HOCl \rightleftharpoons H_2O + NH_2Cl$ （一氯胺）

$NH_3 + 2HOCl \rightleftharpoons 2H_2O + NHCl_2$ （二氯胺）

$NH_2Cl + HOCl \rightleftharpoons H_2O + NHCl_2$ （二氯胺）

$NH_3 + 3HOCl \rightleftharpoons 3H_2O + NCl_3$ （三氯胺）

$NH_2Cl + 2HOCl \rightleftharpoons 2H_2O + NCl_3$ （三氯胺）

$NHCl_2 + HOCl \rightleftharpoons H_2O + NCl_3$ （三氯胺）

一氯胺和二氯胺因具有消毒作用被称为化合氯；但氯胺的消毒能力远不如自由氯。三氯胺呈不稳定状态，而且没有消毒作用，只是作为会发出异味的物质（三氯化氮）而为人所知。

当氯与氨态氮以等克分子浓度存在时，则以 pH6 上下作为临界点，如偏碱性一氯胺会占优势；在偏酸性时二氯胺则居多。在偏酸性的状态下，存在比变大的二氯胺一方的消毒力也将大于一氯胺。在自由氯中偏碱性的情况下，二氯胺的消毒力与存在比较大的次氯酸离子基本相同（图 3.6）[12]。

在表 3.12 中列出了对大肠杆菌的氯胺 CT 值实例[4]。通过该表可以看出，与自由氯相比，氯胺的 CT 值要大上千倍。此时氯胺的 pH 值约为 8～9 左右，被看做是一氯胺。

这通过图 3.6 所列的数据同样得得出来，而且如果是消毒能力很强的二氯胺，与自由氯的 CT 值之差也大约有数十倍。表 3.14 显示的则是由 Sobsey[13] 氏总结归纳的氯胺灭活细菌的相关数据。尽管其中少有求得的 CT 值，但仍然能够从大肠杆菌的 CT 值和灭活率等项目看出，与自由氯相比（表 3.13）消毒效果要差得多。在对饮用水消毒过程中，只要做到不让水源受到微生物污染或极少受到污染，以及通过前期的过滤处理进行彻底的除浊，使水中的杂质颗粒被去除的一干二净；与此同时再确保足够的氯胺加入量和充分的接触时间，就几乎用不着去担心给配水系统的污染问题。另一方面，因氯胺比自由氯的反应性弱，其残留性高于自由氯，故三卤甲烷的生成量也相对较少。基于同样的理由，在利用生物膜灭活细菌过程中，氯胺较之自由氯的消毒效果也高出许多，这一点早已为人所知[14]。

（ⅲ）二氧化氯

二氧化氯（ClO_2）的分子中含有氯，但却不能将其看做自由氯。在常温状态下，二氧化氯是一种黄绿色的气体，比氯的刺激性更强，具有较高的毒性，可致人产生剧烈的头痛和全身无力。很容易溶于水，却不与水发生反应。因其具有较强的挥发性，故必须将其加入密封系统内，并确保挥发的二氧化氯气体不会聚集起来。虽然二氧化氯并不与水中的氨态氮发生反应生成氯胺，但因其具有很强的氧化作用，却会与有机物迅速发生反应。因此，与氯相比，二氧化氯的投加量则相对要多一些。应该特别指出的是，纯粹的二氧化氯很难生成三卤甲烷之类的有机氯化物。而且，与氯不同的是，当水的 pH 值呈碱性时其消毒作用增强；反之，pH 值呈酸性时则消毒力下降。此外，二氧化氯与有机物等被氧化物发生反应会生成次氯酸离子（ClO_2^-）和氯酸离子（ClO_3^-）。次氯酸离子和氯酸离子还生成正铁血红蛋白，会破坏红血球影响人的健康，因此必须对饮用水的二氧化氯浓度进行严格的管理。

在欧美国家，二氧化氯被广泛地用于饮用水的消毒处理。但在日本，因二氧化氯作为最终消毒剂并没有得到认可，故在实际应用方面尚无善可陈。根据 2000 年的《制定供水设施技术标准的省（指厚生省。——译注）令》，规定二氧化氯的最大投加量为 2.0mg/L，次氯酸离子残留为 0.2mg/L 以下。在满足以上要求的前提下，可以将二氧化氯用于净水处理。

二氧化氯被看做是有希望替代氯的一种水消毒剂，实践亦证明二氧化氯能够比氯更加有效地杀灭隐孢子虫之类的病原微生物。不过，尽管人们在谈论到二氧化氯的时候，总是对其所具有的较氯更强的消毒效果赞不绝口，但在实践上亦会因水质条件的不同而使其消毒能力产生差异。现已知道，为了使接种在灭菌后的废水中的大肠杆菌在 5min 内灭活至 99%，使用氯需要 5mg/L；而使用二氧化氯只需要 0.9mg/L。废水中的大肠菌群、粪大肠菌群、粪链球菌、大肠菌噬菌体和脊髓灰质炎病毒，则可使用 25mg/L 的氯或 12mg/L 的二氧化氯在 2min 内达到相同程度的灭活[11]。然而，如表 3.12 所示，对于大肠杆菌的二氧化氯 CT 值要比自由氯的大，这可能是由于 pH 值在 6~7 之间的缘故。

二氧化氯的致细菌灭活效果　　　　表 3.15

微生物种	水样	剩余二氧化氯 (mg/L)	水温 (℃)	pH	接触时间 (min)	灭活率 (%)	CT (mg·min/L)
Escherichia coli	BDF	0.3~0.8	5	7.0	0.6~1.8	99	0.48
E. coli	PBS	0.4~0.8	?	7.0	5	>99.999	ND
E. coli	BDF	0.3~0.5	5	?	15	99.9~99.999	ND
粪大肠菌群	排放污水	1.9	?	?	10	99.94	ND

续表

微生物种	水样	残留二氧化氯 (mg/L)	水温 (℃)	pH	接触时间 (min)	灭活率 (%)	CT (mg·min/L)
粪链球菌	排放污水	1.9	?	?	10	99.5	ND
Clostrydium perfrungens	排放流水	1.9	?	?	10	0	ND
Leguonella pneumophulla	BDF	0.5~0.35	23	?	15	99.9~99.99	ND
Klebsiella pneumonia	BDF	约0.12	23	?	15	99.3~99.7	ND

CT：99%灭活所需要的 CT 值；ND：未进行或无数据；BDF：不存在氯需要量的缓冲液。

关于二氧化氯的消毒效果，Sobsey 氏曾进行过归纳，并将归纳的结果如表 3.15 那样显示出来。表中很少有求得的 CT 值，仅可见大肠杆菌 1 例，但该值足以证明其消毒效果与自由氯大体相当。至于其他细菌，除了威尔士菌（*Closteridium perfringens*；估计几乎都呈芽孢状态）外，只要以 2.0mg/L 的浓度接触 15min，差不多均可达到 99.9% 的灭活。

（iv）臭氧

臭氧（O_3）在常温下是一种不稳定的气体，只要 0.1ppm 左右即对鼻喉产生刺激，稍高一点的浓度则会显示出毒性作用，使呼吸系统和视觉出现异常等。实际上，即使其浓度再比这低 1/10 左右仍然能够明显地闻到一股特殊的臭味（腥臭）。在处理现场，臭氧系采用无声放电法以纯氧或干燥空气为原料生成后与臭氧接触槽连通，将其喷入水中。使用纯氧时的离子浓度为 2%~9%，而使用干燥空气时的离子浓度为 1%~3%。虽然臭氧在水中的溶解度约为氧的 10 倍左右，但投加水中的臭氧也无法全部溶解于水中，因次必须配备臭氧布气装置，以保证臭氧气体不会大量从反应池溢出进入大气。

臭氧作为一种水消毒药剂具有非常强的氧化力，可与铁、锰、各种还原物和溴化物离子等发生反应；但却不与氨态氮发生反应。由于臭氧的强氧化性，氧化力之强，它可与多种有机物反应，甚至能够分解苯酚。还可分解三卤甲烷的前驱物，但不会生成三卤甲烷本身。然而，投加高浓度的臭氧则存在以下问题：除了臭氧本身的毒性外，还会生成各种过氧化物以及使溴化物离子氧化变成次溴酸，它们都能够与有机物发生反应生成溴类消毒副产物。溶解于水的臭氧反应性很强，可以表现出较高的臭氧需求量。而且，臭氧在水中的浓度很不稳定，易于分解，对其持续效果是不能抱有期望的。臭氧与水中的羟基离子（OH^-）进行反应，分解后生成 $OH·$。虽然 $OH·$ 的反应性比臭氧还要强，但却降低了臭氧的浓度。亦即，当偏向羟基离子浓度高的碱性时，臭氧将会分解。因此，为了保持一定的臭氧浓度，不仅要提高 pH 值，而且还应该加大臭氧的投加量。

在日本，臭氧除了被作为消毒剂使用外，还对其超强的氧化力寄予了希望。为了通过高效率的处理来达到去除微量污染物和异味物等有机物的目的，正在引进一种组合模式，即臭氧-生物活性炭处理工艺。而且，由于这种臭氧-生物活性炭处理工艺在去除水中有机物方面效果显著，因此能够减少净水中的有机物浓度，并具有抑制配水系统中细菌再增殖的作用。

臭氧不仅是一种很强的氧化剂，而且其明显的消毒效果也让人们充满了期待。从表 3.12 中可以看出，臭氧对大肠杆菌的 CT 值要比自由氯小，但消毒作用却更强。关于臭氧的消毒效果，由 Sobsey[13] 氏做了整理，整理的结果被列在表 3.16 中。虽然表中并无多少求得的 CT 值，但是通过大肠杆菌的例子便可以证明，臭氧的 CT 值比起自由氯和二氧化氯来要小得多。从灭活率方面看也是一样，在臭氧浓度为 0.4mg/L 时，大肠杆菌和 Salmonella 在 1min 内的灭活率即可达到 99.9％以上（其中 *Salmonella* 灭活率甚至可达 99.999％以上）。不过，从大肠菌群或粪链球菌的数据来看，在臭氧浓度为 5mg/L 的条件下，需要接触 18min 才能使灭活率达到 99％以上，这或许是因为受到排放的污水水质差异的影响的缘故。此外，即使是那种以具有较强耐消毒性而为人所知的结核分枝杆菌（*Mycobacterium*），使用臭氧也比加氯消毒时的 CT 值小很多。由此可知，臭氧所具有的消毒力，即使对那些抗氯性很强的细菌也照样起作用。

臭氧的致细菌灭活效果　　　　　表 3.16

微生物种	水样	残留臭氧 (mg/L)	水温 (℃)	pH	接触时间 (min)	灭活率 (%)	CT (mg·min/L)
Escheichia coli	?	0.04～0.07	1	7.2	0.08～0.5	99	0.006～0.02
大肠菌群	污水	5.0	12.6	7.1	18	99.89	ND
粪链球菌	污水	5.0	12.6	7.1	18	99	ND
E. coli	污水	0.29～0.36	24	7.4	0.6	99.94	ND
Salmonella typhimurium	污水	0.29～0.36	24	7.4	0.6	99.9998	ND
Mycobacterium fortuytum	污水	0.29～0.36	24	7.4	0.6	89	ND
M. fortuitum	BDF	0.8～1.08	24	7.0	0.58	99	0.53

CT：99％灭活所需要的 CT 值；ND：未进行或无数据；BDF：不存在氯需要量的缓冲液。

（v）紫外线

紫外线是一种波长 200～300nm 的光。虽然偏向短波长的 200～300nm 的紫外线是产生皮肤癌的原因，但来自太阳的自然光中的这一波段的光线则会被臭氧层吸收。要达到杀菌的目的，要利用波长 240～280nm 的光；尤其是波长 255nm 上下的光的效果最好。作为杀菌灯广为人知的低压水银灯，可高效率地发出 253.7nm 波长的光。此外，中压水银灯还可发出波长 253.7nm 及超出这一范围以外的高能光线。

紫外线可致微生物灭活的原理是，可最大吸收载有细胞遗传信息 DNA 的紫外线波长位于 260nm 附近，由于吸收了紫外线的能量，使得构成 DNA 的碱性双键发生质变。如系 RNA 病毒，则由 RNA 代替 DNA 携带遗传信息，作用是一样的。而且，类碱中的嘧啶碱类（胸腺碱、胞嘧啶、尿嘧啶）也容易受到作用。这些类碱接受紫外线的照射后，会在相邻的嘧啶碱之间形成胸腺碱-胸腺碱、胞嘧啶-胞嘧啶和尿嘧啶-尿嘧啶那样的二聚体，因此不能再进行核酸的复制和转录，生命活动亦随即停止。紫外线的消毒效果与其他消毒剂的不同之处在于，并不通过细菌细胞的结构性损伤和破坏来达到灭活细胞的目的。因此，这并非是通常意义上的细胞死亡，已"被灭活"的细菌，只要修复了 DNA 的故障，仍然可以重新恢复到进行生命活动的状态。因紫外线照射形成二聚体的类碱，在接受波长 330～500nm 的可见光时，在修复酶的作用下，会使损伤处得到修复，从而恢复其活性。这一现象被称为"光恢复"。如果是大肠杆菌，在采用不同种类的紫外线光源灯时，其 3log 灭活后的光恢复约为 0.6～2.1log[15]，如果要对排放到开放系统中的水做消毒处理，这将是导致紫外线消毒效果降低的主要因素。然而，供水系统中做过净水处理的饮用水，因系通过配水管线在不被光照到的情况下给水，故实际上完全可以不必考虑光恢复的问题。

紫外线的致细菌灭活效果　　　　　　　　　表 3.17

微生物种	水样	紫外线量 (mJ/cm²)	水温 (℃)	pH	灭活率 (%)
Escherichia coli	BDW	6.5	室温	?	99.9
大肠菌群	污水	8.2	室温	?	99.9
HPC	污水	14	室温	?	99.9
*Bacillus subtilts*の芽胞	BDW	60	室温	?	99.9
大肠菌群	污水	6.5	?	?	99
大肠菌群	污水	9.5～52	?	?	99.97
大肠菌群	过滤后的污水	5.7	?	?	99
大肠菌群	茶	7.2～28	?	?	>99.95
HPC	茶	7.2～28	?	?	88～96
粪便性大肠菌群	污水	约 275	?	?	99.9
肠球菌	污水	约 275	?	?	99.9
Pseudomonas aeruginosa	污水	约 280	?	?	99.9
E. colir ec A-, *uvr*A-	表面水	10.3	?	?	99.9
E. coli B/r	表面水	0.1	?	?	99.9
Legionella 属菌(6 个菌种)	表面水	0.8～5.5	?	?	99.9
Leguonella pneumophila	自来水	30	25	?	99.9
Legionella pneumophila	蒸馏水	1.8	室温	?	99.9
Yersinia enterocolytica	蒸馏水	2.7	室温	?	99.9
Campylobacter uejuni	蒸馏水	5.0	室温	?	99.9

BDW：使其具有缓冲能的蒸馏水。

致病原菌灭活所需要的紫外线照射量　　　　　表 3.18

微生物种	为实现各种灭活水平(log)所需要的紫外线照射量(mJ/cm²)			
	1	2	3	4
Escherichia coli ATCC 11229	2.5～5.1	3～8.4	3.5～15	5～25
*E. coli*O157；H7ATCC43894	1.5	2.8	4.1	5.6
Legionella pneumophila ATCC 43660	3.1	5	6.9	9.4
SalmonellaTyphi ATCC 19430	1.8	4.8	6.4	8.2
Shigella dysenterae ATCC 290287	0.5	1.2	2	3
Staphylococcus arueus ATCC 25923	3.9	5.4	6.5	10.4
Vibrio chole rae ATCC 25872	0.8	1.4	2.2	2.9

　　利用紫外线的消毒装置在结构上也很简单，而且几乎不存在伴随消毒出现的副产物问题。此外，与过量添加药剂会导致不良后果不同，即使紫外线的照射量再多也不会对水质产生任何影响。同时，也不会像氯那样因水的 pH 值和温度影响到消毒效果。不过，当水中存在悬浮物时，由于可能遮蔽被紫外线照射的标的微生物，因此致使其消毒效果减弱；水中溶存有机物对紫外线的吸收也同样能够减少抵达目标微生物的紫外线量。由此看来，对于那种悬浮物浓度和色度较高的原水或者沉淀过滤时除浊不彻底的水来说，紫外线的消毒效果是不值得期待的。因此，为了有效地对饮用水进行紫外线消毒，最好水中不要含有妨碍紫外线消毒的水质成分，而且要将原水澄清得如同地下水一样，即使做不到这一点，也应该先通过前期的沉淀过滤处理彻底除去悬浮物、胶体成分和有机物等。再说，由于紫外线不具有持续效果，因此即使供水系统受到细菌污染也无法发挥消毒作用。这样一来，即使是做过紫外线消毒处理的饮用水，氯一类的消毒剂仍是必不可少的，只有使用消毒剂

才能确保水中的持续消毒效果。

至于紫外线的消毒效果，Sobsey 氏曾进行过整理，其结果如表 3.17 所示。如系大肠杆菌和大肠菌群等指示菌以及 *Campylobacter jejuni*、*Yersinia enterocolitica* 等病原菌，在约 $10mJ/cm^2$（＝mW・s/cm^2；过去的数据多为这样表记）的条件下，其灭活率可达 99.9%（3log）。另外，通过枯草菌（*Bacillus subtilis*）的芽孢及 *Legionella pneumophila* 所表现出的微弱抵抗性可知，在这方面亦因菌种而有一定的差异。而且，是否含有吸收浊度和紫外线的溶存物质亦明显地会给灭活带来很大影响。如果要实现污水中粪便性大肠菌群 99.9%（3log）灭活的目标，则比排放水中大肠菌群实现这一目标所需要的紫外线照射量多。同样，着色的茶与蒸馏水相比，也需要较多的紫外线照射量。

此外，日本水道协会水道技术综合研究所对各种病原菌灭活所需要的紫外线照射量进行了归纳，成为表 3.18 的样子[16]。根据其中的数据便能了解到，当紫外线照射量为 $10mJ/cm^2$ 时，可致以下各种细菌达到 3～4log 的灭活：病原大肠杆菌（*Escherichia coli* O157：H7 ATCC 43894）、伤寒菌（*Salmonella* Typhi ATCC 19430）、痢疾杆菌（*Shigella dysenteriae* ATCC 290287）、*Vibrio cholerae* ATCC 25872 及其他病原菌等。这一数值也同样适用于 *Campylobacter jejuni* 和 *Yersinia enterocolitica* 等场合（表 3.17）。然而，即使同为 *Salmonella* Typhi，如要实现 4log 灭活的目标，所需要的紫外线照射量一下子便提高到 $30mJ/cm^2$。通过这一事例[6]可知，即使是同一菌种灭活所需要的紫外线照射量亦会因研究个例而不同。对于指示菌来说，表 3.18 所列出的关于大肠杆菌（*Escherichia coli* ATCC 11229）研究报告结果中的数据具有较大的宽度：其最大值为各种病原菌所需要的 2 倍以上的紫外线照射量，反之其最小值甚至要小于一部分病原菌可耐紫外线的量。在后者的场合，意味着大肠杆菌作为紫外线消毒过程中的指示菌可能并不具备充分的条件。而且，为了利用生物膜防止水质变差，还必须考虑到原水中存在的生物膜一定要远远地超过病原菌，同时还能够控制异养菌的增殖，而这种异养菌则像 *Bacillus subtilis* 那样，是一种包括具有很强抗紫外线性物质在内的混合群落。

研究室之类的试验条件与实际的净水处理现场之间，无论从质上还是量上都存在着巨大的差异。以病原菌消毒为目的的紫外线照射量究竟该如何设定，亦需要通过今后更多的研究事例以及现场试验积累的数据，在反复斟酌的基础上慎重地进行之。

f. 供水管网系统的管理

经过净水处理的自来水在输送过程中遭致污染的事例亦不胜枚举。为了防止自来水被细菌污染，对供水管网和供水装置等给配水系统实施正确的管理显得十分重要。尤其是供水管网，因其被深埋在地下，发现异常时恐已太迟，极易酿成重大事故。因此，对那些管网老朽的地段以及因地盘发生变化所带来的影响，都应经常仔细检查，并做到有计划地实施更新改造。在防止管网系统细菌污染的基础上，还有几个值得注意的问题是，管网出现漏水、管路误接（cross connection）和管路末端的死水现象。

（i）漏水

漏水大都发生在通往家庭用户等处的供水管部分，造成这一后果的原因多种多样，如配管的材质低劣、配管老化锈蚀、施工质量差和路面荷载超重等。然而，与较大事故相关的漏水现象却主要发生在配水管部分。供水系统的配水管系由被称为接头的结构物连接而成，而接头也是具有一定长度的配管。漏水现象发生的原因就在于，埋设多年的配管在地下会慢慢锈蚀，最后在管的表面产生裂纹或小孔，当受到路面震动或地震等外部的力时，配管的接头也会出现松动，使配管整体的水密性遭到破坏。

当配管发生漏水现象时，漏出的水将浸满漏水部位周围，并与周边土壤及下水管等处浸出的污水混合在一起。在给水的水压及流向发生变化或断水的情况下，一旦配管内外的压力出现逆转，便会自漏水处吸入周围的污水，使自来水被污染。另外，当漏水比较严重时，水流会不停地掏挖漏水处周围的地盘，使其形成空洞，从而造成路面塌陷和配管破裂之类的大事故。大量的泥沙和污水将直接混入供水管内，随着自来水越来越浑浊，饮用水的污染现象也产生了。当然，在类似这样混入泥沙的污水中，也存在混入病原菌的危险，因此非常有必要采取措施清洗被污染的配管以及加强消毒处理等，以防止发生介水传染病。

(ⅱ) cross connection（误接）

所谓误接系指将排水之类的污水系统以及非饮用水管路与给水系统的管路错误地接合在一起，或者成为可能相互连通的状态。至于污水系统管路或污水设施与给水系统管路误接可能造成的严重后果，已无必要在这里重新提及。最近，在东京和大阪等大城市的供水系统中，都曾发生过误将供水系统给水管与工业用水配水管连接的事例。虽然工业用水不属于下水系统，但其一般的净水处理和消毒都比净水更简单，而且为了避免对使用工业用水的相关业户和其他用户的设施造成腐蚀，在工业用水中大都不存在持续消毒效果。因此，从细菌污染的角度上看，工业用水还不能算是非常安全的水。

尽管工业用水的水质并不适于饮用，但仍然作为一种可利用的水供应给用户，并且多半都与饮用水供水系统使用相同的水源（水井、地下水和河水等），只经过简单的除浊处理便直接供给用户。前者固然也具有水源的水质特征（如电导率高、氯化物离子多、高锰酸钾消耗量大和铁离子多等），但如果具有不能检出余氯（或只有一点迹象）、浊度和色度都比净水高的特征，要与净水进行区别还是比较容易的。可是，在工业用水的净水厂里，如果只是做临时性的消毒处理，也许不能从水中检出大肠菌群，与使用同一水源的饮用水相比，其差别仅仅是浊度稍高、无余氯（或只是一点迹象）以及一般细菌稍多等等。因此，即使发生误接现象，也可能被当做施工过程中的暂时性浊度上升和余氯浓度下降来处理。

(ⅲ) 末端死水

由于供水系统并未实现循环化配置，因此在配水末端的端管处往往会有水的滞留现象。死水中的余氯会逐渐消失，并自管内面溶出管材成分，时间一长则将造成厌氧性的水质恶化。另外，死水中的细菌亦会再增殖，呈现出从生物膜的形成直到残渣的堆积等种种样态。一旦生物膜形成之后，即使在排水作业中全部换掉管内的水，余氯也难以渗入生物膜内，因此无法使膜内的细菌灭活，细菌会照常存活下去，并且还能够不断地大量增殖。类似这样的生物膜，会吸附和聚合残存在饮用水中的微生物、溶存有机物和浊质等，最后形成残渣从膜上剥离下来，这往往也是酿成供水系统种种事故的原因。而且，由于残渣内的厌氧性化，将产生硫酸盐还原反应，造成配管的腐蚀。活跃在生物膜内的微生物群落有

Legionella、呈包囊状态的抗氯性原生动物（阿米巴和鞭毛虫类等），进而还出现过可引起日和见感染的绿脓菌等，而且生物膜也完全可能变成病原菌的栖息场所。

为了消除配管末端的死水，应对配水系统做管网化和循环化设计，以保证水流畅通；并在此基础上制定配水计划，使配水区域更加集中，在配水管理中尽可能让管网内的水量均匀、水压平稳。

g. 供水系统中的水池管理

自来水的供给方式大致有以下 2 种，一是从配水管分岔，水龙头直接与引入室内的给水管相连；二是来自给水管的水被引入地区内的水池中，再利用水塔或加压泵将水输送至各个用户的水龙头。前者被称为直接给水，后者则被称为水池供水系统。在水池供水系统中，凡水池容量超过 $10m^3$ 的均应作为简易供水系统适用于《水道法》的规范。关于简易供水系统的清洗、设施管理以及水质等方面的检查，每年至少进行 1 次；而且在发现自来水的颜色、浊度、气味和口感有异常时，供水事业者有义务自行进行必要的水质检查（据《水道法》第 34 条 2 款第 2 项及该法实施条例第 55 条、第 56 条）。而水池在 $10m^3$ 以下的则作为小型水池供水系统，根据地方政府的有关条例，要求亦应参照简易供水系统的标准进行管理。水池超过 $100m^3$ 的，依据《水道法》被定为专用供水系统，与供水事业者同等对待。

因水池或水塔的管理不善导致的病原大肠杆菌和空肠弯曲菌之类的病原菌污染事件屡屡发生（表 3.2），其中大部分被认为是由以下原因所致：结构性缺陷和排水故障造成雨水或污水流入，或者水中混入来自外部的污物。设施的管理者应该理解，依据法律和条例所进行的管理和检查，是责无旁贷的义务，也是对管理者最起码的要求。管理者在日常管理中应该主动对设施进行清洗，经常检查设施周围以及水池或水塔的结构有无异常，及时排除污染源，反复确认自来水的颜色、浊度、气味和口感以及余氯状况。这样，一旦发生异常现象才能够尽早发现。

文　献

1) 用水廃水ハンドブック (2) 編集委員会編，津田松苗，"用水廃水ハンドブック (2)"，産業用水調査会 (1974)，pp. 970.
2) 鷲津一夫，伊原泰敏，佐藤親房，用水と廃水，**45**(**12**)：72-77(2003).
3) "水道施設設計指針 (2000 年版)"，日本水道協会 (2000)，pp. 781.
4) "水道維持管理指針 (1998 年版)"，日本水道協会 (1998)，pp. 1033.
5) 広瀬孝六郎，"最新上下水道　増補改訂"，相模書房 (1962)，pp. 302.
6) M. W. LeChevallier, Kwok-Keung Au, "Water Treatment and Pathogen Control", WHO, IWA Publishing (2004), pp. 112.
7) 保坂三継，用水と廃水，**40**：119-132(1998).
8) R. E. Stetler, S. C. Wattrip, C. J. Hurst, *Wat. Res.*, **26**(**6**)：727-731(1992).
9) "浄水技術ガイドライン (2000 年度版)"，水道技術研究センター(2000)，pp. 376.
10) E. E. Geldreich, "Drinking Water Microbiology", ed. by G. A. McFeters, Springer-Verlag (1990), pp. 502.
11) 金子光美監訳，W. O. K. Grabow，"上下水のウイルスと消毒－国際シンポジウム講演集－", M. Butler, A. R. Medlen, R. Morris 編，水中微生物研究会 (1987)，pp. 252.
12) "上水試験方法 (1985 年版) の解説"，日本水道協会(1990)，pp. 274.
13) M. D. Sobsey, *Wat. Sci. Tech.*, **21**(**3**)：179-195(1989).
14) M. W. LeChevallier, C. D. Cawthon, R. G. Lee, *Appl. Environ. Microbiol.*, **54**(**3**)：649-654(1988).
15) K. Oguma, H. Katayama, S. Ohgaki, *Appl. Environ. Microbiol.*, **68**(**12**)：6029-6035(2002).
16) 日本水道協会水道技術総合研究所，水道協会雑誌，**73**(**6**)：60-69(2004).

第4章 病　　毒

4.1　病毒种类及其生物学特征

　　病毒比细菌和真菌更小，其直径只有 20～300nm，不使用显微镜是无法看到的。作为遗传基因，它保有 RNA 或 DNA 的核酸，而且在其周围包裹着衣壳（capsid）。在病毒中，还有一些外表覆盖封套（envelope）。并且与细菌不同的是，病毒只能在活细胞中增殖。病毒寄生（感染）在活细胞中增殖，在复制出多个子病毒后又被释放到细胞外。像这样的感染循环是反复进行的，不仅破坏了宿主的细胞组织，而且某种病毒还会潜伏在组织内，引起各种各样的疾病。

　　有可能混入供水系统的人病原病毒，追根溯源应该还是随着人和动物粪便排出的病毒。一般的看法是，在一场大洪水过后，或者来自下水等处的污水，都可能将各种病毒带进作为自来水水源的河流、湖泊和地下水中。然而，不同种类的病毒都各自有其固定的宿主范围和特定的感染途径，经饮用水感染的人病原病毒仅限于由口进入体内、主要在肠道感染的病毒（表 4.1）。所谓介水病毒传染病系指这样一种疾病，可经口进入人体引发感染的病毒由于某种原因大量地混入水源中，使饮用水受到污染而罹患的传染病，并且多数都呈现出大流行的态势。

　　经口在肠道感染的人病毒，由口进入人体后，必须通过胃和十二指肠才能抵达小肠，因此如果抵抗不了强酸性的胃酸、由十二指肠分泌的胆汁酸的表面活性作用和胰腺的蛋白酶，无法吸附在小肠黏膜上，就不能引发感染。正因为如此，这类病毒都没有封套，以利于其发挥感染作用；而且即使长时间地呆在下水中也表现得很稳定。与此相反，以流感病毒和麻疹病毒为代表的、那些经呼吸道感染的病毒，多数都有封套，传染性也更强；可是，对自然界环境、有机溶媒和表面活性剂的抵抗力却较弱。

在人粪便中发现的主要病毒　　　　表 4.1

病毒	英文名	直径(nm)	核酸	形态特征	细胞内增殖性	相关疾病
轮状病毒	Rotavirus	70～75	双链 RNA	车轮状	+	胃肠炎
诺沃克病毒	Norovirus	27～40	单链 RNA	带凹陷的圆形	−	胃肠炎
札幌病毒	Sapovirus	30～35	单链 RNA	有杯状洼坑的圆形	−	胃肠炎
星形病毒	Astrovirus	28～30	单链 RNA	平滑的圆形，内为星状	+	胃肠炎
肠病毒	Enterovius	22～30	单链 RNA	平滑的圆形	+	无菌性髓膜炎等
A 型肝炎病毒	Hepatitis A virus	22～30	单链 RNA	平滑的圆形	+	急性肝炎
E 型肝炎病毒	Hepatitis E virus	30～38	单链 RNA	带凹陷的圆形	−	急性肝炎
腺病毒	Adenovirus	80～90	双链 DNA	正 20 面体，自 12 个顶点有纤毛突出	+/−	喉头结膜炎等

　　在日本患病人数较多、具有自下水混入饮用水可能性的人病原病毒，有轮状病毒和诺

沃克病毒。这些病毒的传染性很强，只需10个左右的病毒颗粒便可引发急性胃肠炎（腹泻）。成为病毒性肝炎原因的甲型肝炎病毒和戊型肝炎病毒更应受到重视，它们往往在上下水设施不完善的地区通过饮用水引发急性肝炎的大流行。而在以非显性感染为主、自河水中分离出来并很早就进行过实验室研究的病毒中，主要有脊椎灰质炎病毒、柯萨奇病毒和埃可病毒之类的肠病毒及腺病毒。

4.1.1 引起急性胃肠炎（痢疾）的病毒特征

现已知，可引起急性胃肠炎的病毒有轮状病毒、杯状病毒（诺沃克病毒和札幌病毒等）、星形病毒和腺病毒。致病病毒在流行病学上的重要性，与临床重症度及检验频度密切相关。研究者认为，哺乳期的婴儿罹患严重的腹泻多为轮状病毒所致；而大一点的儿童或成人腹泻的主要原因则是被诺沃克病毒感染。对引发病毒性胃肠炎的病毒所做检测的频度，已随着时代的演进而发生很大的变化。在以显微镜检测为主的当下，直径越大、形态特征越突出的对象物，检出的效率也越高。实际上，大小在70～90nm之间的轮状病毒和腺病毒是很容易检测到的。而那种虽然颗粒结构具有特点，但大小只有27～40nm，被称为小球形病毒（small yound structured）的诺沃克病毒、札幌病毒和星形病毒等被检出的情况则极为罕见。最近，由于将遗传基因检测法（RT-PCR法）作为一种具有高灵敏度的检测法引进日本，使得各种病毒的检出率大为提高，就连那些引发急性胃肠炎的病毒，尤其是诺沃克病毒也被频繁地检测出来了[1,2]。

a. 轮状病毒（Rotavirus）

轮状病毒属于呼肠弧病毒科，系由遗传基因分节化的双链RNA构成。这是一种成为小儿假性霍乱、也被叫做白痢的哺乳期婴儿冬季腹泻原因的病毒。轮状病毒这一名称来自具有车轮意思的拉丁语 *rota*。当在显微镜下观察病毒颗粒时，其直径约为75nm，具有车轮状形态特征（图4.1a）。

轮状病毒作为病毒染色体组，具有由11根分节组成的双链RNA，各个分节RNA基本上搭载1个蛋白质（表4.2）。病毒颗粒系由内核、包裹内核的蛋白质及外壳蛋白质组成。内核则由核酸、双链RNA依赖性RNA聚合酶以及内包核糖核酸帽合成关联酶素的核蛋白质VP2构成。按照内壳蛋白质VP6的抗原性和RNA形态特征，轮状病毒被分为A～G群等7个类别。作为人病原病毒，最重要的是A群病毒。外壳蛋白质主要由糖蛋白VP7组成，血球凝集素VP4的二聚体以60个短小的穗状突出于表面。根据VP7抗原性的不同，又可分成14种（G1～14）血清型。对于人来说，主要的血清型是G1～4，世界上较严重的轮状病毒性胃肠炎都是由G1型引起的[2]。使用A群轮状病毒检测配套仪器来进行检测，当病毒的抗原呈阳性时，必须根据需要以酶素抗体法及RT-PCR法做G群鉴别、以电泳动法确认RNA形态、以培养细胞进行病毒分离[3]。

因为在感染初期会排出大量的病毒颗粒，每1g粪便当中的病毒颗粒数多达10^{10}个左右，所以在电子显微镜下很容易观察到轮状病毒。轮状病毒之所以会引起腹泻，则是由多种不同的机理造成的。当感染病毒时，病毒会在小肠绒毛组织成熟的上皮细胞内增殖，导致绒毛明显缩短并脱落。这样一来，便使得肠道黏膜吸收水分的功能降低，从而引起腹泻。直至最近才弄清，腹泻系由病毒的非结构性蛋白质NSP4所引发。而病毒其实就是当

与轮状病毒分节 RNA 对应的病毒蛋白质　　　　表 4.2

分节 RNA	蛋白质	分子量	蛋白质功能及其性质
1	VP1	125000	内核蛋白质，RNA 依赖性 RNA 聚合酶
2	VP2	94000	内核蛋白质，RNA 结合能
3	VP3	88000	内核蛋白质，胍基转换酶
4	VP4	88000	外壳蛋白质，血球凝集素，中和抗原
5	NSP1	53000	RNA 结合能
6	VP6	41000	内壳蛋白质，群特异抗原
7	NSP3	34000	病毒 mRNA 结合能
8	NSP2	35000	RNA 结合能
9	VP7	38000	外壳蛋白质，中和抗原
10	NSP4	28000	肠道毒素
11	NSP5	26000	RNA 结合能，磷酸化蛋白质
11	NSP6	12000	与 NPS 5 相互作用

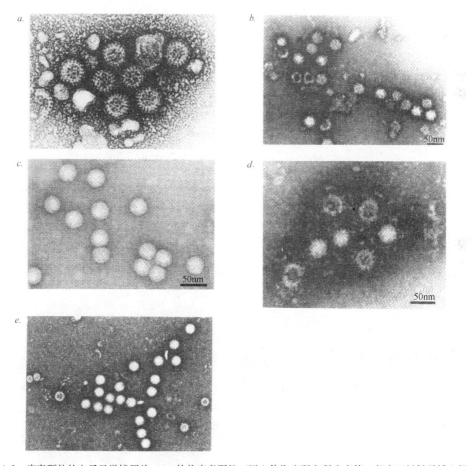

图 4.1　病毒颗粒的电子显微镜照片。a：轮状病毒颗粒（国立传染病研究所病毒第二部宇田川悦子博士提供），b：诺沃克病毒颗粒（国立传染病研究所病毒第二部武田直和博士提供），c：甲型肝炎病毒颗粒（国立传染病研究所病毒第二部第五室），d：戊型肝炎病毒颗粒（国立传染病研究所病毒第二部李天成博士提供），e：腺病毒颗粒（国立传染病研究所传染病信息中心向山淳司提供）

初报告中所说的肠道毒素。这种病毒毒素与细菌毒素的作用机制不同，其中的腺苷酸环化酶和鸟苷酸环化酶并不增加，而是在 NSP4 的作用下致使细胞的 Ca^{2+} 离子浓度上升，对吸收来自肠道腔的水分形成障碍。普遍都认为，病毒在并未引起组织病变的情况下，就会诱发感染初期的分泌性腹泻[4]。由轮状病毒引发的腹泻多会造成严重的脱水症状，这成为发展中国家婴幼儿死亡率居高不下的重要原因。接种疫苗当然是必不可少的预防手段，但美国在1998年上市的轮状病毒疫苗却因存在副作用问题而被中止使用[5]。

b. 诺沃克病毒（Norovirus）

1968年，美国俄亥俄州的一所小学校发生了集体患胃肠炎事件，第一次检出了诺沃克病毒。到了1972年，终于在免疫电子显微镜下使其现出了原形。在电子显微镜下可观察到，这是一种表面结构不很清晰，呈直径约为38nm球状的病毒（图4.1b）。从哺乳期的婴儿到成人，诺沃克病毒可感染人群的范围很广。不过，通常症状都较轻，基本可不治自愈。其潜伏期约为1～2d，主要症状为恶心、呕吐和腹泻。有时也伴有腹痛、头痛、发烧、恶寒、肌肉痛和咽喉痛等。在一般情况下，症状会在3d左右消失；但需要注意的是，在1周左右的时间里病毒仍然会随着病人的粪便排出。诺沃克病毒（旧称Norwolkvirus）的特点是，传染性非常强，只要10～100个左右的病毒颗粒便可感染致病。多数病人每1g粪便中即存在10^8个以上的诺沃克病毒颗粒；在其呕吐物中含有的病毒数也在10^6个以上。因此，哪怕附着极少的一点粪便或呕吐物，也很容易对人造成感染。自2004年末至2005年初，在特别养老公寓曾接二连三地发生集体感染诺沃克病毒事件，也使之成为一个严重的社会性问题[6]。

诺沃克病毒是一种迄今对培养细胞和试验动物的感染尚未获得成功的病毒，因此可以说人是惟一的受感染动物。目前，诺沃克病毒被分为GⅠ和GⅡ等2个遗传基因群（genogroup），然后又进一步被分做14～17等遗传基因型（genotype）。而且，似乎还有与各个遗传基因型一一对应的血清型，作为一个具有极其多样性的集团而存在着。病毒基因组是一条全长约7.5kb的正链RNA。在基因组上，从5′末端开始，部分重复地排列着3个开放读框（ORF）。分别是编码非结构性蛋白质的ORF1、编码结构性蛋白质VP1的ORF2和编码结构性蛋白质VP2的ORF3（图4.2）。

归根结底，使用电子显微镜观察仍旧是检出诺沃克病毒的基本方法。不过，采用此法检出必须具备的条件是，病毒颗粒不能少于10^6个/mL，可见其灵敏度非常之低。这样一来，实时RT-PCR法便应运而生，它以ORF1与ORF2的临界点作为引物，而ORF1和ORF2恰恰又是各遗传基因型中最易于保存的领域。实时RT-PCR法的应用，使得以超高灵敏度定量检测诺沃克病毒成为可能。此外，利用组换杆状病毒发现了中空颗粒，并以此使家兔获得免疫多克隆抗体。使用以这种多克隆抗体构筑起来的酶抗体法，能够非常简便地检出抗原[7]。

病毒颗粒对胃液程度的酸度（pH3）以及含在饮用水中的氯表现出一定的抵抗能力，而且能够承受60℃上下的温度。因此，为了灭活病毒颗粒的感染性，一般都在供水系统中使用次氯酸钠之类的消毒剂，或者至少须加热超过1min至85℃以上。

c. 札幌病毒（Sapovirus）和星形病毒（Astrovirus）

我们现在知道，札幌病毒和星形病毒是引起婴幼儿散发性胃肠炎的致病病毒[1,2]。虽

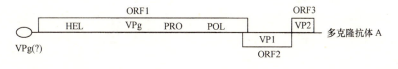
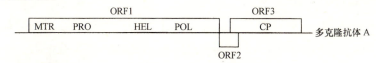
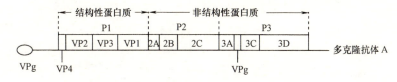

图 4.2　诺沃克病毒、戊型肝炎病毒和甲型肝炎病毒的遗传基因结构
HEL：解旋酶（RNA helicase），PRO：蛋白酶（protease），POL：聚合酶（RNA polymerase），CP：外壳蛋白质（capsid protein），MTR：甲基转换酶（methyltransferase）。与诺沃克病毒 5′ 末端结合的蛋白质（VPg）没有被确认。
甲型肝炎病毒的 2C、3A 和 3D 分别相当于解旋酶、蛋白酶和聚合酶

然病毒颗粒的大小都差不多，但在电子显微镜下所呈现的形态却彼此各异（表4.1）。对病毒遗传基因的检测，一般都采用 RT-PCR 法。从胃肠炎致病原因的整体上看，这两种病毒所占的比重并不大，而且其症状亦较轻。多数情况下，在潜伏数日后会连续 2～3d 出现轻度水样腹泻，但不会发烧。札幌病毒与诺沃克病毒一样也属于杯状病毒科，并被分成许多遗传基因型；但对其病毒学性状人们却所知不多[8]。星形病毒，系在 1975 年英格兰流行腹泻和呕吐时期，使用电子显微镜从小儿的粪便中发现的。接着，在各种农业畜禽身上亦找到了发生种变异的星形病毒。其病毒基因组系由正链 RNA 构成，在 3′ 末端具有多克隆抗体 A 序列。该病毒可利用培养细胞分离，然后被分类成独立的病毒科。已知人星形病毒总共有 8 个血清型，但几乎所有的感染均由 1 型引起，而且在各个年龄段都以非显性感染居多[9]。

d. 腺病毒（Adenovirus）

已知的哺乳类的腺病毒约有 80 种以上，分别属于人、牛、马、犬、鼠、猿和猪等动物特异种。人腺病毒又被分为 51 个血清型，其中的 1～8 型因可致人患病而最为见。腺病毒颗粒系一直径约 80～90nm、不带外包膜的正 20 面体结构。这种 DNA 病毒的特征是，由其 20 面体的 12 个顶点伸出天线样的突起（英文 Pentonfaiber，意为五联体纤毛。——译注）。腺病毒会引起人的呼吸系统疾患及其他多种病症。利用人的上皮细胞，腺病毒可从人的咽喉或粪便中分离出来。其葡萄状的凝结块亦显示出腺病毒所具有的特征：对细胞的障碍作用（CPE）。胃肠炎则是由腺病毒 40 型和 41 型引起，但目前尚不清楚是否会通过人际接触感染传播或介水传播。腺病毒也是婴幼儿患有比较严重腹泻

症的原因，从婴幼儿罹患毒性腹泻症所占的比例来看，约在 5% 左右[1,2]，而且多为非显性感染。在多数情况下，即使用电子显微镜可以清楚地分辨粪便中的腺病毒（图 4.1e），可是要进行细胞分离也是很困难的。利用电子显微镜观察到的大量病毒颗粒，则可以根据 DNA 限制酶素切断型来分辨其型别[3]。市面出售的诊断用成套仪器，因简单方便也被广泛利用。

4.1.2 引起急性肝炎的病毒

与通过血液感染的乙型肝炎和丙型肝炎不同，甲型肝炎病毒（HAV）和戊型肝炎病毒（HEV）的感染是暂时性的，不会慢性化，通常预后良好。根据相关报告，经口感染型急性肝炎多发生在地处热带或亚热带、卫生条件恶劣国家，并介被污染的饮用水而流行。无论是 HAV 还是 HEV 均系经口摄入人体内，致使肠道组织发生感染。对肠道组织发生感染后的情形目前还不是很清楚，只知道病毒会在肝脏增殖，并随着胆汁的分泌，由粪便排出体外。病毒亦可自血液中检出。病人症状的轻重，则因年龄大小而不同。儿童多不出现黄疸等症状，且以非显性感染为主。成人发病者多会伴有黄疸，而且愈是高龄者愈易重症化。最近研究的结果表明，HAV 只对人自然感染；但 HEV 却连猪和野猪都会感染，是一种可使人畜共患疾病的病毒。

a. 甲型肝炎病毒 (Hepatitis A virus)

HAV 在全世界都有分布。在一些卫生环境恶劣的地区，受到感染的主体是哺乳期婴儿；在这样的地区，肝炎的发生率很低，更不会出现流行。通过上下水等系统的逐步完善，发生粪便-经口感染（经粪口途径感染）性疾患的状况已出现很大变化，甲型肝炎当然也不例外。首先，以城市为中心的感染率下降，而且对病毒敏感性的累积效应被认为是甲型肝炎流行的原因。1988 年，在中国的上海发生的甲肝大流行（患者约为 30 万人）就是最好的例证。生活环境的进一步改善，必将会制止疾病大流行的发生。在日本，上下水系统的完善，使发生甲肝大流行的历史被终结。如果感染很少的状态能够长时间地持续下去的话，抗体阴性者便会增加。现在普遍认为，在年龄 50 岁以下人群中，抗体阳性者极为少见[10]（图 4.3）。近些年来，日本每年报告的甲肝病例约有数百人的样子（图 4.4），其中几乎找不到婴幼儿和学龄儿童，受感染最多的是 40 年龄段的人群，由此亦可明显看出其高龄化的趋势。另外，虽然已见不到大规模集体感染事件，但经餐饮店感染和由海外归国者传染的个案仍时有发生。而自 1995 年起，日本国产的疫苗已被应用于临床[11]。

HAV 归类于杆状病毒科的戊型肝炎病毒属。在电子显微镜下可观察到，HAV 是一种直径约 27nm 的球形病毒（图 4.1c）。系基因组的 5′ 末端附着 VPg 蛋白质、3′ 末端具有多克隆抗体 A 约 7.5kb 的正链 RNA（图 4.2）。而且，HAV 颗粒的结构及其性状，基因组的结构及其功能，以及颗粒的形成过程等，与其他微 RNA 病毒是一样的。只有以下两点可认为是其特殊之处，一是在成熟颗粒中检测不出 VP4，二是在 VP1/2 接合部没有切断的情况下颗粒形成过程就已经开始等。甲型肝炎病毒发现之初，曾将其归类于微 RNA 病毒科的肠病毒属；但因其碱基序列相同程度极低，故又作为戊型肝炎病毒属独立出来。HAV 的遗传基因型共被分成 7 种，但其血清型却只有 1 种[12]。

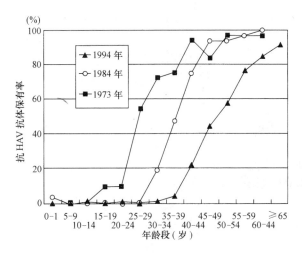

图 4.3 日本人的 HAV 抗体保有率。
1973 年、1984 年、1994 年，根据每 10 年分年龄段所做的血清中抗体调查结果绘制

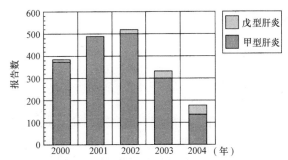

图 4.4 日本的甲型和戊型肝炎报告数。
据《传染病动态调查周报》IDWR（厚生劳动省国立传染病研究所）2005 年 1 月 20 日统计

　　HAV 在其培养细胞中亦具有增殖性，只是采用培养细胞从患者粪便检体中分离病毒则需要花上很长的时间。而且，即使通过传代培养驯化培养细胞得到的病毒株，与其他微RNA 病毒相比，其增殖速度也要慢得多，通常也不显示 CPE。在特定的细胞中，也有显示 CPE 的病毒株，但这往往是因驯化过程的遗传基因变异所致。从生物学角度看，野生株对肝脏具有很强的亲和性；不过，与其他肝炎病毒一样，也不是靠病毒增殖来杀死细胞。之所以罹患肝炎，则源于宿主的免疫反应。

　　HAV 呈耐酸性，亦耐热和干燥等。另外还对乙醚等脂溶性物质、表面活性剂和蛋白质分解酵素等表现出一定的抵抗力。利用高压灭菌处理、UV 照射、福尔马林和加氯处理等方法可将其灭活。而且，高度提纯的 HAV 只需微量的水银离子等即可灭活，并失去抗原活性。

　　HAV 的潜伏期约为 2～6 周，发病后会出现连续发烧和倦怠感等症状，并且血清转换酶升高。还可能伴有食欲不振和呕吐等消化器官症状；一般认为，典型的病例还会发现黄疸、肝肿胀、黑色尿和灰白色便等。除了极少数重症者外，很少出现死亡病例，一般经 1～2 个月后即可康复。

对于甲型肝炎的诊断，通常可采用确认血液中有无 IgM 型 HAV 抗体的方法。IgM 型抗体从发病起经 1 个月后达到峰值，过了 3～6 个月以后逐渐呈阴性。由于利用细胞培养来分离病毒需要的时间太长，因此用于诊断是不合适的。采用酶抗体法，在刚一开始发病的患者粪便中，有时会发现可测量（10^8 颗粒/mL 以上）的 HAV。抽出发病 2 周内的患者粪便检体和血液中的病毒 RNA，采用以 VP1/2 为标的的 RT-PCR 法放大 cDNA 做遗传基因分析，可检出微量的 HAV，这对判断感染途径等是具有意义的。

b. 戊型肝炎病毒（Hepatitis E virus）

戊型肝炎是一种病毒性急性肝炎，过去曾被称为经口传播型非甲非乙型肝炎。戊型肝炎病毒也是亚洲流行性肝炎的重要病因病毒。粪-口是戊型肝炎病毒的传播途径，并且主要介水感染。1955 年，在印度新德里曾发生过一次由共同感染源引起的戊型肝炎大流行，饮用水被粪便污染则是造成这一事件的直接原因。这次的肝炎大流行，仅被诊断为黄疸型肝炎的病例即达 29000 人。根据报告，与此类似的介水传染肝炎事件，除了印度外，在中亚、中国、北非和墨西哥等地也同样发生过。

HEV 感染的致死率约为 1%～2% 左右，几乎是 HAV 的 10 倍。而孕妇患得此病的实际死亡率有时竟高达 20%。至于戊型肝炎的患病率，无论是大流行期间还是在散发病例中，都以青年人和成年人（15～40 岁）为最高。小儿中的非显性感染，比甲型肝炎相对少一些。散发的戊型肝炎病例亦在美国、日本和欧洲等发达国家出现过，一般都认为其中大半属于输入型传染病。然而，最近在美国和日本也发现了从未出过国的人罹患戊型肝炎的例子。

戊型肝炎多发地区的抗体保有率一般都在 80% 以上。与此形成对照的是，被看做是非戊型肝炎流行区域的日本，一位健康状况正常的成年人，其抗体保有率仅为 5.4%。有报告指出，在人以外的动物中，十分明确的是，猪普遍带有非显性感染；而在猪以外的动物中，鸡、狗、牛、绵羊、山羊和日本猿等的血液中仍含 HEV 抗体，多数动物都具有因 HEV 感染发病的可能性。在日本也是一样，据报告曾有因摄食未熟的野猪肉患急性肝炎而死亡的病例；此前亦曾出现过几个间接证明人感染动物 HEV 的病例。而且还有报告说，有人因吃过未经加工成熟的野生鹿肉而患得戊型肝炎，并从患者血清和剩下的鹿肉中检出了几乎具有相同序列的 HEV 遗传基因。这样一来，戊型肝炎作为一种与动物相关的传染病（人兽共患传染病），近年来格外受到人们关注[13]。现已知 HEV 有 4 个遗传基因型（G1～4），在发展中国家普遍流行的病毒是 G1 型。G3 和 G4 对人和动物均可造成感染。普遍认为，HEV 的血清型只有 1 个[14]。

HEV 是一种不带外壳、直径约 38nm 小球形的病毒（图 4.1d），在内部约 7.2Kb 的 5′末端以帽状的正链 RNA 作为遗传基因。在病毒基因组上面，从 5′末端开始部分复制的同时，配置着 3 个 ORF。与 5′末端相接的约 5000 个碱基 ORF1 为非结构性蛋白质编码；而位于 3′末端的约 2000 个碱基 ORF3 则是为结构性蛋白质编码的区域。ORF2 位于 ORF1 和 ORF3 之间，被编码的蛋白质功能究竟是什么，目前尚不得而知（图 4.2）。颗粒的形态类似于诺沃克病毒，并被分类为杯状病毒科。但是，病毒遗传基因上的病毒蛋白质的配置、尤其是非结构性蛋白质的功能范围的配置则与杯状病毒完全不同，毋宁说更类似于风疹病毒。2004 年，HEV 又被归类于肝炎病毒（Hepevirus）科。迄今为止，HEV

可高效率增殖的培养细胞体系仍未建立起来，关于其复制的机理亦不甚了解。

根据各遗传基因型间被良好保存领域的碱基序列，设计出共同的引物，就能够通过使用该引物的 RT-PCR 法放大遗传基因。经常使用的领域是，ORF1 的 N 末端的 500 个碱基和 ORF2 中间部分的 500 个碱基。对于 HEV 特异的血液中 IgM 抗体和 IgM 抗体的检出，常被用于血清诊断。通过重组杆状病毒发现的中空颗粒亦被用于抗原[15]。依靠使用这种颗粒的酵素抗体法，甚至在被感染 3 个月以后仍然能够在 HEV 中检出特异的 IgM 抗体。但相关疫苗至今尚未研制出来。

4.1.3 其他病毒

在从环境水里检出的病毒中，属于非显性感染类的较多，而且亦很难了解其感染的实际状况。在流行病学方面的重要性稍低的病毒，可以举出肠病毒的例子。该病毒发现的历史悠久，并有报告称，新的血清型和遗传基因型仍在不断发现中。因此，其基本的病毒性状亦为人所熟知。

肠病毒（Enterovirus）

肠病毒以脊椎灰质炎病毒（Poliovirus）、柯萨奇病毒（Coxsackievirus）和埃可病毒（Echovirus）为其中的代表，人的肠病毒血清型约有 70 种左右；肠病毒亦与甲型肝炎病毒一起被归入微 RNA 病毒科。可使人感染的肠病毒，由咽喉和消化道随着血液流动到达人体内的靶标脏器后，会引发各种症状。很早以前人们就知道，肠病毒系由肠道排出，并屡屡从粪便中检测到该病毒，因此断定病毒是随着粪便混入水源的。肠病毒感染多为非显性，引发的症状也五花八门，诸如迟缓性麻痹、无菌性髓膜炎、呼吸器官疾患、发疹症和心肌炎等；但并未将其看做是病毒性胃肠炎的原因。实验室诊断基本上是采用细胞分离病毒，然后再通过中和反应对血清型进行分类；而迅速准确的遗传基因诊断法也正在普及当中[16]。

4.1.4 疾病流行与病毒感染

a. 可致食物中毒的病毒

有可能混入供水系统中的病毒多为经粪-口途径感染的病毒，这些病毒会在上下水设施不够完善的地区引起介水感染。在像如今的日本这样卫生环境良好的发达国家，病毒感染的途径则以摄入被病毒污染的食物、与患病的亲属在家里或福利设施内接触为主。食物中毒的症状不仅仅是呕吐和腹泻，类似甲型肝炎和戊型肝炎那样的病毒性肝炎也可能系食物中毒所致。由感染者体内排出的病毒混在粪便或呕吐物中，再经下水进入污水处理厂。其中的诺沃克病毒和甲型肝炎病毒有可能躲过净化处理这一关，被排放到河流里去，最后到达海洋浓缩在牡蛎等贝类的壳中。由此可见，吃未经加工熟的牡蛎等是引起食物中毒的原因之一，因附着病毒而被污染的蔬菜和水果同样也是感染源。95％以上的病毒性食物中毒均系由诺沃克病毒引起[6]。在供水系统中，大量的水使病毒浓度被稀释到非常低的程度，加之还要对病毒进行清除和灭活处理，因此在认识上自然与食物中毒对策有所不同。但是，在那些管理不善的简易供水系统中，因混入井水或泉水等水源的病毒形成感染源导致集体发病的事件仍时有发生。而且，由于供水系统配管误接造成的饮用水污染等也需要我们从病毒对策的角度加以注意。

b. 会在游泳池感染的病毒

即使在游泳池中，诺沃克病毒和甲型肝炎病毒也会引起集体感染。这主要是在泳池中消毒剂浓度不足的情况下发生的；可是，当混在感染者呕吐物内的大量病毒被排放到池水中时，即使水中的氯浓度达到了规定值，照样也会引发感染[17]。比较特殊的，可举出一到夏天便开始流行的小儿喉头结膜炎（泳池病毒热）的例子。研究者认为，其致病病毒为腺病毒3、4、7型，系介泳池水直接侵入结膜[18]。

c. 世界性的病毒感染症

这也是对逐渐全球化的国际社会的一种反映，海外流行的传染病会被带回日本国内当然也毫不足怪。尽管这并不让人对病原病毒混入水源有多少恐惧，但仍然有必要事先掌握可能造成感染的实际现状。在亚洲普遍流行的高病原性禽流感，在日本各地也均有发生，出于防疫的需要，大量患病的家禽被埋入地下。但这样一来，难道死禽携带的病毒不会经地下水进入水源中去吗？

1）有限的宿主范围：禽流感病毒一般不会使人感染。

2）感染途径：禽流感的感染途径是呼吸道。

3）在环境中的灭活：随着鸟类尸体的腐败，细菌的蛋白酶将对病毒进行分解。

4）水的稀释作用：残存的少量病毒可被超大量的水稀释。

根据1）～4）的理由，很难做出病毒经饮用水使人感染的判断。

锦鲤疱疹病毒也曾发生过大流行，并使整个水产界受到震撼。其实，即使锦鲤疱疹病毒存在于河流等水系中也并不值得大惊小怪。这样的病毒在30℃以上的温度条件下便不再增殖，而且其宿主范围有限，不会使人感染[19]。2003年，SARS冠状病毒以亚洲为中心，来势凶猛异常。对此，最为普遍的看法是，其传播途径为人与人的密切接触，使人沾染到具感染性的飞沫。可是，对存在粪口传染和空气传染等传播途径的可能性，仍然有讨论的余地[20]。

时至今日，尽管通过普遍注射活疫苗，急性灰白髓炎（脊髓灰质炎、小儿麻痹）已经被彻底消灭了；但是，它毕竟曾经是粪口介水感染的代表性病毒性疾患。即使上下水系统再完善，活疫苗所含的脊髓灰质炎病毒也可能随着人的排泄物残留在下水和河流中[21]。疫苗造成了社会性的免疫功能下降，透过防疫的漏洞，病毒感染也可能在人类社会中形成连锁的链条，说不定什么时候，活疫苗中已发生变异和剧毒化的脊髓灰质炎病毒又会卷土重来。实际上也有报告称，在海地、多米尼加、埃及和菲律宾等国家曾出现过这样的例子[22]。在世界范围内，只要能够建立起针对可严重致人疾患的病毒及其变异的全社会防疫监控机制，并做到及时采取应对措施，便可以最大限度地缩小病毒污染的范围。不过，一次接着一次出现的新病毒性疾病，当前仍然威胁着已经实现全球化的人类社会。为了对经饮用水引起的病毒污染事故防患于未然，就需要从当下开始制定出着眼于未来的对策。

文　献

1) 中田修二，臨床とウイルス，**31**(**3**)：156-162（2003）．
2) R. E. Begue, A. S. Gastanaduy, "Infectious Diseases, 2 nd ed.", eds. by J. Cohen, W. G. Powderly, Mosby (2004), p. 1971-1981.
3) 衛生微生物技術協議会レファレンス委員会編，"ウイルス性下痢症診断マニュアル第3版"，国立感染症研究所 (2003)．
4) R. Ramig, *J. Virol.*, **78**：10213-10220（2004）．
5) 中込とよ子，臨床とウイルス，**31**(**3**)：170-178（2003）．
6) 西尾始，古屋由美子，大瀬戸光昭，食品衛生研究，**55**(**4**)：19-24（2005）．
7) 片山和彦，感染症発生動向調査週報（厚生労働省・国立感染症研究所），**6**(**11**)：14-17(2004)．
8) T. G. phan, M. Okame, T. A. Nguyen, O. Nishio, S. Okitsu, H. Ushijima, *Arch. Virol.*, **150**：371-377 (2005).
9) L. A. Moser, S. Schultz-Cherry, *Viral Immunol.*, **18**(**1**)：4-10（2005）．
10) T. Kiyohara, T. Satoh, H. Yamamoto, A. Totsuka, Y. Moritsugu, *Jpn. J. Med. Sci. Biol.*, **50**：123-131 (1997).
11) 米山徹夫，清原知子，下池貴志，森伸生，岡部信彦，臨床とウイルス，**32**(**3**)：149-155（2004）．
12) B. H Robertson, R. W. Jansen, B. Khanna, A. Totsuka, O. V. Nainan, G. Siegl, A. Widell, H. S. Margolis, S. Isomura, K. Ito, T. Ishizu, Y. Moritsugu, S. M. Lemon, *J. Gen. Virol.*, **73**：1365-1377(1992)．
13) 武田直和，感染症発生動向調査週報（厚生労働省・国立感染症研究所），**6**(**13**)：8-11(2004)．
14) 国立感染症研究所，厚生労働省，病原微生物検査情報，**26**(**10**)：261-270(2005)．
15) T. C. Li, Y. Yamakawa, K. Suzuki, M. Tatsumi, M. A. Rasak, T. Uchida, N, Takeda, T. Miyamura, *J. Virol.*, **71**：7207-7213（1997）．
16) 地方衛生研究所全国協議会，国立感染症研究所編，"病原体検出マニュアル2003"．
17) WHO (Final Draft), "Guidelines for safe recreational waters", Vol. 2, Chapter 3：1-29（2000）．
18) 谷口清洲，感染症発生動向調査週報（厚生労働省・国立感染症研究所），**5**(**14**)：9-11（2003）．
19) O. Gilad, S. Yun, M. A. Addkison, K. Way, N. H. Willits, H. Bercovier, R. P. Hedrick, *J. Gen. Virol.*, **84**：2661-2668（2003）．
20) 重松美加，岡部信彦，感染症発生動向調査週報（厚生労働省・国立感染症研究所），**7**(**6**)：14-19（2005）．
21) H. Yoshida, H. Horie, K. Matsuura, T. Kitamura, T. Miyamura, *J. Gen. Virol.*, **83**：1107-1111（2002）．
22) O. Kew, V. Morris-Glasgow, M. Landaverde, C. Burns, J. Shaw, Z. Garib, J. Andre, E. Blackman, C. J. Freeman, J. Jorba, R. Sutter, G. Tambini, L. Venczel, C. Pedreira, F. Laender, H. Shimizu, T. Yoneyama, T. Miyamura, H. van der Avoort, M. T.Oberste, D. Kilpatrick, S. Cochi, M. Pallansch, C. de Quadros, *Science*, **296**：356-359（2002）．

4.2　对供水系统检测及发生病毒感染事故实例

4.2.1　自然水系病毒污染状况

　　虽然病原微生物种类繁杂，但都是在人体内增殖，然后要通过某种途径由这个人移动到另一个人才能建立起生存链。其中有的病原微生物的生存链是这样形成的：病原微生物先是随着粪便排出，再经人口摄入，完成了从此人到彼人的循环。凡是类似这样具粪口感染特征的微生物，都应考虑其有介水感染的可能性。判断某种病毒会不会介水感染，必须从其是否符合病原微生物生存链的观点以及流行病学的知识这两方面来进行剖析。只是从流行病学的观点来看，这与一般的食物中毒和设施内感染不同，另外还需要做大规模的社会调查。而且，在发生一般的介水感染时，多半在病原微生物浓度被稀释的情况下，发病率（身处污染环境中人群患病比例）亦随之下降，要想查明传染病发生的原因亦很困难。实际上，在美国密尔沃基和日本埼玉县越生町发生的隐虫病流行，却都是发病率极高的事例。现在回过头去看，如果不是有如此之高的发病率，也可能就无法得出流行病学的结论。已查明确系介水感染的事例极为罕见，相关报告的数量也很少；但这绝不意味着感染的风险低。

由于在调查方面具有一定的局限性,因此通过直接调查饮用水水质情况来评估病毒介水感染性风险的大小就显得尤为重要。可是,有关病毒测定方法的研究目前仍在进行当中,而此前我们所掌握的相关知识又十分有限。因此,在具有可介水感染生存链的病毒中,我们将流行的种类作为特定种类的病毒,并据此将其当做对于饮用水的安全性来说值得探讨的病毒。亦即,关于具有粪口感染链的病毒的事例研究,即使以非饮用水为水样,也同样应将其当做宝贵的信息来源来运用。

我们虽然对水中病毒浓度的了解十分有限,但仍然可以做这样的设想:病毒不会在环境中增殖,仅限于在动物肠道系统内增殖的病毒,几乎不存在人畜共患的传染病。也就是说,可以认为病毒仅具有简单的生存链:它只能在病毒感染者体内增殖,一旦被排出体外就只会越来越少。图4.5即显示了病毒的这种生存链状态。

如系轮状病毒,其感染者粪便中的病毒含量约为 10^{11} PFU/g 左右;这亦与感染者的比例和病毒的到达率有关。在污水处理厂的进水中,病毒的浓度有时就高达 10^5 PFU/mL。污水处理厂出水则为 $10^1 \sim 10^2$ PFU/mL 的样子;在污泥中约存在 10^3 PFU/mL 左右。在污水处理水排放厂出口附近的河流和海域,估计也会有 10^1 PFU/mL 左右[1]。

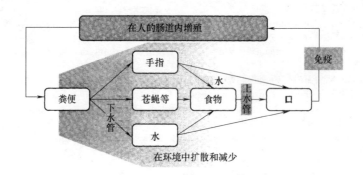

图4.5　肠道系统病毒的生存链

以上的推算,是直至1980年为止在欧美地区调查统计的结果,因试验方法上存在的问题,有可能给出的评价是偏低的。其理由是,病毒检测化验采用的培养法有可能使水中病毒在浓缩过程中灭活,以及其浓缩的回收率亦未必很高等。近些年来,开发出一种利用分子生物学手段检测病毒的方法,通过将各种病毒的遗传基因序列放大后来检测病毒存在与否的PCR法正在得到广泛的应用。尽管不能将培养法与PCR法的检测结果简单地加以比较,但至少有报告的事例证明,采用PCR法检出的病毒颗粒数要比图4.6中的数字大得多。不过,由于PCR法的检测并不依赖病毒感染性的大小,因此需要注意的是,在检出不具感染性的病毒的情况下,有可能存在对病毒浓度做出过高评估的倾向。

例如,在2.5L污水处理厂进水或最初的沉淀池处理出水中存在诺沃克病毒及肠病毒,当到了病毒浓度高的冬季,即使在2.5L二级处理出水中也同样会有诺沃克病毒[2]。在东京湾沿岸地区,曾经从50~300mL海水中检出过诺沃克病毒及肠病毒[3]。另外,来自荷兰相关研究实例[4]中的数据表明,在诺沃克病毒流行期的冬季,污水处理厂进水中会有诺沃克病毒 10^5 PDU (PCR detectable unit)/L;在河水和处理后水中则存在 10^4 PDU/L。而根据研究者的调查,日本的情况是,腺病毒在污水处理厂进水及其处理水中的浓

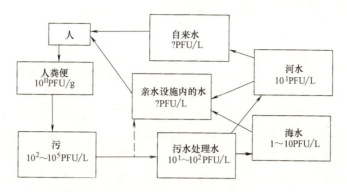

图 4.6 病毒在水中的活动状况

度分别为 6600PDU/mL 和 36PDU/mL；诺沃克病毒在冬季约为 3000PDU/mL，夏季约为 100PDU/mL。这与采用旧的方法调查的结果相比，数值要大得多。

据此，可以这样认为，由于采自环境的水样中往往含有浓度相当高的病毒，因此在成为自来水原水的水中存在病毒的可能性也很大。

4.2.2 饮用水中的病毒

较为普遍的看法是，地下水在生物学安全性方面要高一些。虽然如此，我们仍应对那些微细颗粒型的病毒保持足够的警觉。从 1971 年至 1994 年，美国报告的介水感染事件中，约占 58% 均系由地下水所致。而且，全部感染事件中的 8% 为病毒感染；而占全部事件 47% 的致病微生物都未查明，估计几乎都因病毒引起[5]。此外，判定以地表水为水源的介水感染中的 4% 是病毒性的；与此相对的是，以地下水为水源的，竟有 10% 是病毒性的介水感染。据从 448 座不同的水井中采水调查的结果[5]，在 31% 的井中检出了肠病毒、轮状病毒、甲型肝炎病毒或诺沃克病毒中的某种病毒。其中，检出诺沃克病毒只有 3 次，这与其他病毒相比显得非常少。这一调查结果，与在美国威斯康星州对井水的调查研究[6]中，甲型肝炎病毒往往较轮状病毒、肠病毒和诺沃克病毒的检出频度更高，具有一定的可比性。

即使在以地表水为水源并经过处理的自来水中，也同样有检出病毒的例子。美国的马萨诸塞州有报告[7]称，在做过一般处理的自来水的 64 个水样中，有 9% 至少检出了埃可病毒、脊椎灰质炎病毒以及杯状病毒中的 1 种。

南非亦有报告[8]称，以 100~1000L 经过一般处理的自来水作为调查对象，采用培养 PCR 法尝试着做病毒检测。结果，从中检出了甲型肝炎病毒（阳性率 3%）、肠病毒（17%）和腺病毒（4%）。这些检测所采用的水样均采自由符合国际供水设施设计标准的净水厂生产的自来水，而且即使是经过了常规的水处理，仍然存在着病毒污染的危险，这一点已尽人皆知。2000 年在巴黎举行的国际水协会（IWA）会议上，这些数据被发表出来，并在学术会议上引起了热烈的讨论。学者 Grabow 极力主张，既然采用 PCR 法已经从水样中检出病毒，便足以证明可从饮用水中检出具有感染性的病毒。但也有人认为，采用培养后的 PCR 法则有可能将没有感染性的病毒一同检出。尽管如此，仍然可以这样说，与采用未经培养的 PCR 法检测病毒相比，起码检出具有感染性的病毒的可能性更高一些。

在这之后，该研究小组又报告，从自来水中检出了腺病毒[9]及肠病毒[10]。由此可以看到在经过巴黎会议的讨论之后，又取得新的进展，并将重点放在了如何只检出具有感染性的病毒方面[11]。

在日本，同样也在自来水中检出了诺沃克病毒的基因组[12]，人们逐渐认识到，有关饮用水中含有病毒的问题今后会越发显得突出。

另外一方面，病毒的感染流行多半都包含着地域性因素在内。由此，即使对别的国家公共卫生方面具有重要意义的病毒，而对于日本来说却不一定有警觉的必要。不过，利用现有的技术，尚无法测出跨种类的水中病毒的总量。我们只能测出特定病毒的浓度，再将其各自的风险系数累计起来，最后对病毒感染的风险做出综合判断。但无论如何，要想测定出所有的介水感染性病毒，事实上是难以办到的。

4.2.3　介入型流行病学调查

对于将净水器等安装在自来水中的效果，曾进行过介入型流行病学调查研究[13～16]。在这样的调查中，将通过净水器得到饮用水供给的家庭与只接受普通自来水供给的家庭进行了比较，发现二者腹泻症的发病率明显不同，从这一点便可推断出由自来水导致的腹泻症发病频度。

在加拿大的魁北克，自1988年开始进行了长达15个月的调查，以总计606个家庭作为调查对象[13]。尽管那里的自来水完全符合水质标准，但平均每年每人仍会发生0.76例腹泻症；而安装了净水器的家庭发生腹泻症的却只有0.5例。这一差别是很能说明问题的，它证明35％的腹泻症是由于自来水的缘故。然而事后又查明，在此次调查期间，调查对象所在地区曾发生过诺沃克病毒感染流行，据推测感染率约为33％左右，看不出其中与是否安装净水器有何关系[17]。接下来自1993年开始，又历经16个月对总计1400个家庭做了调查[14]。这次没有以安装净水器的家庭作为调查对象，而是将饮用瓶装水的家庭与普通家庭进行了比较。调查得出的结论是，14％～40％的腹泻症系因自来水所致。而且，通过这两次流行病学调查，专家们亦提出，只有提供微生物学方面安全的水才是最经济最合理的[18]。

不过，对于这样的调查结论也有人持审慎态度，其中最具代表性的意见是，在对腹泻症做问卷调查时，被调查者将怎样的症状判断成腹泻症这一点在很大程度上会左右调查结果。另外，关于腹泻症的判断则因被调查者所掌握的信息也同样会出现相当大的偏差，如在报道隐孢子虫介水感染的同时所做的民意测验表明，即使在那些并未发生感染的地区也发生了这样的现象：自称患了腹泻症的人变得多了起来[19]。据此，也有人认为魁北克的调查结果并不足以采信，接着又以安装净水器的家庭作为比较对象，在澳大利亚的墨尔本[15]及美国的艾奥瓦州[16]进行了研究。两次调查研究不约而同地得出一样的结论：无法证明通过安装净水器的方法能够减少腹泻症的发生。

4.2.4　瓶装水中的诺沃克病毒

从1L欧洲品牌的瓶装水中曾检出诺沃克病毒的遗传基因序列[20]，由此亦引发了一场关于以PCR法检出病毒基因组及其水中病毒的感染风险的议论。从存在于水中的病毒基因组是否应被看做风险因素的观点出发，利用在系统学方面与诺沃克病毒近缘的猫杯状病毒，将长时间存在于水中的病毒是否稳定及其存活性等状况与其他指示性微生物做了比较研究[21]。此外还做了以下研究[22]：利用脊椎灰质炎病毒了解其在水中的存活性，由于通过 PCR 法和培养法加以检测得出结果不同，证明单纯的基因组检测往往会得出过高的风险评价。而且，瓶装水生产商的专家们又发表了从瓶装水中没有检出诺沃克病毒基因组的调查结论[23]，并在接下来的时间里通过报刊对该结论的可信度进行了公开辩论[24,25]。在欧洲普遍采取这样的做法：在对水资源加强管理的基础上，将未经任何处理的水以"天然矿物水"的名义直接作为饮用水出售给用户。由于欧洲人在思想上不能接受水处理的概念，因此饮用水中存在诺沃克病毒有可能会成为非常严重的问题。

4.2.5　病毒的介水感染流行实例

在美国马里兰州发生的甲型肝炎病毒感染流行事件中，120 人中有 14 人感染了甲型肝炎。这里的居民普遍使用井水，从井水里还检出了大肠菌群。利用正电荷膜法从 492～946L 水中将病毒浓缩后，又通过培养法检出了甲型肝炎病毒[26]。

近些年来，在公共卫生领域，由诺沃克病毒引起的食物中毒已受到广泛的关注。该病毒并不会对人以外的动物感染，而且也不对所有能够培养的细胞产生感染。关于环境中的诺沃克病毒的研究已经取得一定进展，这种病毒在牡蛎等鱼贝类以及世界范围的下水中都被检测出来。在美国 CDC 发表的关于客船内感染流行事例的报告中曾做出以下判断：自 2002 年至 2005 年 5 月发生的 98 件个案中有 64 件系因微生物而起，而其中又有 56 件的致病病毒为诺沃克病毒[27]。

在欧美也有关于诺沃克病毒介水感染流行事例的报告。这些事件的发生地均为游览区和野营地，未设大型净水厂，而配置的简易供水系统几乎都被病毒排放源所污染。2000 年在意大利某观光地发生的介水感染事例，事后判明系因配管破损导致给水被粪便污染，并从水中检出了指示菌；游客中 10％左右发病，其中的 344 人（包括工作人员 69 人）系诺沃克病毒感染[28]。在美国阿拉斯加发生的事例中，根据大规模问卷调查及对环境试样等调查的结果，认为餐厅井水中含有的诺沃克病毒是致病的原因[29]。美国怀俄明州也发生过食物中毒事例，在流行病学调查过程中没有发现除了水以外可能成为致病原因的食物，这明显地提示人们，有可能是在使用水的过程中感染到了诺沃克病毒。最终找出症结就在于井水被下水污染，并从井水中检出了与存在于粪便中的诺沃克病毒同一类型的诺沃克病毒[30]。在芬兰发生的事例中，4860 人中有近 3000 人患病，从而引发了诺沃克病毒感染流行。事后也从自来水中检出了诺沃克病毒，流行病学调查的结果也证明，自来水是造成病毒感染的媒介[31]。此外，在瑞典也是一样，由于饮用未经处理和消毒的井水，发生了规模在 200 人左右的诺沃克病毒感染流行事件[32]。

在美国有关总结介水感染的报告[33]中，自 2001 年至 2002 年这一期间共发生过介水危害健康（其中包括因化学物质造成的 5 起）事件 31 起，内有 6 例起因于病毒，并均系诺沃克病毒。感染人数从 70 人至 230 人不等，并且几乎都是使用井水的小规模感染事例。

日本也是一样，2005 年在秋田县的一座以浅井为水源的小型净水厂内，出现了诺沃克病毒的介水感染，在全部 250 名用水人口中总计有 29 人发病。而没有进行彻底的加氯消毒，则是导致发生这一事故的直接原因[34]。

文　献

1) L. Schwartzbrod., "Effect of Human Viruses on Public Health Associated with the Use of Wastewater and Sludge in Agriculture and Aquaculture", WHO (1995).
2) H. Katayama, K. Okuma, H. Furumai, S. Ohgaki, Series of Surveys for Enteric Viruses and Indicator Organisms in Tokyo Bay after an Event of Combined Sewer Overflow, *Water Science & Technology*, **50** (**1**) : 259-262 (2004).
3) H. Katayama, A. Shimasaki, S. Ohgaki, Development of a Virus Concentration Method and Its Application to Detection of Enterovirus and Norwalk Virus from Coastal Sea Water. *Appli. Environ. Microbiol.*, **68** : 1033-1039 (2002).
4) W. J. Lodder, A. M. de Roda Husman, Presence of Noroviruses and Other Enteric Viruses in Sewage and Surface Waters in The Netherlands. *Appl. Envir. Microbiol.*, **71** : 1453-1461 (2005).
5) M. Abbazadegan, M. Lechevallier, C. Gerba, Occurrence of Viruses in US Groundwateres. *J. AWWA*, **95** : 107-120 (2003).
6) M. A. Borchardt, P. D. Bertz, S. K. Spencer, D. A. Battigelli, Incidence of Enteric Viruses in Ground-water from Household Wells in Wisconsin. *Appl. Envir. Microbiol.*, **69** : 1172-1180 (2003).
7) J. H. MacDermott, Virus Problems and Their relation to Water Supplies. *J. Am. Water Works Assoc.*, **66** : 693-698 (1974).
8) W. O. K. Grabow, M. B. Taylor, J. C. de Villiers, New methods for the detection of viruses : call for review of drinking water quality guidelines. *Water Sci. Technol.*, **43**(**12**) : 1-8 (2001).
9) J. Heerden, M. M. Ehlers, W. B. Van Zyl, W. O. K. Grabow, Incidence of adenoviruses in raw and treated water. *Water Research*, **37** : 3704-3708 (2003).
10) J. C. Vivier, M. M. Ehlers, W. O. K. Grabow, Detection of enteroviruses in treated drinking water. *Water Research*, **38** : 2699-2705 (2004).
11) F. Agnès, J. M. Crance, F. Lévêque, Separate detection of the two complementary RNA strands of hepatitis A virus. *Journal of Virological Methods*, **49** : 323-330 (1994).
12) E. Haramoto, H. Katayama, S. Ohgaki, Detection of Noroviruses in Tap Water in Japan by Means of a New Method for Concentrating Enteric Viruses in Large Volumes of Fresh Water. *Appl. Environ. Microbiol.*, in press.
13) P. Payment, L. Richardson, J. Siemiatycki, et al., A randomized trial to evaluate the risk of gastrointestinal-disease due to consumption of drinking-water meeting current microbiological standards. *Am. J. Pub. Health*, **81**(**6**) : 703-708 (1991).
14) P. Payment, J. Siemiatycki, L. Richardson, et al., A prospective epidemiological study of gastrointestinal health effects due to the consumption of drinking water, *International Journal of Environmental Health Research*, **7**(**1**) : 5-31 (1997).
15) M. E. Hellard, M. I. Sinclair, A. B. Forbes et al., A randomized, blinded, controlled trial investigating the gastrointestinal health effects of drinking water quality. *Environmental Health Perspectives*, **109**(**8**) : 773-778 (2001).
16) J. M. Colford, T. J. Wade, S. K. Sandhu, et al., A randomized, controlled trial of in-home drinking water intervention to reduce gastrointestinal illness. *Am. J. Epidemiol.*, **161**(**5**) : 472-482 (2005).
17) P. Payment, E. Franco, G. S. Fout, Incidence of Norwalk virus-infections during a prospective epidemiologic-study of drinking-water related gastrointestinal illness. *Can. J. Microbiol.*, **40**(**10**) : 805-809 (1994).
18) P. Payment, Epidemiology of endemic gastrointestinal and respiratory diseases : Incidence, fraction attributable to tap water and costs to society. *Wat. Sci. Tech.*, **35** (**11-12**) : 7-10 (1997).
19) P. R. Hunter, Q. Syed, A community survey of self-reported gastroenteritis undertaken during an outbreak of cryptosporidiosis strongly associated with drinking water after much press interest. *Epidemiol. Infect.*, **128**(**3**) : 433-438 (2002).
20) C. Beuret, D. Kohler, A. Baumgartner, T. M. Luthi, Norwalk-like Virus Sequences in Mineral Waters : One Year Monitoring of Three Brands. *Appl. Environ. Microbiol.*, **68** : 1925-1931 (2002).
21) P. B. Allwood, Y. S. Malik, C. W. Hedberg, S. M. Goyal, Survival of F-Specific RNA Coliphage, Feline Calicivirus, and *Escherichia coli* in Water : a Comparative Study. *Appl. Environ. Microbiol.*, **69** : 5707-5710 (2003).
22) B. Gassilloud, L. Schwartzbrod, C. Gantzer, Presence of Viral Genomes in Mineral Water : a Sufficient Condition to Assume Infectious Risk? *Appl. Environ. Microbiol.*, **69** : 3965-3969 (2003).
23) G. T. Lamothe, T. Putallaz, H. Joosten, et al., Reverse transcription-PCR analysis of bottled and natural mineral waters for the presence of noroviruses. *Appl. Environ. Microbiol.*, **69**(**11**) : 6541-6549 (2003).
24) G. Sanchez, H. Joosten, R. Meyer, Presence of norovirus sequences in bottled waters is questionable.

Appl. Environ. Microbiol., **71**(4)：2203(2005).
25) C. Beuret, Presence of norovirus sequences in bottled waters is questionable-Authors' reply. *Appl. Environ. Microbiol.*, **71**(4)：2203-2205(2005).
26) M. D. Sobsey, S. E. Oglesbee, D. A. Wait, A. I. Cuenca, Detection of Hepatitis A Virus in Drinking Water. *Wat. Sci. Tech.*, **17**：23-38(1985).
27) CDC Home page, National Center for Environmental Health, Vessel Sanitation Program, http://www.cdc.gov/nceh/vsp/default.htm.
28) D. Boccia, A. E. Tozzi, B. Cotter, C. Rizzo, T. Russo, G. Buttinelli, A. Caprioli, M. L. Marziano, F. M. Ruggeri, Waterborne Outbreak of Norwalk-Like Virus Gastroenteritis at a Tourist Resort, Italy, *Emerg. Infect. Dis.*, **8**(6)：563-568(2002).
29) M. Beller, et al., Outbreak of Viral Gastroenteritis Due to a Contaminated Well：International Consequences. *JAMA*, **278**：563-568(1997).
30) S. U. Parshionikar, S. Willian-True, G. Shay Fou, D. E. Robbins, S. A. Seys, J. D. Cassady, R. Harris, Waterborne Outbreak of Gastroenteritis Associated with a Norovirus. *Appl. Environ. Microbiol.*, **69**：5263-5268(2003).
31) M. Kukkula, L. Mannula, E. Silvennoinen, C. H. von Bonsdorff, Outbreak of Viral Gastroenteritis Due to Drinking Water Contaminated by Norwalk-like Viruses. *J. Infect. Dis.*, **180**：1771-1776(1999).
32) K. Nygard, M. Torven, C. Ancker, et al., Emerging genotype (GGIIb) of norovirus in drinking water, Sweden. *Emerg. Infect. Dis.*, **9**(12)：1548-1552 (2003).
33) B. Blackburn, G. F. Craun, J. S. Yoder, et al., Surveillance for waterborne-disease outbreaks associated with drinking water──United States, 2001-2002, In：Surveillance Summaries, *MMWR*, **53**(No. SS-3)：23-45(2004).
34) 斉藤博文他, 簡易水道が原因と考えられたノロウイルスの流行──秋田県. 病原微生物検出情報, **26**(6)：150(2005).

4.3 检测饮用水中病毒技术

4.3.1 病毒浓缩法概述

由于人肠道系统病毒在自然水系和饮用水中的浓度非常低，因此要想测定水环境中的病毒就得将其先做浓缩处理。病毒浓缩法应该满足的要件，主要有以下几点。

1) 能够在短时间内处理大量不同种类的水
2) 能够以稳定的回收率和较高的浓缩倍率浓缩水中存在的各种病毒
3) 简单而又经济
4) 还能够回收聚合的病毒以及附着在固体表面的病毒

而且普遍认为，在评价病毒浓缩法时，有关病毒浓缩机理的知识将起到重要作用。

很早以前，就开发出一种使用纱垫的方法（亦称棉条法）[1]，并得到了广泛的应用。这种方法是先将纱垫放在河水或下水处理水中数日再进行回收，要将水样调整至偏碱性，然后拧纱垫或棉条诱出病毒[2]。

在这之后，又想出了将病毒吸附在膜上诱出的方法[3]。目前主要采用的病毒浓缩法[4]，基本上都能满足以下条件：可根据检测的水量同比例放大病毒浓缩度以及从回收膜滤液开始确保病毒浓缩液无菌化。当然，也存在因网眼堵塞致使病毒回收率下降的问题[5]。据此，又开发出不使用滤膜的方法，如玻璃粉末法[6]、磁铁矿聚合法[7]、VFF (Vortex flow filtration) 法[8]和纤维素聚合法[9]等。这些方法根据其使用目的不同均各有所长，但在处理的水量方面都比使用滤膜的病毒浓缩法要少，尤其在以自来水作为对象时，适用的例子更为少见，因此这里不再赘述。下面，让我们还是看看使用滤膜的病毒浓缩法的演变情况。

4.3.2 负电荷膜法

最先被开发出来的是与添加正离子组合使用的负电荷膜法[10]。在样品中加入 $MgCl_2$，使之达到 0.05M，然后让其通过硝化纤维类的 HA 膜（Millipore，孔径 $0.45\mu m$），使得病毒被吸附在膜上，然后再利用少量诱出液将病毒从膜上驱赶下来加以回收。

接着，被称为以上方法改进版的各种新方法又不断出现。如不再向样品中添加正离子，而是将样品的 pH 值调整至 3.5 以下，再让样品由膜通过以吸附病毒[11]，这一方法适用于对 380L 的自来水进行检测。而且，在诱出过程中须使用 pH 值 11.5 的甘氨酸缓冲液。

关于这些浓缩法的原理，我们将在下面加以阐述。病毒在中性区域一般带有负电荷，当存在二价以上的正离子或样品的 pH 值在 5 以下时，便会被充分地吸附在硝化纤维膜上；但在蛋白质类有机物较多时则又难以被吸附。上面提到的各种浓缩法，便是利用这一现象开发出来的。亦即，系静电让病毒吸附在膜上；而含有弱碱性（pH9.5 以下）蛋白质类有机物的溶液或强碱性则会对这种吸附构成障碍，使病毒从膜上脱落下来被回收[12]。

后来又有人提出使用聚乙二醇溶液[13]作为从膜上洗脱病毒的诱出液，并且还得到了广泛的应用。而且，在使用聚乙二醇溶液回收病毒之后，接着又开发出以有机聚合方式浓缩病毒的方法[14]，作为一种实用的病毒再浓缩方法也同样得到了广泛应用。

关于多电荷的正离子、负电荷膜的材质和病毒诱出液等，有各种各样的报告。作为多电荷正离子，以 $MgCl_2$ 和 $AlCl_3$ 使用的最为普遍，其使用的浓度范围基本在 $0.5\sim 50M$ 之间。而负电荷膜，主要采用孔径 $0.45\mu m$ 的硝化纤维类膜[15~18]。

可是，现实情况是，病毒检出的灵敏度及回收率，会因添加病毒的水的种类（纯净水、自来水、河水等）和病毒的种类而存在很大区别。而且，采用负电荷膜法虽然吸附病毒的效率较高，但是要洗脱吸附的病毒却很困难[19]。

4.3.3 正电荷膜法

在采用负电荷膜法时，需要通过向样品中添加正离子来将 pH 值调整成酸性，但这对从大量的水里浓缩病毒来说，却未必适宜。正电荷膜法[20]便是为了克服这一缺点应运而生的，作为一种不需要对样品做前处理的浓缩法，在美国等许多国家得到了普遍的应用[21~24]。该方法的浓缩过程是，先让带负电荷的病毒吸附在带正电荷的膜上，然后再利用少量的聚乙二醇将其诱出洗脱，最后加以浓缩。病毒在从正电荷膜上洗脱的过程中，由于洗脱液是呈碱性的，因此不能认为病毒不会带有正电荷，而膜与病毒处于相互排斥的静电状态。至于洗脱机理，则被认为是这样的：利用含在聚乙二醇中的有机高分子构成对吸附病毒的障碍[12]。从实际经验角度上说，这一方法也被看做是使病毒回收率达到最佳化的手段。

正电荷法的优点是，除了操作的简便性（＝不需要前处理）之外，过滤效率也比负电荷法要高；不仅具有较高的回收率，而且不同种类病毒回收率的差别也不大。正因为其具有这些长处，所以才被认为是最佳的病毒浓缩法。不过据现已掌握的材料可知，在盐浓度较高的情况下，病毒则不容易被吸附在膜上[25]，因而对于海水来说病毒的回收率就变得很低。

作为正电荷膜，在美国 APHA、AWWA 和 WEF 编的《Standard Methods for Examination of Water and Wastewater，20 th ed.》(1998)[26] 中，总共记载了 Zeta-plus 50S、Zeta-plus 60S 和 1 MDS Virosord（CUNO、Meriden、Conn）等 3 种正电荷膜，使用这些膜进行研究的例子很多[27,28]。作为洗脱液，一般都采用 3% 的聚乙二醇溶液（pH9）。但亦有报告称，如果再向里面适当地注入添加剂会提高噬菌体的回收率（河水可达 60%）[21]。

4.3.4 病毒检测法及其组合方式

作为水中病毒测定的手段之一，采用 PCR（polymerase chain reaction）放大病毒基因组后再进行检测的方法从 20 世纪 90 年代开始被广泛使用。至于采用 PCR 法检测病毒的优点，大致可以举出以下这些：①从感染危险的角度看，试验操作过程比较安全；②试验操作简单；③短时间便可得到试验结果；④检出的灵敏度高[29,30] 等。另外，在以无法培养的甲型肝炎病毒和诺沃克病毒作为检测对象时，PCR 法则是惟一可行的测定方法。

过去的病毒浓缩法，均系以通过培养法检出病毒作为前提开发出来的，因而都未必适合于采用 PCR 法对病毒进行检测。当利用培养手段检出病毒时，能够使用的液量约在 1mL 左右；而采用 PCR 法，为了从 $200\mu L$ 中提取遗传基因则必须将病毒进一步浓缩。对于经常作为洗脱液使用的聚乙二醇溶液的再浓缩来说，加酸使其沉淀的方法[14] 应该是最有效的；但由此可能对 PCR 产生阻碍作用[31]。基于这一点，各种各样的病毒提纯法又被开发出来[32~35]。

类似的方法主要有，利用凝胶过滤清除低分子有机物的方法[32]、聚乙二醇（PEG）与蛋白质凝聚相组合的方法[33]、使用胍基丙酸的 PNA 提取法[34] 和采用抗原抗体反应的提纯法[35] 等。

可是，这些方法在操作上都比较繁杂，而且还可能在某个操作阶段丢掉病毒。再说，即使能够克服采用这些方法给病毒检测带来的障碍，也无法防止在病毒浓缩阶段有阻碍物质产生。由此可见，使用聚乙二醇溶液的浓缩手段对以 PCR 法做病毒检测并不适宜。

作为一种有趣的尝试，人们又开发出这样一种方法[36]：不将病毒从膜上洗脱，而直接放在培养细胞上，然后观察出现的斑点。正在使用中的硝化纤维类的负电荷膜，亦可被用于海水的病毒检测。但仍有一定的局限性，即无法检测出类似诺沃克那样不能培养的病毒。

4.3.5 酸洗法的开发

在此之前的病毒浓缩法，作为浓缩法的原理都很重视疏水性相互作用，因此并不适宜从含有丰富离子的海水中浓缩病毒。近年来，由于从牡蛎等体内检出了很多可引起腹泻的病毒，使得自海水中检测病毒的必要性进一步增加。并且认为，即使从海水浴场卫生学安全性的角度来说，对海水中病毒浓度做出评价也完全是必要的。因而，便需要有这样一种病毒浓缩法，能够以较高的回收率从海水中浓缩病毒。

我们知道，为了使病毒吸附在负电荷膜上，需要在过滤原水中含有多价正离子。另外，利用酸性条件，也同样可以将病毒吸附在负电荷膜上；只是这时病毒等电点的值和耐酸性将会使回收率受到影响，因此不能算是病毒浓缩普遍采用的好方法。

180 第4章 病毒

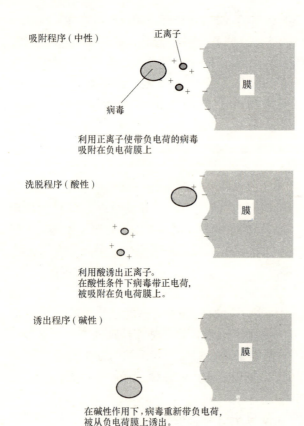

图4.7 酸洗的效果

由于正离子对于吸附病毒来说是不可或缺的,因此在过滤原水中带负电荷的病毒周围布满了正离子,这种正离子-病毒复合体被认为是通过吸附程序吸附在负电荷膜上的[12]。并且,在诱出程序中多使用偏碱性的诱出液。在碱性条件下,病毒一般都带负电荷,没有理由认为正离子-病毒复合体正在被分解。使用负电荷膜的浓缩手段从膜上难以回收病毒的理由之一,普遍认为就是这种正离子-病毒复合体的形成。

为此,应考虑在诱出程序之前加上洗脱程序[37、38],其目的就在于分解这种正离子-病毒复合体。使用酸性洗脱液进行的酸洗,是针对构成正离子-病毒复合体的正离子的,这样做的结果,就有可能诱出含在过滤原水中的障碍物质。而且,不致病毒灭活和不诱出病毒也是洗脱程序的必要条件。

图4.7以图解方式所显示的,是在采用加上酸洗后的病毒浓缩法时病毒的活动状态。其操作按以下步骤进行。

① 吸附程序
在从淡水中浓缩病毒时,往样品中添加 4M $MgCl_2$,使其最终浓度达到 25mM,然后再让其从负电荷膜(米利波阿 HA 膜,孔径 0.45μm)通过。如系从海水中浓缩病毒,则无需这种添加。

② 酸洗程序
对于具有耐酸性的肠病毒之类的病毒,可添加 pH3 的稀硫酸溶液 200mL(使用 47mm 平膜时)使其从膜通过。不过,如果是像 Qβ 那样对酸性敏感的噬菌体,则应使用 pH5 左右的稀硫酸溶液 500mL。

③ 碱性诱出程序
将做过灭菌处理的试管装在过滤组件上,再将 pH10.5 的氢氧化钠溶液 5mL 滴在膜(使用 47mm 平膜时)上,最后利用抽吸压回收滤液。在装有滤液的试管中,事先放入 25μL 的 0.1M H_2SO_4 及 100 倍 TE 的缓冲液 50μL。不过,如系以斑点法做病毒检出的话,也可以使用 3% 的聚乙二醇溶液 (pH9.5) 5mL。

在吸附程序中,是正离子连接着膜与病毒。由于酸洗的作用,在吸附程序中本来带负电荷的病毒变成带正电荷,使正离子-病毒复合体变得更易分解。这样一来,正离子在洗脱过程中流出的可能性也增加了。而且，带正电荷的病毒在静电的相互作用下被重新吸附在负电荷膜上的可能性也更大，完全可以期待病毒不致轻易就被诱出。在紧接酸洗的诱出程序中，如果处于偏碱性条件下，因病毒和膜均带有负电荷，故要将病毒从膜上诱出应该是很容易做到的。

上面说到的手段，由于在诱出过程中使用了无机的碱溶液，因此即使采用其他滤膜照样能够很容易地进行再浓缩，直接采用 PCR 法便能够做病毒检出应算是它的优越之处。此外，在以脊椎灰质炎病毒评价回收率时，不仅是从纯净水采样，即便是用海水水样也同样显示出很高的回收率。比如，通过对东京湾海水中存在的诺沃克病毒的检测证明[37]，这一手段不仅适用于海水，同时也适宜采用 PCR 法做病毒检测。

4.3.6 添加正离子型酸洗法

采用酸洗法，可以克服正电荷膜法的 2 个弱点，即与 PCR 法的相容性差和海水中的病毒回收率低的问题；只是这需要往试料中添加正离子。因而，对于大量的水该如何操作便成为一个待解决的课题。据此，以从大量的水样中浓缩病毒为目的的一种新的手段又被开发出来，把先往样品中添加正离子改为先向膜上滴注正离子[39,40]（图 4.8）。

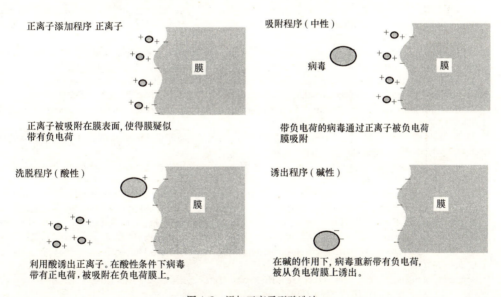

图 4.8 添加正离子型酸洗法

图 4.8 显示了添加正离子型酸洗法的概略情形。先让氯化铝溶液从膜通过，利用这一点，使铝的正离子被吸附在膜上，形成一层疑似的正电荷膜。接着，当水样直接通过膜时，带负电荷的病毒便被吸附在膜上。在使用 pH3 的硫酸进行酸洗过程中，之前添加的正离子会自膜上脱离；但由于病毒带有正电荷，因此会被直接吸附在负电荷膜上。最后，再让 pH10.5 左右的氢氧化钠碱溶液从膜通过，使病毒变成带负电荷，从负电荷膜上脱落被回收。

如以自来水及河水作为对象，利用脊椎灰质炎病毒对这一手段评价的结果是，其回收率非常之高[39,40]。另外，采用此法从多摩川中检出以诺沃克病毒为主的多种病毒也同样取得了成功[41]。在将这一手段用于检测大量的自来水（如 300L 左右）的过程中，还做了直接采用 PCR 法检出诺沃克病毒的尝试，也获得了令人满意的结果[40]。因此可以说，在以实际水样作为对象做病毒检测时，这是一种行之有效的病毒浓缩手段。

作为今后的课题是，如何将这一手段达到最佳化，以使其可以用于膜面积更大的微孔过滤器，最好还能够适用于大量的水的检测。此外，也期待着可以利用诺沃克病毒和腺病毒等脊椎灰质炎病毒以外的病毒来评价回收率。

文　献

1) J. L. Melnick, J. Emmons, E. M. Opton, J. H. Coffey, Coxsackie viruses from sewage. *Amer. J. Hyg.*, **59**: 185-195(1954).
2) K. Matsuura, M. Ishikura, H. Yoshida, T. Nakayama, S. Hasegawa, S. Ando, H. Horie, T. Miyamura, T. Kitamura, Assessment of Poliovirus Eradication in Japan: Genomic Analysis of Polioviruses Isolated from River Water and Sewage in Toyama Prefecture. *Appl. Environ. Microbiol.*, **66**: 5087-5091(2000)
3) D. O. Cliver, Factors in the Membrane Filtration of Enteroviruses. *Appl. Microbiol.*, **13**: 417-425(1965).
4) W. F. Hill, E. W. Akin, W. H. Benton, Detection of viruses in water: A review of methods and application. *Water Research*, **5**: 967-970(1971).
5) M. D. Sobsey, Methods for Detecting Enteric Viruses in Water and Wastewater, In: "Viruses in Water", G. Berg et al., ed., American Public Health Association (1974).
6) F. Lucena, A. Bosch, J. Jofre, L. Schwartzbrod, Identification of viruses isolated from sewage, riverwater and coastal seawater in Barcelona. *Water Research*, **19**: 1237-1239(1985).
7) G. Bitton, L. T. Chang, S. R. Farrah, K. Clifford, Recovery of Coliphages from Wastewater Effluents and Polluted Lake Water by the Magnetite-Organic Flocculation Method. *Appl. Environ. Microbiol.*, **41**: 93-96 (1981).
8) J. H. Paul, S. C. Jiang and J. B. Rose, Concentration of Viruses and Dissolved DNA from Aquatic Environments by Vortex Flow Filtration. *Appl. Environ. Microbiol.*, **57**: 2197-2204(1991).
9) K. Yano, Y. Yoshida, T. Shinkai, M. Kaneko, A Practical Method for the Concentration of Viruses from Water Using Fibriform Cellulose and Organic Coagulant. *Wat. Sci. Tech.*, **27**(3-4): 295-298(1993).
10) C. Wallis, J. L. Melnick, Concentration of Enteroviruses on Membrane Filters. *Jour. of Virology*, **1**: 472-477 (1967).
11) M. D. Sobsey, C. Wallis, M. Hendersen, J. L. Melnick, Concentration of Enteroviruses from Large volume of Water. *Appl. Microbiol.*, **26**: 529-534(1973).
12) C. P. Gerba, Applied and Theoretical aspects of Virus Adsorption to Surfaces. *Adcances in Applied Microbiology*, **30**: 133-168(1984).
13) N. U. Rao, N. A. Labzoffsky, A Simple Method for the Detection of Low Concentration of Viruses in Large Volumes of Water by the Membrane Filter Technique. *Can. J. Microbiol.*, **15**: 399-403(1969).
14) E. Katzenelson, B. Fattal, T. Hostovesky, Organic Flocculation: An Efficient Second-Step Concentration Method for the Detection of Viruses in Tap Water. *Appl. Environ. Microbiol.*, **32**(4): 638-639(1976).
15) W. A. Elmer, Occurrence of Viruses in Treated Drinking Water in the United States. *Wat. Sci. Tech.*, **17**(45): 689-700(1985).
16) P. Payment, M. Trudel, Detection and Health Risk Associated with Low Virus Concentration in Drinking Water. *Wat. Sci. Tech.*, **17**(10): 97-103(1985).
17) E. S. Ronald, C. W. Steven, J. H. Christon, Virus Removal and Recovery in the Drinking Water Treatment Train. *Water Research*, **26**: 727-731(1992).
18) B. Evangelos, P. Jacues, C. Jean-Marc, A. Felix, L. Henri. D. Robert., Concentration of Hepatitis A Virus. *Water Research*, **21**: 683-686(1987).
19) 矢野一好，林志直，薮内清，田口文章，下水中のウイルスの消長とその不活化に関する研究　第五報　フィルターによるポリオウイルスの濃縮，用水と廃水，**28**: 183-191(1986).
20) M. D. Sobsey, B. L. Jones, Concentration of Poliovirus from Tap Water Using Positively Charged Microporous Filters. *Appl. Environ. Microbiol.*, **37**(3): 588-595(1979).
21) K. B. Logan, G. E. Rees, N. D. Seely, S. B. Primrose, Rapid Concentration of Bacteriophages from Large Volumes of Freshwater: Evaluation of Positively Charged, Microporus Filters. *Journal of Virological Methods*, **1**: 87-97(1980).
22) K. B. Logan, G. E. Scott, N. D. Seely, S. B. Primrose, A Portable Device for the Rapid Concentration of Viruses from Large Volumes of Natural Freshwater. *Journal of Virological Methods*, **3**: 241-249 (1981).

23) E. M. Nupen, B. W. Bateman, The Recovery of Viruses from Drinking-water by Means of an In-line Electropositive Cartridge Filter. *Wat. Sci. Tech.*, **17**：63-69(1985).
24) K. A. Reynolds, J. B. Rose, A. T. Giordano, Comparison of Methods for the Recovery and Quantitation of Coliphage and Indigenous Bacteriophage from Marine Waters and Sediments. *Wat. Sci. Tech.*, **27**(3-4)：115-117(1993).
25) J. Lukasik, T. M. Scott, D. Andryshak, S. R. Farrah, Influence of Salts on Virus Adsorption to Microporous Filters. *Appl. Environ. Microbiol.*, **66**：2914-2920(2000).
26) APHA, AWWA, WEF ed, "Standard Methods for the Examination of Water and Wastewater, 20 th ed." (1998), pp. 9-115-9-119.
27) S. N. Singh, C. P. Gerba, Concentration of Coliphage from Water and Sewage with Charge-Modified Filter Aid. *Appl. Environ. Microbiol.*, **45**(1)：232-237(1983).
28) M. D. Sobsey, S. E. Oglesbee, D. A. Wait, A. I. Cuenca, Detection of Hepatitis A Virus in Drinking Water. *Wat. Sci. Tech.*, **17**：23-38(1985).
29) M. Puig, J. Jofre, F. Lucena, A. Allard, G. Wadell, R. Girones, Detection of Adenoviruses and Enteroviruses in Polluted Water by Nested PCR Amplification. *Appl. Environ. Microbiol.*, **60**：2963-2970(1994).
30) H. Kopecka, S. Dubrou, J. Prevot, J. Marechal, Lopez-Pila, Detection of Naturally Occurring Enteroviruses in Water by Reverse Transcription, Polymerase Chain Reaction, and Hybridization. *Appl. Environ. Microbiol,.* **59**：1213-1219(1993).
31) M. D. Sobsey, "Enteric Virus Detection in Water by Nucleic Acid Methods", AWWA Research Foundation(1996).
32) M. Abbaszadegan, M. S. Huber, C. P. Gerba, I. L. Pepper, Detection of Enteroviruses in Groundwater with the Polymerase Chain Reaction. *Appl. Environ. Microbiol.*, **59**：1318-1324(1993).
33) K. J. Schwab, R. De Leon, M. D. Sobsey, Concentration and Purification of Beef Extract Mock Eluates from Water Samples for Detection of Enteroviruses, Hepatitis A Viruses, and Norwalk Viruses by Reverse Transcription-PCR. *Appl. Environ. Microbiol.*, **61**：531-537(1995).
34) Y. -S. C. Shieh, D. Wait, L. Tai, M. D. Sobsey, Method to Remove Inhibitors in Sewage and Other Fecal Wastes for Enteerovirus Detection by the Polymerase Chain Reaction. *Journal of Virological Methods*, **54**：51-66(1995).
35) K. J. Schwab, R. De Leon, M. D. Sobsey, Immunoaffinity concentration and purification of waterborne enteric viruses for detection by reverse transcriptase PCR. *Appl. Envir. Microbiol.*, **62**：2086-2094(1996).
36) G. T. Papageorgiou, L. Mocé-Llivina, C. G. Christodoulou, F. Lucena, D. Akkelidou, E. Ioannou, J. Jofre, A Simple Methodological Approach for Counting and Identifying Culturable Viruses Adsorbed to Cellulose Nitrate Membrane Filters. *Appl. Environ. Microbiol.*, **66**：194-198(2000).
37) H. Katayama, A. Shimasaki, S. Ohgaki, Development of a Virus Concentration Method and Its Application to Detection of Enterovirus and Norwalk Virus from Coastal Sea Water. *Appl. Environ. Microbiol.*, **68**：1033-1039(2002).
38) 片山浩之, 嶋崎明寛, 大垣眞一郎, 陰電荷膜を用いた酸洗浄・アルカリ誘出によるウイルス濃縮法の開発, 水環境学会誌, **25**：469-475(2002).
39) 原本英司, 片山浩之, 大垣眞一郎, 水道水および河川水中の腸管系ウイルスのモニタリングを目的とした新しい濃縮法の開発, 環境工学研究論文集, **39**：355-364 (2002).
40) E. Haramoto, H. Katayama, S. Ohgaki, Detection of Noroviruses in Tap Water in Japan by Means of a New Method for Concentrating Enteric Viruses in Large Volumes of Fresh Water. *Appl. Environ. Microbiol.*, **70**：2154-2160(2004).
41) E. Haramoto, H. Katayama, K. Oguma, S. Ohgaki, Application of cation-coated filter method to detection of noroviruses, enteroviruses, adenoviruses, and torque teno viruses in Tamagawa River in Japan. *Appl. Environ. Microbiol.*, **71**：2403-2411(2005).

4.4 预防对策

4.4.1 概述

对于供水系统来说，只要证明上水管道中的水，1) 采用过滤等方法清除了微小固体成分、2) 利用加氯消毒使微生物灭活和 3) 不存在大肠菌群（在日本现称大肠杆菌），便能够控制介水传染病的发生。像这样的近代供水系统，对于以霍乱为代表的介水感染性病原菌是非常有效的。例如，尽管由病原大肠杆菌 O157 造成的食物中毒事件曾在社会上引起很大骚动，但在日本却未见有介水感染事例的报告，这一点足以证明目前的供水系统是安全可靠的。

关于介水感染的风险评价，以前也曾进行过不少的讨论，由于这些讨论的前提都是以不具抗氯性的细菌作为对象，因此从确保微生物学上的安全性角度讲，仍留有很大值得商榷的余地。然而，为了确保饮用水的安全，就不能坦然接受像这样没有完全填补的空白。美国环境保护厅先前列举的调查数据表明，作为可接受风险的最大程度是"每年 1 万人中有 1 人被感染"。如将其作为水质目标，要达到这一风险标准并非易事，因此以 WHO 为首，在国际上曾就此反复地展开各种讨论。当然，如果不惜成本地投入尖端技术，有可能将介水感染的风险降下来；但要想做到这一点，也不能不将必要的成本合理化。为此，便有必要对病原微生物的风险做出定量的分析和评价。

由于水中微生物浓度的变动十分剧烈，为了控制微生物传染病的风险，很重要的就是要将这一浓度所具有的风险设法最小化。而且，因为要想让感染风险总是维持在一个很低的水平上相当困难，所以如果只是采取适用于所有地区的单一手段来降低微生物感染风险必然具有一定的局限性。

在 2003 年版的《WHO 饮用水水质标准指导方针》中，提出仅将侧重点放在标准值上的风险管理方式，如以此作为病原微生物对策并不充分；可靠的做法是，应该从水源管理开始，包括净水管理，实施一系列的综合性管理。即使采取了这样的对策，也不一定就能保证饮用水的绝对安全，其中仍然隐含着不得不接受一定水平以下感染风险的意思。因此，重要的是必须做到，每年向社会公布有关感染风险的信息，对可接受风险程度展开民意调查并尽量达成共识，主动进行风险报道等。

4.4.2 在净水程序去除病毒

通常，在净水程序中也能够去除病毒颗粒。只是与其他污染物质不同，对于病原微生物来说，有时即使除去 99% 也不能认为是彻底的，因此事先就要提出一个能够经常稳定去除病原微生物的目标。

病毒与其他胶质颗粒一样，在中性的水中多带有负电荷。在净水混凝沉淀过程中，因为要使用含有多价正离子的药剂促进混凝，所以会中和带负电荷的颗粒，使静电排斥力减弱，从而形成了絮片，这被认为有利于高效率地去除水中病毒。实际上，从 1970 年开始的研究，在利用振动效应所做的混凝试验中，系先将噬菌体 f2 添加在原水里然后再进行试验，其病毒去除率可以达到 99% 以上[1]。另外，也做过这样的研究[2]：不添加病毒，在实际规模的净水程序中调查肠病毒浓度究竟降低了多少。研究结果表明，单纯地依靠混凝沉淀来降低肠病毒浓度，效果十分有限，还是采用砂过滤和加氯消毒的清除效果更大一些。不过，由于原水中的病毒浓度太低，因此作为定量的分析和评价，只能得到并不充分的数据。

从风险评价的观点看来，尽管较高的去除率是追求的目标，但更重要的是要保证去除的稳定性[3,4]。而确认混凝沉淀快滤处理的一系列程序均在稳定进行中，则尤为重要。因此，最好对水的浊度进行连续的监测，并在此基础上实施运行管理，以确保始终能够达到超出一定水平的病毒去除目标。

其实，利用膜处理同样可以去除病毒。在采用滤膜做水处理时，利用膜的孔径与颗粒大小之间的筛分作用以及膜的电荷与颗粒电荷的关系来去除病毒。在去除病毒过程中，主要是采用孔径比病毒小的滤用膜（UF），这种滤膜能够将病毒过滤掉。不过，实践经验告诉我们，即使采用孔径比病毒小的滤膜，要想彻底除掉病毒也是困难的。根据相关报告可知，虽然进行超滤[5]或微滤[6]几乎能够完全除掉病毒，但仍会存在透过滤膜的病毒，尽管这样的病毒微乎其微（残存率约为 $10^{-5}\sim10^{-6}$）。如果要使用那种孔径较之病毒更大的所谓微膜（MF），在连续进行水处理的过程中，则可通过在膜的表面固结的滤渣层来去除病毒[7]。采用膜处理所具有的优点被认为是，不仅病毒去除率高，而且较易实现稳定的去除处理。此外，在后期进行消毒处理时，对于经过膜处理的水来说，也能够期待其稳定地达到要求的消毒标准。这被看做是一个确保微生物学方面安全性的重要的长处。

至于采用慢滤去除病毒，自20世纪60年代便开始利用脊椎灰质炎病毒进行研究[8]，并使去除率达到99%左右。但应该指出的是，去除率也会受到温度和病毒种类的影响[9]。

4.4.3　加氯消毒与病毒

病毒对于加氯消毒所具有的抵抗性，较之大肠杆菌要强；但达不到原虫类的程度[10]。因脊椎灰质炎病毒具有易聚合的性质，故有可能使消毒剂不显效[11]。就连氯胺，对于病毒也不是一种很有效的消毒剂。据相关报告，如在水中添加氯胺至 2mg/L，在连续接触 3h 左右的情况下，水中病毒的灭活程度也只有 90%[12]。

根据英国对隐孢子虫所做的流行病学调查，证明供水系统中出现的减压现象与腹泻症的发生存在一定的关联性[13]。这足以表明，具有抗氯性的病原微生物一旦侵入配水系统，对人的健康的威胁也顿时增大，而准确地估算残留消毒剂的作用就显得十分重要。

关于余氯对微生物的抑制作用，有的报告[14]发表了这样的试验结果：存在于供水系统配水管内的余氯能够很快地使大肠菌杆灭活，却对病毒无可奈何。

由于无法通过培养法取得试验结果，因此要估计氯对诺沃克病毒的消毒效果相当困难。而且据报告可知，当将诺沃克病毒置于 25℃ 的温度条件下、保持水中有 $0.5\sim1.0$mg/L（投加量为 $3.75\sim6.25$mg/L）的余氯并接触 30min 时，对接受试验的志愿者的感染性仍然没有减弱[15]。对配水管的维护管理，被当做公共卫生方面很重要的工作。而且，也曾利用在系统学上近缘的狗杯状病毒和猫杯状病毒做过研究，并据此对加氯消毒的效果[16]及二氧化氯的消毒效果[17]进行了调查。即使采用二氧化氯做消毒处理，其病毒的灭活速度亦会受到水温和 pH 值等的影响，并且亦因病毒种类的不同而致使消毒效果存在差别。另外，还做过这样的研究：调查 PCR 检出病毒的灵敏度低下与病毒灭活之间的关系[18,19]。当不再使用加氯消毒手段时，诺沃克病毒会表现出更强的抗消毒能力，这一现象是以前未曾见过的。

4.4.4　紫外线照射

现已知，当使用紫外线灭活时，几乎在所有场合病毒都会以一次性反应减少[20]。因此，通过比较灭活速度系数与99%灭活所需照射量等参数，便可以对灭活力做出评价。而且，还可能发现这样一种倾向，即一般说来遗传基因较短的病毒比较难以被灭活。此外我们还知道，DNA 的胸腺嘧啶比 RNA 的尿嘧啶更易生成[21]；如果比较一下 MS2 与 ϕX174 噬菌体的灭活速度也能发现，单链 DNA 病毒则比单链 RNA 病毒的灭活要容易[20]。

同样的线量率，即在单位面积所接受的紫外线照射量相同的情况下，微生物越小，所接受的紫外线照射量也越少。因此，以体量非常小为特征的病毒，通常被认为很难受到紫外线的伤害。事实上，从风险评价的观点来看，在紫外线照射量已实现标准化的欧美国家所做的试验中，以确保病毒学上的安全性为目的，应将其照射量设定得足够大。在对紫外线消毒的设施标准等进行研讨时，只要能够确定对消毒达到何种程度提供必要的保障，就可以设定所需要的紫外线照射量，也一定会彻底实现水中细菌及原虫灭活的目标。譬如，美国关于紫外线使用的指导值，即是参照甲型肝炎病毒灭活率确定的[22]。要实现 2log 的灭活，则需要的紫外线照射量为 21mJ/cm²；3log 的灭活所需要的紫外线照射量为 36mJ/cm²。

直至最近人们才知道，以双链 DNA 作为遗传基因的腺病毒对紫外线的抵抗能力是最强的[23]。为了达到 99.99% 的灭活，腺病毒 41 型所需要的紫外线照射量约为 111.8mJ/cm²；而腺病毒 40 型需要的照射量为 124mJ/cm²。据相关报告[24]，如系埃可病毒 1 型、埃可病毒 11 型、柯萨奇病毒 B3 型、柯萨奇病毒 B5 型以及脊椎灰质炎病毒 1 型，要达到 99.9% 的灭活所需要的紫外线照射量则分别为 25、20、5、27、23mJ/cm²。与此相对应的是，如果要使脊椎灰质炎病毒 2 型 99.9% 灭活需要的紫外线照射量却高达 119mJ/cm²。如进而将腺病毒 40 型的灭活提高到 99.99% 的话[16]，所需要的紫外线照射量也将增加到 226mJ/cm²。此外，以双链 DNA 作为遗传基因的 PRD-1 噬菌体较 RNA 单链噬菌体 MS2 更易灭活，单靠遗传基因种类不能决定灭活速度[23]。

现已知，通过加入银离子的方法可起到强化紫外线效果的作用[25]。一般提倡利用这样的机理：让由光引起的激发状态较容易地保持住，以使反应过程顺利进行下去。

目前还了解到，如以 $Q\beta$ 作为典型病毒，便能够准确测定水中所需要的紫外线平均照射量[26]，将其当做生物线量仪使用。而且，在工程学方面还具有不使用噬菌体、而将细菌 *Bacillus subtilis* 作为典型微生物使用的优点[27]。由于微生物的处理比较容易，并能够大量使用，因此即使利用大型处理设施做投入试验，也可以从较高的浓度开始，这也表明了其所具有的紫外线照射量可测范围广的长处。

4.4.5 用臭氧灭活

关于采用臭氧做消毒处理，因其反应机理十分复杂，故目前的状况是，虽然研究报告不少，却很难把这些研究结果拿来相互进行比照。臭氧消毒处理有 2 种方式，一种是将含有臭氧的溶液与病毒混合，另一种是将臭氧发生装置产生的臭氧喷入反应槽内。这 2 种方式各有长短。在这方面最突出的问题是，要准确地测定 CT 值十分困难。

根据水质的不同，要使病毒达到 99% 的灭活通常所需要的 CT 值在 1min·mg/L 以下，臭氧对病毒的灭活是有效果的[28]。另外，在关于尽量减少臭氧消耗物的研究中[29]，得出这样的结论：为了使大肠杆菌噬菌体 $Q\beta$ 达到 99% 灭活所需要的 CT 值则只有 0.0001min·mg/L。

此外，还曾采用感染性试验、普通的 PCR 法和以长链放大领域为对象的 PCR 法考查了臭氧的消毒效果[19]。在这方面，有关对不适用感染性试验的诺沃克病毒的灭活效果，则是通过将其他病毒的 PCR 法结果与感染性试验的结果加以比较后，采用了推测出来的线索。对于诺沃克病毒属的诺沃克病毒来说，除了普通的 PCR 法之外，还开发出了具有 1024bp 放大领域的 LT-PCR 法。在使用 LT-PCR 法时，以 0.37mg/L 的添加量接触 10s，可观察到的病毒灭活就在 3log 以上。用以比照的脊椎灰质炎病毒及大肠杆菌噬菌体 MS2

在相同条件下，其感染性会下降至超过5log，采用PCR法则只下降至3log左右，这被认为系诺沃克病毒具抗臭氧能力的可能性很小的缘故（图4.9）。

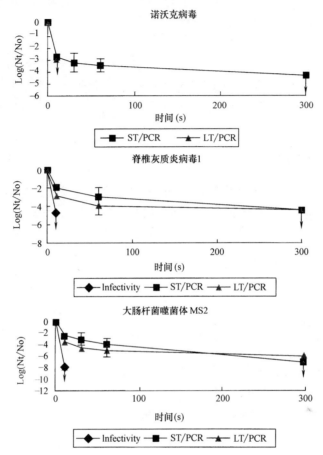

图4.9 使用臭氧致病毒灭活（最初的臭氧浓度为0.37mg/L，pH7，5℃）
箭头表示检出的界限。Infectivity：采用培养法得出的结果。ST/PCR：由普通PCR法得出的定量值。LT/PCR：由具有500～1000bp左右长度放大领域的PCR法测出的定量值（引自文献19）

4.4.6 病毒检测法

如4.2节所述，作为病毒检测法，其中最重要的是培养法和PCR法（详见3.4节）。近年来，对检测中的定量数据要求越来越高，甚至开发出这样的新方法：即便采用培养法也要先将细胞接种病毒之后再放入培养基里[30]。

PCR法本来被看做是一种不具定量性的检测方法，但自实时PCR法被开发[31]出来后，就开始能够测定遗传基因放大所需的酶反应次数了。作为其适用的例子，可以举出对诺沃克病毒[32]、甲型肝炎病毒[33]和腺病毒[34]所做的成功的检测；即使在对环境水样所做的测定中，由PCR法测出的定量结果也开始被人们所接受。目前，人们已对这一方法有了如下认识：在十分看重感染性信息调查病毒的存在状况时，如要了解自来水原水的病毒污染等情况，可以将其作为灵敏度最高的方法来应用。

在对象病毒可以培养的情况下，可以把培养法与 PCR 法结合起来，将其当作一种能够以高灵敏度检出具有感染性的病毒的方法来使用[35~37]。而且，为了调查具有 DNA 遗传基因的腺病毒的活性，接着又开发出通过仅检出细胞中被转录的 RNA 来排出不具活性的腺病毒的测定方法[38]和以遗传基因互补链为对象的 RT-PCR 法[39]等，今后当然还会逐步取得新的进展。

由于这些方法均系为调查有无感染性才做病毒培养、使得病毒的遗传基因增加，并且这一过程是在 PCR 之前导入的，因此无法对病毒做定量的检测。有鉴于此，人们都期待着能开发出这样一种新的方法，它可以根据检测的水量和阳性率等定量的数据，对饮用水的感染风险做出正确的评价。

4.4.7 关于指示微生物

作为有关水中病毒安全性的水质试验，被认为有 2 种方式可供选择。一种是直接测定介水感染的病毒的方法，还有一种是测定病毒代替指标的方法（图 4.10）。要培养病毒并不容易，有的病毒甚至是无法培养的。作为一种不培养病毒即可检出病毒的方法，最有前途的还是 PCR 法。

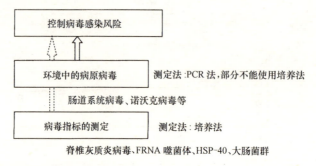

图 4.10 在对病原病毒感染风险进行评价时病毒指标的重要性

在有关病原微生物指标的讨论中，以饮用水水质标准为主，通常普遍采用大肠杆菌（群）作为指示菌。根据测定法的不同，又将大肠杆菌区分为大肠菌群、粪大肠菌群和大肠杆菌等。但基本上可以说，这是一个能起到显示粪便污染迹象作用的指标。然而，多数病毒在清除特性和消毒特性等方面与大肠杆菌的情况大相径庭，因此大肠杆菌未必算是一个好的指标。为此，从前曾将作为病毒指标的噬菌体当做对象做过广泛的研究[40~42]，并得出了综合性的调查结论[43]。

表 4.3 所显示的，就是对水中肠道系统病毒及其指标的检测法以及利用方法的归纳和汇总。在这里只列举了 2 种方法，即作为检测法需要培养手段的斑点法和 PCR 法。而且，对于不同种类的病毒，如诺沃克病毒和脊椎灰质炎病毒与 F 特异大肠杆菌 RNA 噬菌体（FRNA 噬菌体）、*Bacteroides fragilis* 噬菌体及大肠杆菌进行了比较。

有报告认为，作为与原来类型指标近似的指示物，以 *Bacteroides fragilis* 为宿主的噬菌体比较合适[42,44]。这种噬菌体均系人源噬菌体，研究表明[42]，它不可能从其他动物体内排出，因此被看做是最有希望作为表示人源病毒污染的指标。虽然在宿主的培养中需要厌氧瓶和氧消耗剂等，但利用普通的细菌培养设备也可以进行测定。我们了解到，在欧洲曾从自来水原水中检出了以 *Bacteroides fragilis* 为宿主的噬菌体；不过，由于日本的

病毒和病毒指标测定法及其利用方法　　　　表 4.3

	检出法	与肠道系统病毒的灭活相似	肠道系统病毒浓度的推定	备 注
诺沃克病毒	仅能用 PCR 法	用 PCR 法不能计算灭活程度	◎	
脊椎灰质炎病毒	可培养，易浓缩	◎	○	
Bacteroides Fragilis 噬菌体	可培养	△	○	人源
FRNA 噬菌体	可培养，难浓缩	○	△	形状类似于肠道系统病毒
体表吸附大肠杆菌噬菌体	可培养	△	△	环境中有很多
大肠杆菌	可培养	×	△	

研究实例很少，因此还无法断定该噬菌体的存在量。在将 100mL 水样与宿主一起培养后所做的定性试验中，专门研究了其阳性率究竟有多少[44]。研究结果表明，在加氯前处理-混凝沉淀-砂过滤-臭氧-粒状活性炭等一系列净水程序中，Bacteroides fragili 噬菌体的阳性率比体表吸附的噬菌体及 F 特异噬菌体都要高。

所谓利用典型微生物做处理性能评价的路径，可以对水处理装置做出评价，从实用角度看显得非常重要。例如，当以紫外线照射时，就与测定使用噬菌体的单位水量所需紫外线照射量的意义十分契合，至于紫外线的线量与病毒灭活力之间的关系，则需要预先从其他途径来了解。在利用噬菌体所做的研究中，从与病毒性质类似的观点出发，也广泛地采用 MS2 和 Qβ 之类的 FRNA 噬菌体。

一般认为，FRNA 噬菌体具有单链 RNA，结构十分简单，没有外壳，而由蛋白质构成的衣壳包裹着遗传基因，与脊椎灰质炎病毒之类的肠道系统病毒的活动状态相似[43]。

FRNA 噬菌体会感染具有 F 纤毛的细菌（如 E. coli K12F$^+$ A/λ 等），然后形成斑点。不过，以此类细菌作为宿主并形成斑点的噬菌体却不一定都是 FRNA 噬菌体。其原因就在于，那些不经过 F 纤毛、直接自细菌体表感染的噬菌体也同样会形成斑点。因此从原理上讲，滴注了 R Nase 的玻片（FRNA 噬菌体不形成斑点）与未滴注玻片形成的斑点数之差，可以看做是 FRNA 噬菌体的浓度。然而，如果将其用来确定细菌体表吸附噬菌体的浓度，则存在一个误差较大的问题。目前，以导入大肠杆菌 F 纤毛的细菌（Salmonella typhimurium WG49，NCTC 12484）作为宿主、并用于沙门氏菌的方法[40]，被认为是一种最佳的 FRNA 噬菌体测定法。其理由是，在环境中，沙门氏菌体表吸附的噬菌体比大肠杆菌体表吸附的噬菌体要少，加之即使存在体表吸附噬菌体也会形成较大的斑点，判别起来很容易。并且，一种可用 PCR 法大范围检测 FRNA 噬菌体的引物也被开发出来[45]。

FRNA 噬菌体不一定会高浓度地存在于环境水中。为了测定污染较轻的水中的噬菌体，可以使用样品 100mL，通过斑点法试验便能够高效率地检出其中的噬菌体[41]。

体表吸附的大肠杆菌噬菌体处理起来最容易，而且是使用培养法时可最快得出结果的一种检测，被认为完全具备引入水质标准等的条件，何况在各种各样的水域中存在的浓度也最高。只是这种噬菌体多系源自家畜和野生动物的粪便，有时对测定结果的解释会存在一定的疑问，以至于直到今天国外亦未将其作为水质标准应用。

一般认为，大肠杆菌与噬菌体和病毒的直接测定相比，作为病毒的指标并不具有优势。但它也有这样的长处：开始使用的时间很早，且不存在技术上的困难，测定成本比较低，积累的数据相当丰富等。而且，作为水中病原细菌指标，连续测定得到的数据也基本上是可靠的。当然，如果能够以大肠杆菌（群）数据补充其他病毒指标，并在实践上有效地应用则更为理想。

文　献

1) D. W. York, W. A. Drewry, Virus Removal by Chemical Coagulation. *JAWWA*, **66**：711-715（1974）.
2) R. E. Stetler, S. C. Waltrip, C J. Hurst, Virus removal and recovery in the drinking water treatment train. *Water Research*, **26**：727-731（1992）.
3) P. F. M. Teunis, G. J. Medema, L. Kruidenier, et al., Assessment of the risk of infection by Cryptosporidium or Giardia in drinking water from a surface water source, *Water Research*, **31**(**6**)：1333-1346（1997）.
4) Y. Masago, H. Katayama, A. Hashimoto, T. Hirata., S. Ohgaki, Assessment of risk of infection due to Cryptosporidium parvum in drinking water. *Water Science and Technology*, **46**(**11-12**)：319-324（2002）.
5) T. Urase, K. Yamamoto, S. Ohgaki, Evaluation of virus removal in membrane separation processes using coliphage-Q-beta, *Wat. Sci. Tech.*, **28**(**7**)：9-15（1993）.
6) T. Urase, K. Yamamoto, S. Ohgaki, Effect of pore structure of membranes and module configuration on virus retention. *Journal of Membrane Science*, **115**(**1**)：21-29（1996）.
7) M. Otaki, K. Yano, S. Ohgaki, Virus removal in a membrane separation process. *Wat. Sci. Tech.*, **37**(**10**)：107-116（1998）.
8) G. G. Robeck, N. A. Clarke, K. A. Dostal, Effectiveness of Water Treatment Processes in Virus Removal. *Jour. AWWA.*, **54**：1275-1290（1962）.
9) B. J. Lloyd, R. Morris, Effluent and Water Treatment Before Disinfection, in "Viruses and Disinfection of Water and Wastewater", Proc. Inte'l Symposium at Univ of Surrey, Guildford（1982），監訳　金子光美，消毒前の上下水処理，上下水のウイルスと消毒，**89**：107.
10) M. D. Sobsey, Inactivation of health-related microorganisms in water by disinfection processes. *Wat. Sci. Tech.*, **21**：179-195（1989）.
11) D. C. Young, D. G. Sharp, Poliovirus Aggregates and Their Survival in Water. *Appl. Environ. Microbiol.*, **33**：168-177（1977）.
12) G. A. Shin, M. D. Sobsey, Reduction of norwalk virus, poliovirus 1 and coliphage MS 2 by monochloramine disinfection of water. *Wat. Sci. Tech.*, **38**(**12**)：151-154（1998）.
13) P. R. Hunter, R. M. Chalmers, S. Hughes, et al., Self-reported diarrhea in a control group：A strong association with reporting of low-pressure events in tap water, *Clin. Infect. Dis.*, **40**(**4**)：E32-E34（2005）.
14) P. Payment, Poor Efficacy of Residual Chlorine Disinfectant in Drinking Water to Inactivate Waterborne Pathogens in Distribution Systems. *Can. J. Microbiol.*, **45**：709-715（1999）.
15) B. H. Keswick, T. K. Satterwhite, P. C. Johnson, H. L. DuPont, S. L. Secor, J. A. Bitsura, G. W. Gary, J. C. Hoff, Inactivation of Norwalk virus in drinking water by chlorine. *Appl. Environ. Microbiol.*, **50**：261-264（1985）.
16) J. A. Thurston-Enriquez, C. N. Haas, J. G. Jacangelo, C. P. Gerba, Chlorine inactivation of adenovirus type 40 and feline calicivirus. *Appl. Environ. Microbiol.*, **69**：3979-3985（2003）.
17) J. A. Thurston-Enriquez, C. N. Haas, J. Jacangelo, C. P. Gerba, Inactivation of Enteric Adenovirus and Feline Calicivirus by Chlorine Dioxide. *Appl. Environ. Microbiol.*, **71**：3100-3105（2005）.
18) E. Duizer, P. Bijkerk, B. Rockx, A. de Groot, F. Twisk, M. Koopmans, Inactivation of Caliciviruses. *Appl. Environ. Microbiol.*, **70**：4538-4543（2004）.
19) G. A. Shin, M. D. Sobsey, Reduction of Norwalk virus, poliovirus 1, and bacteriophage MS 2 by ozone disinfection of water. *Appl. Environ. Microbiol.*, **69**(**7**)：3975-3978（2003）.
20) D. A. Battigelli, M. D. Sobsey, D. C. Lobe, The inactivation of Hepatitis A Virus and Other Model Viruses by UV Irradiation. *Wat. Sci. Tech.*, **27**：339-342（1993）.
21) J. H. Jagger, "Introduction to Research in UV Photobiology", Prentice-Hall, Englewood Cliffs（1967）.
22) US EPA, "Guidance Manual for Surface Water Treatment Rule（SWTR）",（1989）.
23) Q. S. Meng, C. P. Gerba, Comparative Inactivation of Enteric Adenoviruses, Poliovirus and Coliphages by Ultraviolet Irradiation. *Water Research*, **30**：2665-2668（1996）.
24) C. P. Gerba, D. M. Gramos, N. Nwachuku, Comparative Inactivation of Enteroviruses and Adenovirus 2 by UV Light. *Appl. Environ. Microbiol.*, **68**：5167-5169（2002）.

25) M. A. Butkus, M. P. Labare, J. A. Starke, K. Moon, M. Talbot, Use of Aqueous Silver To Enhance Inactivation of Coliphage MS-2 by UV Disinfection. *Appl. Envir. Microbiol.*, **70**：2848-2853 (2004).
26) N. Kamiko, S. Ohgaki, RNA coliphage Qβ as a bioindicator of the ultraviolet disinfection efficiency. *Wat. Sci. Tech.*, **21**(3)：227-231 (1989).
27) R. Sommer, A. Cabaj, Evaluation of the Efficiency of a UV Plant for Drinking-Water Disinfection. *Wat. Sci. Tech.*, **27**(3-4)： 357-362 (1993).
28) M. D. Sobsey, D. A. Battigelli, G. A. Shin, S. Newland, RT-PCR Amplification Detects Inactivated Viruses in Water and Wastewater. *Wat. Sci. Tech.*, **38**(12)：91-94 (1998).
29) 関谷毅史, 大垣眞一郎, 大腸菌ファージQβを用いたオゾンのウイルス不活化に関する研究. 水道協会雑誌, **62**：21-27 (1993).
30) L. Mocé-Llivina., F. Lucena, J. Jofre, Double-Layer Plaque Assay for Quantification of Enteroviruses. *Appl. Environ. Microbiol.*, **70**：2801-2805 (2004).
31) C. A. Heid, J. Stevens, K. J. Livak, P. M. Williams, Real Time Quantitative PCR. *Genome Research*, **6**：986-994 (1996).
32) E. Haramoto, H. Katayama, K. Oguma, S. Ohgaki, Application of cation-coated filter method to detection of noroviruses, enteroviruses, adenoviruses, and torque teno viruses in Tamagawa River in Japan. *Appl. Environ. Microbiol.*, **71**：2403-2411 (2005).
33) N. Jothikumar, T. L. Cromeans, M. D. Sobsey, B. H. Robertson, Development and Evaluation of a Broadly Reactive TaqMan Assay for Rapid Detection of Hepatitis A Virus. *Appl. Environ. Microbiol.*, **71**：3359-3363 (2005).
34) N. Jothikumar, T. L. Cromeans, V. R. Hill, X. Lu, M. D. Sobsey, and D. D. Erdman, Quantitative Real-Time PCR Assays for Detection of Human Adenoviruses and Identification of Serotypes 40 and 41. *Appl. Environ. Microbiol.*, **71**：3131-3136 (2005).
35) W. O. K. Grabow, M. B. Taylor, J. C. de Villiers, New methods for the detection of viruses: call for review of drinking water quality guidelines. *Wat. Sci. Tech.,* **43**(12)：1-8 (2001).
36) J. C. Vivier, M. M. Ehlers, W. O. K. Grabow, Detection of enteroviruses in treated drinking water. *Water Research*, **38**：2699-2705 (2004).
37) J. Heerden, M. M. Ehlers, W. B. Van Zyl, W. O. K. Grabow, Incidence of adenoviruses in raw and treated water. *Water Research*, **37**：3704-3708 (2003).
38) Ko Gwangpyo, T. L. Cromeans, M. D. Sobsey, Detection of Infectious Adenovirus in Cell Culture by mRNA Reverse Transcription-PCR. *Appl. Environ. Microbiol.*, **69**：7377-7384 (2003).
39) F. Agnès, J. M. Crance, F. Lévêque, Separate detection of the two complementary RNA strands of hepatitis A virus. *Journal of Virological Methods*, **49**(3)：323-330 (1994).
40) A. H. Havelaar, W. M. Hogeboom, A Method for the Enumeration of Male-specific Bacteriophage in Sewage. *J. Appl. Bacteriol.*, **56**：439-447 (1984).
41) W. O. K. Grabow, P. Coubrough, Practical Direct Plaque Assay for Coliphage in 100 ml Samples of Drinking Water. *Appl. Environ. Microbiol.*, **52**：430-433 (1986).
42) C. Tartera, R. Lucena, J. Jofre, Human Origin of Bacteroides Fragilis Bacteriophages Present in the Environment. *Appl. Environ. Microbiol.*, **55**：2996-2701 (1989).
43) IAWPRC Study Group on Health Related Water Microbiology, Bacteriophages as Model Viruses in Water Quality Control. *Water Reseach*, **25**：529-545 (1991).
44) J. Jofre, E. Olle, F. Ribas, A. Vidal, F. Lucena, Potential usefulness of bacteriophages that infect *Bacteroides fragilis* as model organisms for monitoring virus removal in drinking water treatment plants. *Appl. Envir. Microbiol.*, **61**：3227-3231 (1995).
45) J. B. Rose, X. Zhou, D. W. Griffin, J. H. Paul, Comparison of PCR and Plaque Assay for Detection and Enumeration of Coliphage in Polluted Marine Waters. *Appl. Environ. Microbiol.*, **63**：4564-4566 (1997).
46) N. Munakata, M. Saito, K. Hieda, Inactivation Action Spectra of Bacillus subtilis Spores in Extended Ultraviolet Wavelengths (50-300 nm) Obtained with Symchrotoron Radiation. *Photochem Photobiol.*, **54**(5)：761-768 (1991).
47) 片山浩之, 大瀧雅寛, 大垣眞一郎 (1997), UV照射により不活化されたRNAファージのRT-PCR法による定量. 環境工学研究論文集, **34**：83-91 (1997).

第 5 章 介水传染病风险评价

5.1 所谓介水传染病风险评价

近年来，由像隐孢子虫那样具有很强抗氯性的病原微生物引起的介水传染病，已成为一个严重的问题，即使在供水系统中也被要求采取相应的对策。对于这样的病原微生物，采取了从未有过的确认自来水中自由氯浓度的手段，但这并不能保证饮用水的安全。因此，作为新的饮用水水质管理手段之一，又开发出基于传染病流行风险进行安全性评价的方法。

风险评价的定义，则是指对暴露在某种危险因素（化学物质和病原微生物）下的人和动物可能受到的健康损害的程度做出定量或定性的评估。因此，所谓介水传染病风险评价，可以说就是"对由于饮用或以其他方式（如洗浴等）摄取被病原微生物污染的水所致的传染病造成危害的程度加以定量的（或定性的）评估"。

风险评价的手段，系以美国科学院（National Academy of Science；NAS）为中心，自 20 世纪 70 年代开始，直至 80 年代才被开发出来。当时的着眼点，主要是放在以致癌物质和变异原性物质之类的化学物为对象的评价手段开发上。在美国研究评议会（National Research Council；NRC）1983 年汇总的报告中，将风险评价的顺序分为以下 4 个步骤[1]。

1) 有害性评价（hazard assessment）
2) 暴露评价（exposure assessment）
3) 剂量-反应评价（dose-response analysis）
4) 风险特性评价（risk characterization）

一般认为，传染病风险也可以采取与化学物质源风险相同的步骤进行评价[2]。当初在 NAS 发表研究报告时，因有关病原微生物的用量-反应模型及暴露评价所需要的数据不足，故还是以定性评价为主。最早定量评价病原微生物感染风险的是 Haas[3]。他在报告中设计了一个贝特-泊松模型，用以表现病毒感染的几率。在这之后，人们亦开始采用这一模型对由饮用水中的病毒产生的感染风险进行评价[4,5]。

进入 20 世纪 90 年代后，由于计算机技术的进步，使得对传染病风险做出定量评价的报告也变得多了起来。特别是 1993 年，在美国的威斯康星州密尔沃基市（Milwaukee）发生的大规模集体感染隐孢子虫病事件[6]，在这次事件中估计约有 40 万人发病。事后，人们对此做了相当多的调查研究。而且，随着分子生物学手段的逐渐完善，即使是以前无法培养和不能使用显微镜观察的一些新的病原微生物（如病毒等），现在也能够做出定量的风险评价了。加之目前电脑是如此发达以及其他相关技术手段的更新，使得采用更为复杂的模型进行评价也成为可能。

5.2 介水传染病风险评价方法

如上一小节所述，传染病风险评价手段是由 4 个阶段组成的。在这里，我们将分各个阶段、尤其要把以饮用水作为媒介的介水传染病风险评价当做重点来加以阐释。

5.2.1 有害性评价

有害性评价记述的内容是，由作为风险评价对象的病原微生物引起的症状、潜伏周期和发病持续的时间等传染病特征等。而且，还应对设想的污染源及主要传染途径进行调查。由化学物质造成的健康损害，多半会在摄入量很低的情况下产生慢性中毒，因此很难判定其污染的源头和暴露的途径；而由病原微生物引起的传染病则不然，它在多数情况下会表现出急性中毒的特征，因此要找出其中的因果关系也相对容易一些[7]。

5.2.2 暴露评价

暴露评价主要是用来推断饮用水暴露 1 次可能摄取的病原微生物数量。

因饮用水被暴露污染而摄取的病原微生物数量，可以将饮用水中的病原微生物浓度与每暴露 1 次的饮用水摄取量相乘后算出。

一般说来，饮用水的暴露都是非连续性的、不定期的，因此要对"1 次暴露"给出准确的定义则十分困难。为此通常的做法是，把一定的期间（一般为"1 日"）作为暴露的单位。这时，"1 次"的暴露所摄取的病原微生物数量可以采用以下方法计算：把饮用水中的病原微生物浓度乘以每人每天摄取的饮用水量。

a. 饮用水中的病原微生物浓度

如果某种方法能够通过实测手段求得饮用水中的病原微生物浓度的话，那么这种方法就是最佳的方法。可惜的是，通常情况下饮用水中的病原微生物浓度都非常低，使用可实际测定的水量（虽然与微生物种类有关，但其最多亦不过数十至数百 L 左右），多半都不可能做出定量的检测。因此，通常多采用这样的计算方法：测定容易做比较检测的自来水原水中的微生物浓度，再把该值乘以净水处理后的净化存活率，从而得出净水中的微生物浓度。

b. 饮用水摄取量

作为每人每天的饮用水摄取量，普遍采用的数值是 2L/(人·d)。这一数值，是从生存所需要的水分中减去由食物里得到的水分后计算出来的。根据美国所做的民意调查结果[8]，每人每天所摄取的水量的算术平均值约为 1.949L/(人·d)，应该说这是一个能够反映现实状况的可靠值。不过，在同一份报告中显示的饮用水摄取量算术平均值则为 1.129L/(人·d)，说明人生存所需要的水分并非全部来自饮用水，这一点值得我们注意。

再有，类似隐孢子虫的许多病原微生物，都可以通过煮沸的手段将其灭杀。因此，对此类微生物做传染病风险评价时必须使用在非加热状态下采集的水样。根据 Teunis[9,10] 等人在荷兰所做的民意调查的结果，非加热饮用水摄取量的中间值为 0.152L/(人·日)。

目前，在净水厂对介水传染病所实施的风险管理中，作为即使直接饮用也应确保安全的自来水量，一般建议设定为 1L/(人·d)[11]。这一数值大约相当于在日本所做的同样调查中不用净水器、非加热直接饮用的自来水量的 95%。

5.2.3 剂量-反应分析（dose-response analysis）

剂量-反应分析的目的是，定量地显示摄取的病原微生物个数与作为结果表现出来的事态的关系。所谓结果，可以认为有感染、发病和死亡等。从以下几个方面考虑，一般多以感染作为终端来设计模型。这几个方面是，可作为安全方面的评价、通过实验较易科学地确认和较易设定不确定性较少的数学关系式等（关于不确定性可参照本书 5.3.2 小节的内容）。

在进行病原微生物的传染病风险评价时，要把暴露（饮用水的摄取）的每一个体当做独立的事物，在一般情况下不考虑因反复摄取造成的损害累计效应。并且，作为剂量-反应模型，大都使用无阈值（即未超过某一量值便不会发生感染的用量）的模型。以下将要讲述的，是在现有的剂量-反应模型中，做病原微生物传染病风险评价时经常用到的类型。

a. 指数模型（exponential model）

指数模型是这样一种尝试，模拟微生物个体各自独立地在人体内增殖的状态。亦即，即使摄取的微生物只有 1 个，也要做出感染成立的假设。而且还假设微生物个体对人的感染能力没有差别，由各个微生物引起感染的几率完全是一样的。

在上面的 2 个假设成立的情况下，摄取的微生物数与感染几率之间的关系，可用下面 5.1 的算式表示。

$$P_{\text{inff}}(d) = 1 - \text{esp}(-r \times d) \tag{5.1}$$

此处 d 为摄取的微生物数（用量），$P_{\text{inff}}(d)$ 为感染几率，r 为系数。我们还知道，在这一模型中，假如 $r \times d$ 非常小，式（5.2）也可近似成立[2]。

$$P_{\text{inff}}(d) \approx r \times d \tag{5.2}$$

在指数模型中，半剂量（50% 几率感染的用量，median infectious dose，N_{50}）可利用式（5.3）计算得出。

$$N_{50} = \frac{\ln(0.5)}{r} \tag{5.3}$$

b. 贝特-泊松模型（beta-Poisson model）

它做出的假设是，存在因摄取 1 个微生物引起感染的可能性，这点与前面讲过的指数模型是一样的。不过，贝特-泊松模型却做出了微生物个体对人的感染能力存在差异的假定。这一差异，既意味着微生物感染能力方面的个体差异，也意味着人所产生的反应的个体差异。在此，如果把各个微生物可在人体内增殖的几率按照贝特分布进行假设，摄取微生物数与感染成立几率之间就具有式（5.4）的关系。像这样的剂量-反应关系式，也被称为超几何模型[13]。

$$P_{\text{inff}}(d) = 1 - {}_1F_1(\alpha, \alpha+\beta, -d) \tag{5.4}$$

此处 d 为剂量，$P_{inff}(d)$ 为剂量 d 时的感染几率，${}_1F_1(\alpha, \alpha+\beta, -d)$ 为合流超几何函数（confluent hypergeometric function），亦称库默尔（Kummer, Ernst Eduardwig, 1838～1909，德国籍数学家，生于波兰。——译注）函数（Kummer's function），α 和 β 是系数。

在该式中，当 $\beta \geqslant 1$ 并且 $\beta \gg \alpha$ 时，则可与下式中的情形近似[14、15]。

$$P_{\text{inf}}(d) = 1 - \left(1 + \frac{d}{\beta}\right)^{\alpha} \tag{5.5}$$

式（5.5）被称为贝特-泊松模型的剂量-反应关系式，这一关系式会随着 α 的增大而接近指数模型。并且，当 $\alpha d \leqslant \beta$ 时，这一关系式还可简化为以下形式。

$$P_{\text{inff}}(d) \approx \frac{\alpha}{\beta} \times d \tag{5.6}$$

而贝特-泊松模型的半剂量（N_{50}）则可从下式得出。

$$N_{50} = \frac{\beta}{2^{1/\alpha} - 1} \tag{5.7}$$

c. 两个模型的比较

在图 5.1 中，显示了指数模型与贝特-泊松模型的剂量-反应曲线。图中的两个模型，其系数都分别被调整至相当于一半（10 个）感染剂量。通过计算可知，与指数模型相比，贝特-泊松模型在低剂量时的感染几率也很高。对于计算剂量非常低的饮用水中的病原微生物风险来说，这具有很重要的意义。此外还可观察到，随着 α 的增大，贝特-泊松模型的剂量-反应曲线与指数模型的该曲线越发接近。

d. 针对各种不同微生物的剂量-反应模型

在有关化学物质的剂量-反应模型中，作为暴露对象，多半会利用实验动物和培养细胞等。可是，许多微生物都表现出只对某一特定生物（宿主）感染的性质（宿主特异性）。因此，为了让设计的病原微生物剂量-反应模型能够高精度地评价该微生物对人的影响，多半都会在人摄取病原微生物之后再进行调查。下面，将介绍一点剂量-反应模型开发顺序的概略情形。

首先，要把不同剂量的病原微生物投放给正常的健康人，然后调查其有无反应（排出的粪便中是否含有微生物以及发生传染病与否）。根据获得的数据，利用统计学的方法（如最大似然法等）从前面提到的选项中选择剂量-反应模型，最后推测出该模型的系数。

在表 5.1 中，显示的是以前得到的病原微生物剂量-反应模型的系数。根据这些数值以及事先通过暴露评价获得的病原微生物摄取数，就能够计算出每一单位暴露的感染几率。

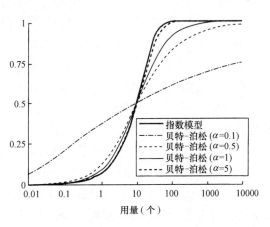

图 5.1 指数模型与贝特-泊松模型比较

针对各种病原微生物的剂量-反应模型　　　　　　　　　　　表 5.1

微生物名称		指数模型		贝特-泊松模型			参考文献
		r	N_{50}	α	β	N_{50}	
病毒	Poliovirus Ⅰ	0.0091	76	0.1097	1524	2.8	42) 43)
	Rotavirus			0.2531	$8.9×10^1$	6.2	5)
	Hepatitis A virus	0.55	1.3				44)
	Adenovirus 4	0.42	1.7				45)
	Echovirus 12			0.374	$1.9×10^2$	35	43)
细菌	*Salmonella*			0.3126	$1.9×10^5$	23600	2)
	Shigella			0.21	$2.9×10^4$	1120	2)
	Escherichia coli			0.1778	$4.2×10^9$	$86×10^7$	2)
	Vibrio cholera			0.1008	$2.4×10^5$	243	2)
原虫	*Cryptosporididum parvum* IOWA 株 UCP 株 TAMU 株	0.0042 0.0053 0.057 0.00024	165 131 12 2888				18) 25) 25) 25)
	Giardia lamblia	0.020	35				46)

e. 隐孢子虫的剂量-反应模型

如上所述，为了开发模型就有必要让人真的摄入病原微生物，因此能够确立剂量-反应模型的病原微生物并不很多。其中，关于隐孢子虫的剂量-反应模型，可以说是经过详细的调查之后才设计出来的。之所以这样说，是因为一般正常的健康人即使发病症状也很轻微，故而调查起来也较容易。然而，1993 年发生在美国密尔沃基市的集体感染事件，由于受到传染的人数太多，因此造成的社会影响也比此前的类似事件都大。

DuPont 等人[16,17]，曾把 *Cryptosporidium parvum* IOWA 株投放给健康的志愿者，然后观察剂量与感染及发病之间的比例关系，并进一步调查随着粪便排出的卵囊的数量及其排放周期。而 Haas 则将这一调查的结果套用到指数模型中去，并编写出剂量-反应的关系式（表 5.1）。据此进行计算得出的结果是，因摄取 1 个卵囊而受到感染的几率约为 0.42%。

Okhuysen 等人[19,20]在他们的研究报告中说，关于隐孢子虫有无 IgG 抗体对感染几率的影响也做过调查。调查中发现，如使用一半的感染剂量，感染几率会相差 20 倍以上。之后，Teunis 等人[21]也以定量的方法证明，一个 IgG 抗体量较多的人即使摄取了相同数量的隐孢子虫，他受感染的几率也较低。

Okhuysen 等人[22]，还调查了 *Cryptosporidium parvum* 的 3 种不同的株（UCP 株、TAMU 株和 IOWA 株）的剂量与感染之间的比例关系。在根据这一调查的结果撰写的剂量-反应关系报告[23]中指出，即使种相同，因株的水平不一样，故而在使用一半感染剂量时的感染几率也会出现很大差别，最大差别 200 倍以上。此外，也见过这样的报告[23~25]，即通过模拟方式将上面提到的 3 种株混合在一起设计出来的剂量-反应模型。只是因 3 种株的存在比例是假设的，故与单纯由 IOWA 株得出的模型相比，未必能说是更准确。

接下来，Okhuysen 等人[26]又对鹿源 *Cryptosporidium parvum* 做了同样的调查，并在其报告中说，半剂量为 300 个卵囊。

f. 影响剂量-反应分析的因素

前面已经说过，针对各种各样病原微生物的剂量-反应模型正在被开发出来（表 5.1）。可是，由此得到的模型的准确性，归根结底须依赖于当时通过实验得出的数据，由此在实践中有必要对以下各种因素可能造成的影响予以留意。

（ⅰ）剂量的不均性

由于对象微生物会在水中形成群落，因此其在水中不同区域的浓度也肯定是不均衡的，在这种情况下就无法利用前面讲过的模型进行分析。根据这样的数据评价剂量-反应之间关系的方法也正在开发中，一般的看法是，根据相同剂量计算出的感染几率值，浓度不均衡时要比浓度均衡时低[27]。

（ⅱ）人的敏感程度的差别

在表 5.1 中列出的剂量-反应关系式的系数，是根据在健康成人身上得到的试验结果计算出来的。但是，像婴幼儿、老龄者、孕妇和免疫功能缺陷者那样、比健康成人的免疫性弱的人，即使是相同的剂量，我们也能想象到，其感染的几率要比采用这里列举的模型计算出的值高得多。据说[28]，在美国对病原微生物敏感度很高的人占其总人口的比例约为 20%；而针对这一人群的剂量-反应模型至今尚未开发出来。

（ⅲ）因种和株的不同而导致的感染能力的差异

即使是同一病原微生物，因其种和株的不同，对人的感染性也有很大差异。例如，在表 5.1 关于隐孢子虫的剂量-反应模型中，虽然同种（*Cryptosporidium parvum*），但由于株的水平不同，其系数值（r）差别还是很大。

5.2.4 风险记载

通过感染风险的讲述我们知道，关于传染病风险计算的根据是，由暴露评价得出的病原微生物摄取量以及在剂量-反应分析的基础上设计的剂量-反应模型，再辅以饮用水暴露的一定期间（通常多以 1 年作为时间段）。

a. 年感染几率的计算

计算多次连续暴露的感染几率，通常采用的方法基本有 2 种。一是把某日的暴露与其他日子里的暴露都当做独立事件来处理。这时，年感染几率（当年感染 1 次的几率）可采用每 1 天的感染几率以下式表示。

$$P_{感染,年} = 1 - (1 - P_{感染,日})^{365} \tag{5.8}$$

此处，$P_{感染,年}$ 为年感染几率，$P_{感染,日}$ 为每 1d 的感染几率。

另一种方法是，将多次的暴露综合起来考虑，当做跨越较长期间的 1 次暴露。这一想法与那种笼统的想法不同，它是把反复发生的少量暴露现象与 1 次大量暴露现象当做同一问题来处理。在这种情况下，年感染几率则为每 1d 感染几率的 365 倍，通过将其代入剂量-反应关系式后即可

$$P_{\text{感染,年}}=\begin{cases}1-\exp(-r\times 365\times d):\text{指数模型的场合}\\ 1-\left(1+\dfrac{365\times d}{\beta}\right)^{\alpha}:\text{贝特-泊松模型的场合}\end{cases} \quad (5.9)$$

当使用指数模型作为剂量-反应关系式时，通过上面的 2 种方法得到的感染几率系相同值（式 5.9）。

$$\begin{aligned}P_{\text{感染,年}}&=1-(1-P_{\text{感染,日}})^{365}\\ &=1-(1-(1-\exp(-r\times d)))^{365}\\ &=1-(\exp(-r\times d))^{365}\\ &=1-\exp(-r\times 365\times d)\end{aligned} \quad (5.10)$$

另外，当使用贝特-泊松模型时，这 2 个结果则不会相同。但是，在 1 次的感染几率非常低的情况下，这 2 个值则大致相等[2]。除了发生集体传染病，通常饮用水的传染病风险是很低的，因此即使认为这一关系式成立也不存在问题。

b. 失能调整寿命年（disability adjusted life years；DALY）

如上所述，现有的风险评价手段多半都是在因暴露产生感染后果时才使用的。

所谓感染成立，即意味着病原微生物在宿主体内增殖并随着粪便排泄到外部去。可是，即使感染成立，由于个人的健康状况以及免疫功能的强弱等原因，也未必在任何情况下都能出现传染病症状。不仅如此，将感染作为风险评价对象，则是因为以试验手段便能够很容易地确认感染是否成立，非常适于应符合客观科学标准的风险评价的缘故。而且其他最终结果，如发病甚至死亡，也均是以感染作为前提的，因此将感染当做终端的风险评价亦是一种侧重于安全性的评价，这一点同样可以作为理由列举出来。不过，由于这种评价手段并没有考虑到疾病的严重程度及其持续的时间，因此要将所受到的某种病原微生物的损害与其他病原微生物或化学物质的损害加以比较是很困难的。

WHO（World Health Organization）曾建议，为了比较由不同原因造成的健康损害程度，作为一个指标可采用失能调整寿命年（DALY）。

DALY 的基本原理是，将由某种因素产生的对人的影响，根据患者的健康状态采用从 0（健康完全未受到影响的状态）到 1（死亡）的数值加以表示，然后做出评价。采用这一方法，便能够使用单一的指标把由各种不同因素造成的健康损害表现出来。DALY 大致做了这样的划分：因死亡被夺走的平均寿命（years of life lost；YLL）和因病丧失功能后度过的余生（years of life lived with a disability；YLD），成立了 DALY = YLL + YLD 的关系。其中的 YLL 系根据平均寿命与死亡年龄的差计算得出。例如，一个正常情况下有 80 年寿命的人，却在 70 岁时由于某种原因死亡，使得本应具有的寿命折损了 10 年，便表现为受到 DALY 的损害。另外 YLD，则是计算表现健康损害严重程度的 0 以上、1 以下的系数与其受损害期间的乘积得出的值。例如，Havelaar and Melse[29] 便对主要由病原微生物引起的传染病水样腹泻，给出了 0.067 的系数值。在这种情况下，当水样

腹泻持续 1 周时的状态，可使用 DALY 做出评价。

$$0.067 \times \frac{7}{365} = 1.3 \times 10^{-3} \text{DALY} \tag{5.11}$$

如果系由 1 个因素造成许多健康损害结果的话，要将经分别计算得到的值合计起来，使之成为由该因素导致的 YLD。YLL 则将表示疾病严重程度的系数设为 1，也可以在其合并至 YLD 的状态下计算出来。

就这样，因 DALY 能够很容易地对由损害健康种种因素得出的评价结果大小加以比较，故可作为评价健康损害的共同指标。WHO 亦曾这样建议，以饮用水为媒介、由各种原因物质或病原微生物所致的 DALY，其最大容许值为 10^{-6} DALY/(人·年)[30]。完全可以期待，在不久的将来这一数值会成为综合评价构成健康损害媒介（如饮用水）安全性的指标。

5.2.5 风险计算实例

下面将要讲述的，是采用此前说到的风险评价手段计算感染风险的实例。

a. 用于计算的数据及其前提条件

在这样的计算中，采用了以下的假想数据及其前提条件。
(1) 对象微生物为饮用水中的隐孢子虫；
(2) 在自来水原水中，隐孢子虫的浓度为 0.03 个卵囊/L；
(3) 通过标准化的净水处理（混凝沉淀、快速过滤、加氯消毒），可实现 $2\log_{10}$ 的去除及灭活；
(4) 每人每日摄取的非加热饮用水量为 1L/(人·日)；
(5) 使用由 Haas 等人开发的指数模型（系数 $r = 0.0042$）作为剂量-反应模型；
(6) 受感染人群中的发病比例为 71%；
(7) 因 1 次发病产生的隐虫病的 DALY 为 1.47×10^{-3} DALY/例[29]。

b. 计算步骤

假如要用以上各值计算饮用某一净水厂供给的净水时承受的传染病风险，则可利用以下各式。

首先，饮用水中的隐孢子虫浓度，据条件 (2)、(3)，则为

$$0.03 \text{个卵囊/L} \times 10^{-2} = 0.0003 \text{个卵囊/L} \tag{5.12}$$

因此，再根据条件 (4)，每人每日摄取的隐孢子虫数则可通过下式

$$0.0003 \text{个卵囊/L} \times 1\text{L/日} = 0.0003 \text{个卵囊/日} \tag{5.13}$$

算出。然后将计算得出的值代入剂量-反应关系式［条件 (5)］中，每日的感染几率便是

$$1 - \exp(-0.0042 \times 0.0003 \text{个卵囊/L}) = 1.26 \times 10^{-6} \text{感染/日} \tag{5.14}$$

据式 (5.8)，年感染几率则为

$$1 - (1 - 1.26 \times 10^{-6} \text{感染/日})^{365} = 4.6 \times 10^{-4} \text{感染/年} \tag{5.15}$$

因此，如以 DALY 来表示因饮用自来水而承受的传染病风险，便可根据条件 (6)、(7)，利用式 (5.15) 进行计算。

$$4.6 \times 10^{-4} \text{感染/年} \times 0.71 \text{例/感染} \times 1.47 \times 10^{-3} \text{DALY/例} = 4.8 \times 10^{-7} \text{DALY/年} \tag{5.16}$$

5.3 风险区间估计

5.3.1 点估计与区间估计

在上一节所做的风险评价中，均分别采用 1 个数值作为用于计算的值（水中的微生物浓度、自来水摄取量等），而通过计算得出的传染病风险值（感染几率和 DALY 等）也是 1 个数值。类似这样的评价手段，一般被称为传染病风险的点估计。

传染病风险点估计的优点是，通过 1 次（或 1 种）计算即可定量地了解可能的健康损害状况。因为所有的系数均取一定的值，所以能够使用电脑和电子表格软件方便地进行计算。而且，由于得出的传染病风险值（感染几率和 DALY 等）也是 1 个值，因此对其结果的解释就简单得多。

然而，利用风险的点估计，却无法知道所得出的传染病风险值准确程度究竟有多大。同时，关于在计算中采用的各个系数原本有多少误差、哪个系数给予计算结果的影响较大……之类的信息，也是无法知晓的。

另一方面，所谓风险的区间估计则是一种可以估计传染病风险可及范围的手段。利用这一手段，可以对被估计风险的准确程度做出评价。并且，在采用该手段时，用于评价的各系数的全部或一部并不设为固定值，而是让其具有一定的分布区间和分布范围。因此，尽管这样的系数也会有一定的误差，但是这一误差对传染病风险的影响却是可以评价的。不过，与点估计相比，区间估计的程序一般都显得有些繁复，而且计算所需要的系数和假设也更多。

5.3.2 不确定性与变动性

用于风险评价的输入误差，根据其性质大体可分为 2 种。

一种系因评价中处理的系数及其分布形态与实际情形不符而产生的误差，被称为"不确定性（或不准确性，uncertainty）"；另一种则系输入值原本就有的分布宽度及范围，被称为"变动性（variability）"。

在引起不确定性的因素中，主要有对系数的不正确估计以及输入分布及剂量-反应模型与实际不符等。前者系因实测数据的非连续性以及在微生物测定中的回收率误差等导致的；后者或与设计模型时的假定错误以及微生物浓度等测定值套用的分布形态不正确有关。正是这些因素，才产生出与实际的值不同的估计值及其分布的形态及宽度。估计值的不确定性，可以通过改进测定手段和选择正确的模型等方法使之减少。

另外，变动性原本就是估计值所具有的不均衡性，因此风险的区间估计在一定意义上可以说，便是为了对这一变动性做出评价。

例如，关于饮用水的摄取量，那种认为会因季节和地域的不同而有差异的观点无疑是正确的；而且还应考虑到，生活状态的个体差异也将对此产生很大影响。在由矢野等人[12]对日本国内非加热饮用水摄取量的调查中，半数以上的被问卷者都表示，从不饮用既未加热又不经净水器处理的自来水。并且，通过剂量-反应模型也同样观察到，因年龄及健康状况（AIDS 病人及服用免疫抑制剂的人对病原微生物的抵抗力更弱）的不同存在个体差异[21]。

5.3.3 蒙特卡罗法

作为一种区间估计传染病风险的手段,利用蒙特卡罗法(Monte Carlo analysis)进行模拟的方法得到了普遍采用。

蒙特卡罗法这一术语,系于 1945 年由 John von Neumann 和 Stanislaw Ulam 最先开始使用[31]。其含义是"将决定论方面的数学问题以随机数求解",亦即当采用算式难以求解数学上的问题时,通过设计实际状态模型的方式直接了解实际状态。人们想出了各种各样的模型设计方法;但尤以采用随机数在电脑上设计实际状态模型的方法最为常见。

在使用蒙特卡罗法做风险评价时,需要进行许多运算。由于微型计算机技术的进步,甚至家用电脑也具备了能够以蒙特卡罗法进行模拟试验的功能;进行模拟试验时所需要的软件包也可以在市面上买到(Crystal Ball,@Risk 等)。而且,还可以利用数学运算软件(MATLAB,SAS 等)和程序语言(Visual Basic C,Fortran 等)编写的程序进行运算。

5.3.4 怎样以蒙特卡罗法对传染病风险区间进行估计

采用蒙特卡罗法对传染病风险做区间估计时的风险计算程序基本上与点估计是一样的,系由在 5.2 节中讲过的 4 个阶段组成。其中,关于有害性评价,因其点估计和区间估计是完全相同的,故在此省略;这里只概述其余 3 个阶段的步骤。

a. 暴露评价

在区间估计过程中,作为暴露评价所使用的各种输入值(如水中的微生物浓度、饮用水摄取量等),被改换成点估计所使用的一定值,并采用具有一定宽度的分布形态。这样的分布形态,多半都是根据从类似正态分布和泊松分布那样的概率论分布中选择出来的;有时也同样要采用像点估计那样的一定值才能得出正确的结果。至于在风险评价中究竟应该采用怎样的值或何种分布形态,必须根据具体情况,在充分考虑实测数据和风险评价前提条件之后才可做出决定。

下面,我们将就过去的研究事例经常采用的一些分布形态及其特征加以讲解。

(ⅰ)水中的病原微生物浓度分布

较为普遍的看法是,水中的微生物浓度通常都具有非常大的可变性。在过去的许多调查事例中,当将测定值的对数标在正态概率纸上时,会显示出一种线性关系;根据这一点,便可以使用对数正态分布作为浓度分布。对数正态分布的概率密度函数以下式表示。

$$LN(X:\mu,\sigma) = \frac{1}{\sqrt{2\pi}\sigma}\exp\left[\frac{-(\log X - \mu)^2}{2\sigma^2}\right] \tag{5.17}$$

此处,X 系微生物浓度,μ 和 σ 为系数,分别表示微生物浓度的自然对数平均值和标准偏差。

(ⅱ)测定数据的离散性和水中的微生物浓度分布的估计方法

水中的微生物浓度,一般都取连续的实数值。因此,用以表现微生物浓度的分布形态均成为连续分布。例如,对数正态分布便是一种对所有正值定义的连续分布。另外,通过实测得到的样品中微生物数,因都取 0 以上的整数值、即离散值,故作为对某一浓度的水样进行检测所得结果的微生物数分布,亦将呈离散型分布。因此,在估计水中的微生物浓度分布时,采取一定措施使通过实测得到的离散值适于连续分布则尤为必要。

然而,在使离散值适于连续分布时,特别是在其浓度非常低的情况下,如果将得到的测定结果原封不动地拿来套用,则可能会出现一些问题。譬如,尝试着从 10L 水样中检出某种微生物,结果检出了 1 个。这一测定结果,归根结底只是一个代表值,并不意味着测定时水中的微生物浓度就是 0.1 个/L。反之,假如从某种水样中检测不出对象微生物的话,就将变成把 0 个/L 这一数值代入浓度分布中去了;可是,在包括对数正态分布的许多分布形态中,因为都没有使用 $X=0$ 来定义,所以就不能直接代入。在过去的一些研究事例中,对于非检测样品多数都采用这样的方式:如假定检测结果为 0.5 个/样品,然后再据此进行运算(如文献 32)。

取离散计数数据的分布形态,从理论上讲都与连续分布的浓度分布和自泊松分布导出的混合分布密切相关。例如,在采用前面讲过的对数正态分布作为水中的微生物浓度的分布形态时,通过实测得到的计算数据,应该依从于对数正态分布和泊松分布为混合分布的泊松对数正态分布。而泊松对数正态分布的分布函数,则由下式给出。

$$PLN(X,V:\mu,\sigma) = \int_0^\infty \frac{(mV)^X \exp(-mV)}{X!} \frac{1}{m\sigma\sqrt{2\pi}} \exp\frac{-[\ln(m)-\mu]^2}{2\sigma^2} dm \quad (5.18)$$

此处,X 系样品中的微生物数,V 为样品水的量,μ 和 σ 为系数。所得系数(μ 和 σ),作为水中的隐孢子虫浓度分布的对数正态分布的系数,可以直接采用。

不过,在式(5.19)中,因无法得到解析解[33],故使用该分布形态进行分析的例子还不太多。直至最近,由于计算机技术的进步,使得采用数值积分[34]和蒙特卡罗法[35]计算泊松对数分布的分布函数,并将其用于风险评价的例子才逐渐多了起来。

此外,我们再举出负二项分布,将其当做一种近似于泊松对数正态分布的分布形态。负二项分布的定义是,在能够假定水中的浓度分布系伽马分布时,所给出的存在于某一水量的样品中的微生物数的分布[36]。这一分布形态的分布函数,因很容易通过与泊松对数正态分布比较后计算得出,故在从前常常将其作为水中微生物浓度的测定值分布形态采用[9,10,37]。而且还有报告说,这一分布与泊松对数正态分布都同等程度地适合于水中微生物浓度的实测值[34]。负二项分布的分布函数则由下式给出。

$$NB(X,V:\alpha,\beta) = \frac{\Gamma(x+\beta)}{\Gamma(\beta)x!} \left(\frac{\alpha V}{1+\alpha V}\right)^x (1+\alpha V)^{-\beta} \quad (5.19)$$

此处,X 系样品中微生物数,V 为样品水的量,α 和 β 为系数,$\Gamma(x)$ 则为伽马系数。

(ⅲ) 非加热饮用水摄取量分布

饮用水摄取量的分布形态亦与水中的微生物浓度一样,大都采用对数正态分布。

Roseberry and Burmaster[8],根据在美国所做调查得出的结果认为,每人每日的饮用水摄取量应依照算术平均值 1.129L/(人·日)的对数正态分布($\mu=-0.044$,$\sigma=0.575$)来计算。这样的分布,其中也包括了烹饪用水以及用于沏茶和煮咖啡等经过加热处理的饮用水。

在有些例子中,作为非加热饮用水的摄取量分布,还把荷兰从民意调查中得到的对数正态分布[$\mu=-1.88$,$\sigma=1.12$,中间值为 0.152L/(人·日)]用于风险评价[9,10,38,39]。

在日本所做的同样的民意调查得到的结果[12]显示，尽管没有对分布形态进行估计，但由于摄取量基本相等，因此可以说，由 Teunis 等人提出的分布也同样适于对日本的传染病风险进行评价。

b. 剂量-反应分析

在剂量-反应分析中使用的模型，多半都是在考虑其系数变动性的基础上设计出来的。譬如在指数模型中，便先设了微生物个体对人所具有的感染性是一定的这样的前提；以此来假定在剂量-反应关系中没有变动性。另外在贝特-泊松模型中，也假定微生物个体对人的感染几率是服从于 β 分布的，使之成为在确定系数的时点变动性已达峰值的关系式。

因为用于构建剂量-反应模型的实测数据是从对人的投放试验中得到的，所以一般说来数据的数量都很少。为此必须注意到，由这样的数据推导出的剂量-反应模型系数包含着非常大的不确定性。

Havelaar 等人[38]在 DuPont 等人[16]获得的有关隐孢子虫剂量-反应试验结果的基础上，又利用仿真法调查了系数 γ 的分布[9,10]，并将得到的分布套用在对数正态分布上。这样一来，便能够使指数模型系数 γ 所具有的不确定性在风险评价上反映出来，并且也可以对 γ 的不确定程度给传染病风险带来的影响做出评价。

c. 风险的记述

在蒙特卡罗法中，以各种分布形态分别给出了如水中微生物浓度及饮用水摄取量之类、用于风险计算的输入值。在采用蒙特卡罗法计算感染几率时，系先自不同的分布中抽出随机数，然后再用该值计算某日的暴露量和感染几率。要从分布中抽取随机数有几种方法。在市面出售的风险分析软件（Crystal Ball，@Risk 等）中，因都预先设有抽取随机数的功能，故只需输入分布形态、系数以及暴露量的计算方法，便可以得到传染病风险的分布。

d. 利用蒙特卡罗法估计年感染几率的步骤

利用蒙特卡罗法区间估计年感染几率的步骤（一例）如下所述。在将计算出的发病几率和 DALY 作为传染病风险程度的值时，可以分别在（3）和（4）的后面加上运算假设。

另外图 5.2 所显示的，是按照同样步骤计算得出的因饮用水中隐孢子虫所致感染风险评价实例[34]。图中的（1）～（6）分别相当于下面（1）～（6）的操作；

（1）根据暴露评价确定的各输入分布，使随机数按各分布发生；

（2）利用所得到的一连串随机数值，以与点估计相同的手法计算出暴露量；

（3）将通过（2）得到的暴露量代入剂量-反应关系式，计算出 1d 的感染几率。在假定剂量-反应关系式的系数分布形态（如文献 38 中的对数正态分布）的情况下，使随机数按照各分布发生，并将其作为该次计算采用的系数；

（4）将（1）～（3）的操作反复 365 次，以计算出 365d 的感染几率；

（5）将由（4）得到的 365 日的感染几率代入式（5.20）中，计算出在该次试行中的年感染几率。

$$P_{感染,年} = 1 - \prod_{i=1}^{365}(1 - P_{感染,i}) \qquad (5.20)$$

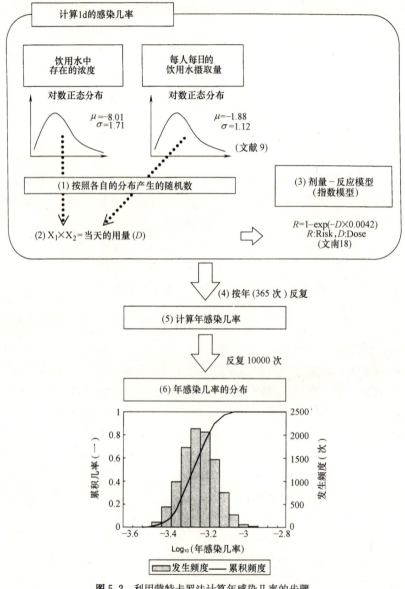

图 5.2 利用蒙特卡罗法计算年感染几率的步骤
（据文献 34 绘制）

此处，$P_{感染,年}$ 系年感染几率，$P_{感染,i}$ 为第 i 日的感染几率；

（6）将（1）~（5）反复一定次数，即可得到年感染几率的分布。

5.4 隐孢子虫传染病风险评价实例

最早定量评价由饮用水引发隐孢子虫传染病风险的是 Haas 等人[18]。Haas 等人利用由 DuPont 等人[16]得到的有关对人感染的调查结果，构建出 *Cryptosporidium parvum* IO-WA 株的剂量-反应模型。并且还报告说，在受感染人群中出现症状者的比例约为 39% 左右。另外，通过健康风险的点估计，求出了自来水原水中的隐孢子虫浓度与净水厂应具备的处理效率之间的关系。

接着，Teunis 等人[9,10]又开发出利用蒙特卡罗法计算感染几率的手段。分别以负二项分布、β 二项分布、β 二项分布和对数正态分布分别给出自来水原水中的隐孢子虫浓度分布、水样的隐孢子虫回收率、水中的卵囊可致人感染的比例、净水处理的去除效率和每人每日的饮用水摄取量，然后计算出年感染几率的分布。同时，在有的报告中，也根据采用该评价手段对模川河水中的隐孢子虫浓度调查的结果[40]，评价了日本国内因摄取饮用水引发的隐孢子虫传染病风险[39]。评价结果说明，由摄取饮用水导致感染的几率分布非常分散，在 1 年（365d）当中只有极少数日子的感染几率会对年感染几率产生较大影响。

还有 Loge 等人[41]，根据由 PCR 法得到的定性检测结果，也同样开发出定量评价感染风险的手段。此前，曾试着以 PCR 法检出 7 种病原微生物（*E. coli* O157：H 7，*E.Coli* ETEC，*Shigella*，*Salmonella*，*Giardia lamblia*，*Cryptosporidium parvum*，Rotavirus），检测时使用了已知其浓度的添加样品，而这种样品是经过分阶段稀释的。在这样的检测基础上，分别给出以下定义："阳性样品中的微生物浓度"和"阴性样品中的微生物浓度"。前者系指在可确认放大的样品中添加量最少的；后者则指不能确认放大的样品中添加量最多的。接着，在对考虑测定手段的回收率及样品水量计算得出的"阴性样品中的微生物浓度"与采用 EPA 时的传染病风险允许值加以比较的基础上，计算出为确认沐浴导致的年传染病风险在允许值以下所需要的样品水量。

作为关于隐孢子虫的 DALY 的适用例子，有的报告称，曾以 DALY 作为指标对某净水厂因引入臭氧处理后出现的健康损害变化做过评价[38]。他们得出这样的结论，由于采用臭氧处理减少的隐虫病的 DALY，则会弥补因副生成物溴酸导致 DALY 提高的负面效应，故可通过引入臭氧处理减轻饮用水对健康的损害。

文　献

1) National Research Council, "Risk Assessment in the federal government: managing the process", National Academy Press (1983).
2) C. N. Haas, J. B. Rose, C. P. Gerba, "Quantitative Microbial Risk Assessment", Wiley (1999).
3) C. N. Haas, Estimation of risk due to low doses of microorganisms: a comparison of alternative methodologies. *Am. J. Epidemiol.*, 118(4): 573-582 (1983).
4) C. P. Gerba, C. N. Haas, Assessment of Risks Associated with Enteric Viruses in Contaminated Drinking Water, In: Chemical and Biological Characterization of Sludges, Sediments, Dredge Spoils and Drilling Muds, *ASTM Spec. Technol. Publ.*, 976: 489-494 (1988).
5) C. N. Haas, J. B. Rose, C. Gerba, S. Regli, Risk assessment of virus in drinking water, *Risk Anal.*, 13(5): 545-552 (1993).
6) W. R. MacKenzie, N. J. Hoxie, M. E. Proctor, M. S. Gradus, K. A. Blair, D. E. Peterson, J. J. Kazmierczak, D. G. Addiss, K. R. Fox, J. B. Rose, J. P. Davis, A massive outbreak in Milwaukee of *Cryptosporidium* infection transmitted through the public water-supply. *N. Engl. J. Med.*, 331(3): 161-167 (1994).
7) C. N. Haas, J. N. S. Eisenberg, Chapter 8: Risk Assessment, In: "Water Quality: Guidelines, Standards and Health", ed. by L. Fewtrell J. Bartram, IWA Publishing, (2001), pp. 161-183.
8) A. M. Roseberry, D. E. Burmaster, Lognormal distributions for water-intake by children and adults. *Risk Anal.*, 12(1): 99-104 (1992).
9) P. F. M. Teunis, G. J. Medema, L. Kruidenier, A. H. Havelaar, Assessment of the risk of infection by *Cryptosporidium* or *Giardia* in drinking water from a surface water source. *Water Res.*, 31(6): 1333-1346 (1997).
10) P. F. M. Teunis, A. H. Havelaar, *Cryptosporidium* in drinking water: Evaluation of the ILSI/RSI quantitative risk assessment framework. *RIVM Report No. 284550006*, National Institute of Public Health and the Environment, Bilthoven (1999).

11) 平田強，木村憲司，保坂三継，猪又明子，伊与亨，石橋良信，鈴木穣，諏訪守，原虫基準の検討結果．第4回日本水環境学会シンポジウム講演集，183-184（2001）．
12) 矢野一好，保坂三継，大瀧雅寛，田中愛，伊与亨，土佐光司，市川久浩，飲用水量について―アンケート調査の結果から―．第3回日本水環境学会シンポジウム講演集，159-160（2000）．
13) P. F. M. Teunis, A. H. Havelaar, The Beta Poisson dose-response model is not a single-hit model. *Risk Anal.*, **20**(4) : 513-520 (2000).
14) W. A. Furumoto, R. Mickey, A mathematical model for the infectivity-dilution curve of tobacco mosaic virus : theoretical considerations. *Virology*, **32**(2) : 216-223 (1967).
15) W. A. Furumoto, R. Mickey, A mathematical model for the infectivity-dilution curve of tobacco mosaic virus : experimental tests. *Virology*, **32**(2) : 224-233 (1967).
16) H. L. Du Pont, C. L. Chappell, C. R. Sterling, P. C. Okhuysen, J. B. Rose, W. Jakubowski, The infectivity of *Cryptosporidium-parvum* in healthy-volunteers. *N. Engl. J. Med.*, **332**(13) : 855-859 (1995).
17) C. L. Chappell, P. C. Okhuysen, C. R. Sterling, H. L. DuPont, *Cryptosporidium parvum* : Intensity of infection and oocyst excretion patterns in healthy volunteers. *J. Infect. Dis.*, **173**(1) : 232-236 (1996).
18) C. N. Haas, C. S. Crockett, J. B. Rose, C. P. Gerba, A. M. Fazil, Assessing the risk posed by oocysts in drinking water. *J. Am. Water Works Assoc.*, **88**(9) : 131-136 (1996).
19) P. C. Okhuysen, C. L. Chappell, J. Crabb, L. M. Valdez, E. T. Douglass, H. L. DuPont, Prophylactic effect of bovine anti-*Cryptosporidium* hyperimmune colostrum immunoglobulin in healthy volunteers challenged with Cryptosporidium parvum. *Clin. Infect. Dis.*, **26**(6) : 1324-1329 (1998).
20) C. L. Chappell, P. C. Okhuysen, C. R. Sterling, C. Wang, W. Jakubowski, H. L. Dupont, Infectivity of *Cryptosporidium parvum* in healthy adults with pre-existing anti-C. Parvum serum immunoglobulin G. *Am. J. Trop. Med. Hyg.*, **60**(1) : 157-164 (1999).
21) P. F. M. Teunis, C. L. Chappell, P. C. Okhuysen, *Cryptosporidium* dose-response studies : Variation between hosts. *Risk Anal.*, **22**(3) : 475-485 (2002).
22) P. C. Okhuysen, C. L. Chappell, J. H. Crabb, C. R. Sterling, H. L. DuPont, Virulence of three distinct *Cryptosporidium parvum* isolates for healthy adults. *J. Infect. Dis.*, **180**(4) : 1275-1281 (1999).
23) J. D. Englehardt, J. Swartout, Predictive population dose-response assessment for *Cryptosporidium parvum* : Infection endpoint. *J. Toxicol. Environ. Health A*, **67**(8-10) : 651-666 (2004).
24) M. J. Messner, C. L. Chappell, P. C. Okhuysen, Risk assessment for Cryptosporidium : A hierarchical Bayesian analysis of human dose response data. *Water Res.*, **35**(16) : 3934-3940 (2001).
25) P. F. M. Teunis, C. L. Chappell, P. C. Okhuysen, *Cryptosporidium* dose response studies : Variation between isolates. *Risk Anal.*, **22**(1) : 175-183 (2002).
26) P. C. Okhuysen, S. M. Rich, C. L. Chappell, K. A. Grimes, G. Widmer, X. C. Feng, S. Tzipori, Infectivity of a *Cryptosporidium parvum* isolate of cervine origin for healthy adults and interferon-gamma knockout mice. *J. Infect. Dis.*, **185**(9) : 1320-1325 (2002).
27) C. N. Haas, Conditional dose-response relationships for microorganisms : Development and application. *Risk Anal.*, **22**(3) : 455-463 (2002).
28) C. P. Gerba, J. B. Rose, C. N. Haas, Sensitive populations : Who is at the greatest risk ? *Int, J. Food Microbiol.*, **30**(1-2) : 113-123 (1996).
29) A. H. Havelaar, J. M. Melse, Quantifying public health risk in the WHO Guidelines for Drinking Water Quality. *RIVM report 734301022*, National Institute of Public Health and the Environment, Bilthoven (2003).
30) World Health Organization, "Guidelines for Drinking-Water Quality", Vol. 1 : Third Edition (2004).
31) 宮武修，脇本和昌，"乱数とモンテカルロ法"，森北出版（1978）．
32) C. N. Haas, P. A. Scheff, Estimation of averages in truncated samples. *Environ. Sci. Technol.*, **24**(6) : 912-919 (1990).
33) S. A. Shaban, Poisson-Lognormal Distributions. In : "Lognormal Distributions : Theory and Applications", ed. by E. L. Crow, K. Shimizu, M. Dekker (1988), pp. 195-210.
34) Y. Masago, K. Oguma, H. Katayama, T. Hirata, S. Ohgaki, *Cryptosporidium* monitoring system at a water treatment plant, based on waterborne risk assessment. *Water Sci. Technol.*, **50**(1) : 293-299 (2004).
35) P. Gale, Risk assessment model for a waterborne outbreak of cryptosporidiosis. *Water Sci. Technol.*, **41**(1) : 1-7 (2000).
36) M. Greenwood, G. U. Yule, An inquiry into the nature of frequency distributions representative of multiple happenings with particular reference to the occurrence of multiple attacks of disease or of repeated accidents. *J. R. Stat. Soc.*, **83**(2) : 255-279 (1920).
37) C. N. Haas, J. B. Rose, Distribution of *Cryptosporidium* oocysts in a water supply. *Wat. Res.*, **30**(10) :

2251-2254 (1996).
38) A. H. Havelaar, A. E. M. De Hollander, P. F. M. Teunis, E. G. Evers, H. J. Van Kranen, J. F. M. Versteegh, J. E. M. Van Koten, W. Slob, Balancing the risks and benefits of drinking water disinfection: Disability adjusted life-years on the scale. *Environ. Health Perspect.*, **108**(4) : 315-321 (2000).
39) Y. Masago, H. Katayama, A. Hashimoto, T. Hirata, S. Ohgaki, Assessment of risk of infection due to *Cryptosporidium parvum* in drinking water. *Water Sci. Technol.*, **46**(11-12) : 319-324 (2002).
40) A. Hashimoto, T. Hirata, Occurrence of *Cryptosporidium* oocysts and *Giardia* cysts in Sagami river, Japan. *Conference preprint of Asian Waterqual '99 : 7 th IAWQ Asia-Pacific Regional Conference*, **2** : 956-961 (1999).
41) F. N. Loge, D. E. Thompson, D. R. Call, PCR detection of specific pathogens in water: A risk-based analysis. *Environ. Sci. Technol.*, **36**(12) : 2754-2759 (2002).
42) T. E. Minor, S. I. Allen, A. A. Tsiatis, D. D. Nelson, D. J. J. D'Alessio, Human infective dose determinations for oral poliovirus type 1 vaccine in infants. *Clin. Microbiol.*, **13**(2) : 388-389 (1981).
43) S. Regli, J. B. Rose, C. N. Haas, P. J. Gerba, Modelling risk for pathogens in drinking water. *J. Am. Water Works Assoc.*, **83**(4) : 76-84 (1991).
44) R. Ward, S. Krugman, J. Giles, M. Jacobs, O. Bodansky, Infectious hepatitis studies of its natural history and prevention. *N. Engl. J. Med.*, **258**(9) : 402-416 (1958).
45) R. B. Couch, T. R. Cate, P. J. Gerone, W. F. Fleet, D. J. Lang, W. R. Griffith, V. Knight, Production of illness with a small-particle aerosol of Adenovirus type 4. *Bacteriol. Rev.*, **30** : 517-528 (1966).
46) J. B. Rose, C. N. Haas, S. Regli, Risk assessment and control of waterborne Giardiasis. *Am. J. Public Health*, **81**(6) : 709-713 (1991).

第6章 应急预案

过去的饮用水微生物污染对策原本都是把细菌类作为对象的，为了确保安全性，普遍实施依靠余氯消毒的管理方法。可是，近年来由隐孢子虫之类的所谓抗氯性病原微生物引发的介水集体感染事件在世界范围内均有报告，以至于不得不寻求新的应对措施。病原体之所以能够通过饮用水进行传播，系由于饮用水的利用者很多，并有人数众多的居民同时被暴露的缘故。一个耳熟能详的事件，是1993年在美国威斯康星州密尔沃基市集体发生的隐虫病，约有40万人（占全市总人口的53％）被感染[1]。此外，1994年在日本的埼玉县越生町也曾发生一起隐孢子虫集体感染事件，当地居民中有约70％（8812人）受到感染[2]。1998年5月，长崎市的一所大学经专用供水系统发生的集体罹患痢疾事件，共有3250人发病[3]。从另一个角度看，尚有许多介饮用水造成的散发感染事件是很难完全把握的，对其发生的实际情形也不十分了解。包括日本在内，即使是工业发达国家，也不能说根本不存在病原微生物。在今后相当长的一个时期里，饮用水微生物对策的重要性都不会改变。

在日本的水质标准中，列举出一般细菌和大肠杆菌作为与微生物有关的2个项目。由于这些项目都被置于评价粪便污染和水处理程序指示微生物的地位，因此用不着对直接病原体实施监测。重要的是，必须正确理解检测这些项目的目的，并有效地利用检测的结果。譬如，当大肠杆菌呈阳性时，便应该强烈地意识到已被粪便污染。然而，这并不意味着与病原体污染可以直接对应。当发生被粪便污染、或者怀疑有被污染的可能性这类现象时，就不能否定肠道系统病原体混入的可能性。反之，即使没有检出指示菌，也不能说危险根本不存在。例如，在实施加氯消毒处理的供水系统中，由于指示菌对氯的敏感性较强，因此检测不出指示菌仍然不能作为否定混入抗氯性病原微生物的证据。

虽然在现行的水质标准中没有收入，但又须从其他途径索求的抗氯性病原微生物直接检测手段，便是源于这一背景产生的。即在日本正运作着的，亦仅限于直接检测隐孢子虫之类病原体的系统。换言之，隐孢子虫污染问题的深刻程度，不是亦可由此窥见一斑吗！

由隐孢子虫等造成的集体感染事件，今后仍难免会发生。但重要的是，应该把从过去发生集体感染时所做的流行病学调查中汲取的经验教训积累起来，并将其反馈到实践中去，才能使问题得到解决。

6.1 供水设施应急预案

与饮用水污染有关的紧急事态，系指所谓短时间地脱离水质标准值的状况。其中当事态严重到必须采取包括停止供水在内的应急措施时，主要系因出现了以下情形：饮用水或原水被个别的化学物质（氰、石油等）和病原微生物污染，尤其是被隐孢子虫之类的抗氯性病原微生物污染。就像下面将要讲到的，在WHO的饮用水水质指导方针[4]中，曾大力提倡将自来水煮沸后饮用，并以此作为一项应急措施，防止人们因摄取被微生物污染的饮用水而受到感染。在这一思路的基础上，除了极个别例外的微生物（如炭疽菌芽孢等），通过将水煮沸便能够达到使病原微生物灭活的目的，也无需以停止供水的手段来回避城市基础设施功能不够完善的一面。在东京都的有关公报中指出，普通家庭每人每日所需的自来水约为240L左右，其中用于包括烹饪在内饮食方面的约有2L的样子（不到总用水量的1%）。由此可以看出，自来水被用于饮食以外部分的比例占压倒多数。因此，由于停止供水和建议煮沸而受到较大影响的均是发达的都市型社会，可想而知要在这样的环境里做推广宣传活动一定是项极其艰难的工作。这不仅需要很多的联络对象，而且城市结构和多样化的生活形态也使工作变得十分复杂。

6.1.1 建立命令系统和责任体制

应急预案的要点是确保及时响应，还在于怎样消除从事件发生到包括通报等应对的时间差。为此，就有必要事先建立命令系统，亦即明确任务分担和责任体制。

6.1.2 设置调查机构

对供水事业体的要求是，一旦发现自来水被微生物污染或对此抱有怀疑，即应召集包括检测人员（外部检测部门）在内的相关人员举行紧急调查会，及时商讨以下事项：对污染的确认、何种原因所致、采取什么应对措施、相关资料及通报的整理以及与行政部门的联络等。并且，要参加以保健所和卫生研究所为中心组织的流行病学调查，提供有关资料和所需要的检测用水样。

就像下面将要讲到的那样，病原微生物会因种类的不同，从暴露到发病都各自具有基本固定的潜伏期。在本书中常被提及的隐孢子虫的潜伏期约为 $4\sim 8d$（其中间值为6d）。因此，如果能够将水样保存1周、最长2周左右，则对查明集体感染的原因极为必要。至于抗氯性病原微生物，可将水样保存2周左右，无需做特别处理，只要将汲取的水样搁置起来就可以。

6.1.3 建立供水业界内外相关者的联络体系

在紧急情况下，不仅供水事业体内部需要相互沟通，而且还能够得到外部相关部门的合作则是十分重要的。为此，作为重要事项可以列举出以下几点。
- 明确信息收集、汇总和传送的责任人
- 建立供水事业者等内外相关人员的联系网络，制定联系用文书格式
- 建立与技术管理人员等指挥命令责任人的联系网络
- 建立事业体内的联络体制（确定紧急情况下员工可参与的体制）
    先行体制
    设置对策本部
    人员配备体制
    相互支援体制
- 明确事业体外的相关部门
    市町村及都道府县防灾负责部局

警察署
都道府县供水系统行政负责部局
公共卫生负责部局、保健所
负责公用水域水质维护部局
同一水系的供水事业者
厚生劳动省等

6.1.4 监测到污染后应采取的措施

在监测到污染时，便应该立即停止取水，并采取强化净水处理等措施；不过，亦应考虑到以下种种情况。如 1) 尚未对居民健康产生危害时，2) 已经出现损害居民健康甚或危及生命的风险时；3) 在出现该风险时，应迅速准确地判断是属于哪种情况。

- 虽然短时间停止取水（净水停止），但通过运行等手段仍可继续送配水
- 需要长时间停止取水（净水停止），供水系统发生减压或断流现象
- 紧急停止供水
- 通过采取变更水源等对策，能够阻止抗氯性病原微生物的影响
- 饮用水煮沸建议

6.1.5 危险解除的判断

在对污染事故加以判断的基础上，还有必要事先整理出解除紧急状态的条件。关于这一点，在暂行对策方针中则专门针对隐孢子虫做出相关规定。对于其他病原体，也应考虑采用相同的办法。

6.1.6 资料的整理

在水质检测中，当发现抗氯性微生物污染或怀疑被其污染时，该处设施的主管人员在向监督部门汇报的同时，还应进行适当的确认性操作（反复核对）。而且，还要向保健所等就可能发病的征兆及其流行趋势等事项进行咨询；如果需要的话，应以保健所和卫生研究所为中心积极开展流行病学方面的调查。

在流行病学调查过程中，与供水事业有关人员应起到的作用则如前面所述。除此之外，应对与净水处理程序有关的详细信息加以整理和分析，并将诸如污染的可能性、发生污染的时间和污染的程度及范围等情况也全部梳理清楚。这时最重要的是，应该事先就对水源区域的日常气象情况以及可能成为污染源的设施的分类、分布和运行状态等了如指掌。此外，关于对策状况、水源及水系状况以及应急供水的可依赖程度等这些应该共享的信息的整理也同样是重要的。

6.1.7 宣传工作

宣传工作的重点主要包括下面列举的事项。事先便应准备好关于各事项的简洁说明资料。在会见记者或举行新闻发布会之前，要在写发言稿上下足工夫，发言稿叙事要准确，措辞要让人感到亲切平易，并做好回答各种提问的思想准备。

- 病原体、污染物质（名称、性质、感染途径、病原性强度、二次污染的可能性）

- 紧急程度
- 污染发生的日期或时间
- 现状、污染的程度
- 调查进展情况
- 发病后的主要症状、严重程度
- 应采取的预防措施
- 咨询对口部门的联络方式
- 其他

6.1.8 信息传达对象

信息的传达要讲究效率和准确性。因此，事先将信息传达的对象做了如下的分类，以使信息传达的范围更加细化。设想到的与每一类别对应的方法，都要综合起来考虑。亦即，因各个类别所需要的信息不同，故必须事先加以梳理。

- 当地居民
- 办公室等工作场所
- 通过医疗部门传达给危机处理小组
- 护理设施、养老设施
- 各类学校
- 食品相关企业
- 其他

6.1.9 信息传达手段和责任体制

信息传达的手段需要许多种，要利用所有的媒体，应该以适当的方法应对电视和报纸等新闻机构；与此同时，也应积极地争取他们的配合。如今，在日本早已通过电视和广播发布关于地震等紧急灾害信息，并建立了播送防灾情况的无线系统。对如何将这些手段利用到微生物污染信息传达方面去的探讨，也应该是可取的方案之一。另一方面，也需要建立有居民参与的逐户访问型联络网。这时，还要考虑使建立起来的责任体制，不致让仅负责联络的协作者也承担不应该承担的责任。作为经常性的措施，可以按照下面几个事项建立积极实用的体制。

- 发生灾害时紧急播送
- 防灾无线广播
- 街头宣传车、直升机、飞机
- 逐户访问型联系网络
- 公布网站网址
- 提供电话及手机服务
- 公布小型无人管理商店的地址

6.1.10 调整信息流

有必要采取信息到达终端的确认手段。在逐户访问型的信息传达中，则将区域划分成很小的块块儿，以便减轻协作者的负担，使效率得到提高；应该做到信息传达无一遗漏，并能做通盘考虑。为此，要注意以下各点。

- 传达的确认手段
- 构建梯次结构
- 设定和划分各个信息传达网的范围

6.1.11 研修培训

供水事业者等必须把以下事项牢记于心，相关人员平时则应不断学习应对介水集体感染事件所需要的知识和技能。并且，要进行预防性训练，以便能够应对随时出现的各种紧急事态。

- 便于相关人员全面了解情况的手册
- 进行应对紧急事态的训练，明确训练重点，并使之在维护管理上得以体现

6.2 提倡饮用开水

WHO提倡饮用开水，并将其作为应对微生物污染的措施。供水系统在现代社会中扮演了十分重要的角色，应该极力避免采取停止供水这样丧失城市功能的做法来应对危机。可以想象，在一个已经都市化的社会里，要将提倡饮用开水的宣传工作贯彻始终有多么困难。这项工作不仅涉及众多的联络对象，而且对于生活在复杂的城市结构和多样化状态中的居民来说，要想把信息准确地传达给他们也不是一件轻而易举的事。譬如，需要研究和开发出包括如发生地震等自然灾害时所采用的信息传达手段以及各种手段的相互配合方式，尤其要重视对事前信息传达手段的研发。在构建相关系统时，有必要事先征求行政管理部门的意见，供水事业者与居民之间亦应就相关问题交换看法，尽量达成共识。而且，还要把已经构建起来的系统原原本本地通报给每一位居民，通过发放小册子和利用媒体的宣传开展启发活动，造成声势和求得居民的理解。

6.3 对错误信息的处理

自来水是一种通过等价交换方式供给的商品，确保其安全性的责任在供水企业。因此，即便对水中是否含有抗氯性病原微生物做过检测，也不允许检测结果出现错误。然而，以回避风险的观点看来，虽然同样是检测结果的错误，按照假阳性即意味着安全的定义，有时又是被允许的。从另外的角度说，与之相反的假阴性则不被允许。在紧急情况下所做的检测，对于检测结果出现的错误（假阳性），如果让检测者（供水事业体或专业检验公司等）负全部责任，未必是一个恰当的做法。例如，鉴于检测结果事关重大，如果因一味追求精度而迟迟不能得出结论，也会成为一个很大的负面因素，将使对介水集体感染的早期发现以及信息的尽快传送受到延误。因此，尽管较高的检测精度是以检测者对技术的钻研程度作为前提的；可是作为行政管理部门，对于那种"倾向于安全的检测错误"则必须建立起补偿机制。

6.4 对集体感染事件的流行病学调查

在发生集体感染或怀疑发生集体感染时，便须以保健所和卫生研究所为中心开始进行调查。保健所应该具备一系列的调查手段，包括早期调查以及后面将要提到的那些调查。

顺便要说的是，即使是介饮用水发生的病患，其调查的基本程序也无太大变化，大致都是按照调查食物中毒的方法开始的。把介饮用水发生集体感染或怀疑发生感染的信息报送给保健部门的途径，主要分做2个系统。其一，是从接诊病人的医生或患者本人那里接到报告；其二，则是通过检测饮用水发现病原体。多数情况下，都如发生食物中毒时一样，是由医生和患者本人将相关信息带给保健所等部门。通过流行病学的调查，人们普遍怀疑在已发现的事例中多数都是介饮用水造成的。在现行的检验体制下，与供水相关者则系信息的提供者，这只能被局限在检测隐孢子虫之类的抗氯性微生物的范围之内。

6.4.1 流行病学调查概述

对集体感染事件的调查，得从联络被感染者开始，然后才能做出是否发生集体感染的判断。在这一过程中，还应该对患者发病的时间和场所以及不同患者所具有的共同点加以确认。行政部门要根据集体感染的规模及其严重程度组织相关人员做流行病学调查，在获得的有关信息的基础上，制定应对集体感染的方案（制定预案）。在做流行病学调查时，要听取食品卫生监督员从患者等那里收集到的各种意见，与有关医生接触，并采集检体标本，循着证明预案可靠性的方向开展工作，而且根据需要将调查范围扩大、变更和追加（以资证明）。另外同样重要的是，应该把新得到的信息和分析的结果反馈给应对预案，对预案做出适当的修订和变更。接着，以此作为基础研讨以下事项：污染源的确定和排除、集体感染事态发展预测和发生二次污染的可能性及其预防措施（对策）等。在此期间，流行病学调查小组要对各种数据进行分析，全面了解集体感染状况，在向公众发布相关消息的同时，亦应向中央有关部门报告，并提出防止再发生类似事件的具体措施（给政府的决策建议）。在整个过程中，都要求供水事业相关人员发挥这样的作用：实事求是地采集和提供水样，提供事件发生期间与净水处理有关的记录，并作为流行病学调查小组的一员从专业角度发表咨询意见。

6.4.2 集体感染的确认和流行病学调查

保健所等部门在收到来自诊察病人的医生和患者本人的报告后，要根据临床资料做有关病原体的检测。与此同时，开展对特定可能致病含水食品的饮食调查，并从包括饮用水在内的各种食材中检出病原微生物。通常应将细菌检测作为第一选择，在问题没有得到解决的情况下，则再把检测对象扩大至病毒和其他病原体。顺便要提及的是，有关隐孢子虫之类抗氯性病原微生物的检测体制未必很健全，现实中几乎均未将其置于优先地位。此外，还要根据临床症状的分析结果，试着对疾病做出诊断。这时，因为直至发病之前的整个潜伏期的长短基本取决于病原微生物的种类，所以在确定病原微生物种类时，可以将对潜伏期分布的分析作为参考。例如，隐虫病的潜伏期约为 4~8d（6d 是中间值）；细菌性痢疾的潜伏期为 1~5d（通常是 1~3d）。

一旦对调查的事例做出了集体感染的判断，便应该以通过流行病学调查得知的原因物质、污染源、发生的时间和场所等与病人有关的信息作为基础，制定出防止发生集体感染的预案，再按照这一预案彻底搞清疾病与特定饮食的相互关系。为此，则应组成由有关专家、行政部门和消费者参加的流行病学调查小组，在小组负责人的领导下，听取食品监督员从患者等处收集到的各种意见，还应与医生接触，采集用作检体的样本。虽然日本所做的流行病学调查并不十分严谨，但重要的是对病例给出定义（case definition）性的结论。即为了确定发生的事件的规模，究竟应该把具有什么样症状〔发烧的程度、腹泻（带血或不带血）、呕吐、恶心、头痛、发疹、咳嗽等〕的人认定为患者，或者还有必要对事件发生的准确时间范围做出限定。假如被定义为患者的话，便要根据其活动范围（地域、职场、旅行路线）等来确定以饮食调查为主的调查范围。而且，对患者的认定亦关系到对二次污染的预防。

6.4.3 集体感染的定义和预案的制定

所谓集体感染系指"在同一地域和同一时间，由同一病原体致2人以上发病的感染事件"[5]。这一定义可以解读为，如果确认罹患同一疾病的病人在发病时间、进食场所或经历等方面存在共性，就已经满足了集体感染的要件。近些年来，随着物流的范围不断扩大，广域集体感染（diffuse outbreak）这一新概念的提出显得更为必要。这也意味着，在食材等的流动广域化的今天，又出现了地域同一性难以成立的状况。

6.4.4 患病者人数变化曲线的意义

介食物和饮用水发生的集体感染，往往都是由单一种类的食物或饮用水引起的，病原微生物的污染（在食物及饮水中增殖）、摄取食物或饮用水以及出现病人等，这些现象也都是连续发生的。因此，多数人几乎都是在同一时期被感染，并经过病原体固有的潜伏期之后才有患者出现。据此，一般情况下患者的发生数基本采取定期分配方式。普通的食物中毒，患者的出现均不具长期化趋势（即呈单峰性分布）；而当伴随二次污染时，这种单峰性出现的患者的分布便会遭到破坏，跨过潜伏期使患者的出现持续下去。利用得到的流行曲线，可以对暴露的日期和致病的食物或饮水做出推断。而且，如系介饮用水发生的集体感染，则不再表现为单峰性，而具有跨越潜伏期持续出现患者的倾向。

6.4.5 信息处理和流行病学调查资料的归档

根据不同地区的发病率以及发病状况，可以推断出与之相关的具体场所。另外，从患者的年龄和性别等有时甚至能够判断出其归属的特定人群；根据这些信息也可以对感染的场所、时间和食材等做出推断。此外，通过把不同人群的饮食习惯及其发病率汇总在图表中的方法，同样能够推断出致病的食物或饮水。

通过对患者所做的病原体检测，便可以做出确切的诊断。但尤为重要的，是应从患者及非显性患者的体内以及环境水样中将同一病原体分离出来。根据不同场合，应该引入对患者的抗体检查、特定遗传基因的检查或动物实验之类的高科技检验技术。最近几年，遗传基因分析在断定病原体和判断集体感染规模等方面的作用尤为人们所关注。根据收集到的数据，从统计学的角度已经证明了它与各种因素之间存在的关系。

在发生集体感染后首先要做的是，如何将患病人数降低到最小程度以及怎样才能给予患者最大的帮助。通过整理现有资料编写的报告，对防止再次发生类似事件会起到一定作用。

6.5 供水事业体在流行病学调查中的作用

与集体感染有关的现场调查，基本上是由保健所和卫生研究所进行的。作为供水事业的相关人员，亦同样有义务为研究机构采集可靠的水样，并提供诸如水源区域状况、关于净水管理的记录和供水范围等信息，在已估计污染物质（病原体）时给予必要的支援。为了能够做到这一点，我们建议应对水样加以妥善保存。

应对紧急情况不可缺少的要素之一，是必须使决策机构及其责任体制明确化；与此同时，在宣传活动中应记载的注意事项和禁止事项及其所指的对象，包括紧急情况下确保饮用水的供给及其运送手段也都要加以明确。在编写对策手册时，无论是专业人士还是供水事业相关人员、抑或行政部门甚至警察等，都应该根据情况把他们当做饮用水的供应者与利用者（消费者）结合成一个整体，在综合考量的基础上制定出相关条款。

关于饮用水的污染事故，可以参看 2002 年由日本水道协会编写的《突发性水质污染的监视对策指导方针（水质污染事故应对预案）》[6]和日本发生的最大一起隐孢子虫集体感染事故埼玉县越生町事件的有关报告书[2]。此外，也可以参考有关作为供水系统微生物对策的高灵敏度快速检测微生物方法等的报告[7]。

6.6 其他

以上内容，主要是围绕着发生集体感染时的紧急事态讲述的。不过，在此之前亦有必要重温一下在发生地震和海啸这样紧急事态时应采取的病原微生物对策。在发生集体感染时，这些对策大体上也是适用的。只是发生自然灾害时，人们都处于特有的恶劣条件下，这一点在应对上或有所区别[9]。

文　献

1) W. R. MacKenzie, W. L. Schell, K. A. Blair, D. G. Addiss, D. E. Peterson, N. J. Hoxie, J. J. Kazmierczak, J. P. Davis, Massive outbreak of waterborne cryptosporidium infection in Milwaukee, Wisconsin : recurrence of illness and risk of secondary transmission. Clin. Infect. Dis., 121 : 57-62 (1995).
2) 埼玉県衛生部，クリプトスポリジウムによる集団下痢症一生越町集団蹴り症発生事件―報告書 (1997).
3) 長崎市，集団赤痢報告書 (1999).
4) Guidelines for Drinking-water Quality 3 rd ed., Vol. 1, Recommendations (2004).
5) K. Schmidt, WHO surveillance programme for control of foodborne infections and intoxications in Europe. Sixth report, 1990-2. BgVV, p. 14.
6) 突発水質汚染の監視対策指針 ―水質汚染事故対応マニュアル― (2002).
7) 水道におけるバイオテロ対策としての迅速高感度な微生物検出方法の開発に関する研究．平成13年度厚生科学研究報告書（主任研究者：遠藤卓郎）.
8) http://www.cdc.gov/mmwr/mmwr_wk.html.
9) 金子光美，"水の消毒"，日本環境整備教育センター (1997).